膝关节单髁置换术精要

——核心知识问答

视频资源获取说明

◆ 在使用本书增值服务之前，请您刮开右侧二维码，使用 微信扫码激活。

* 温馨提示：每个激活二维码只能绑定一个微信号。

25071701430

◆ 扫描对应页码中的二维码观看视频。

膝关节单髁置换术精要

——核心知识问答

主　编　张启栋　郭万首

副主编　朱　晨　柴　伟

编　委

程立明　中日友好医院
郭万首　中日友好医院
张启栋　中日友好医院
王卫国　中日友好医院
丁　冉　中日友好医院
李　彤　中日友好医院
黄　诚　中日友好医院
朱　晨　中国科学技术大学附属第一医院
张贤祚　中国科学技术大学附属第一医院
李乾明　中国科学技术大学附属第一医院
柴　伟　中国人民解放军总医院
李海峰　中国人民解放军总医院
南少奎　中国人民解放军总医院

绘　图　王　磊　裘　萍

北京大学医学出版社

XIGUANJIE DANKE ZHIHUANSHU JINGYAO —— HEXIN ZHISHI WENDA

图书在版编目（CIP）数据

膝关节单髁置换术精要 ： 核心知识问答 / 张启栋，郭万首主编. -- 北京 ： 北京大学医学出版社， 2025. 10.
ISBN 978-7-5659-3255-7

Ⅰ. R687.4-44

中国国家版本馆CIP数据核字第2024WP8398号

膝关节单髁置换术精要——核心知识问答

主　　编：张启栋　郭万首

出版发行：北京大学医学出版社

地　　址：（100191）北京市海淀区学院路 38 号　北京大学医学部院内

电　　话：发行部 010-82802230；图书邮购 010-82802495

网　　址：http: //www.pumpress.com.cn

E-mail：booksale@bjmu.edu.cn

印　　刷：北京信彩瑞禾印刷厂

经　　销：新华书店

责任编辑：冯智勇　　**责任校对**：靳新强　　**责任印制**：李　啸

开　　本：850 mm×1168 mm　1/16　　**印张**：13.5　　**字数**：400 千字

版　　次：2025 年 10 月第 1 版　2025 年 10 月第 1 次印刷

书　　号：ISBN 978-7-5659-3255-7

定　　价：150.00 元

本书由
北京大学医学出版基金资助出版

主编简介

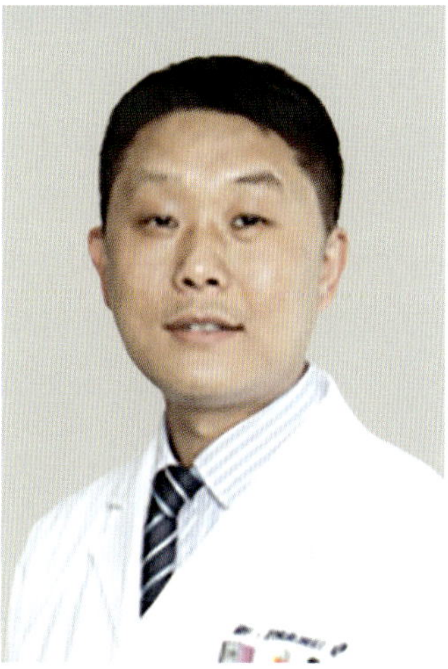

张启栋　主任医师，医学博士，副教授，中日友好医院骨关节外科行政副主任，“菁英计划”骨干人才，北京协和医学院、北京大学医学部、北京中医药大学硕士研究生导师，山东大学、北京化工大学研究生合作导师。美国哈佛大学医学院附属麻省总医院高级访问学者。先后于韩国庆熙大学，美国麻省总医院、纽约西奈山医院，香港大学玛丽医院进修学习。

兼任中国骨科菁英会关节外科学组委员，白求恩精神研究会矫形分会青年学组组长，北京医学会骨科学分会中西医结合学组委员，中国研究型医院学会关节外科学专业委员膝关节部分置换研究学组委员兼秘书，中国老年保健协会骨关节分会委员等。国家自然科学基金评审专家。同时兼任《Chinese Medical Journal》《Knee》《BMC Musculoskeletal Disorders》《生物骨科材料与临床研究》《中国矫形外科杂志》等杂志审稿人。

先后承担国家自然科学基金 2 项、首都卫生发展科研专项 1 项、北京市自然科学基金 1 项、中央高水平医院临床业务费研究专项 2 项，“菁英计划”人才培育工程资助课题 1 项。以主要参与人参加省部级课题 6 项。

以第一作者或通讯作者发表论文 90 余篇。执笔撰写《膝关节单髁关节置换术围手术期管理专家共识》。副主编《部分膝关节置换术》。参与编写或翻译《牛津膝单髁关节置换术》《小关节假体在膝关节置换术中应用》《部分膝关节置换术》等专著 8 部。

主编简介

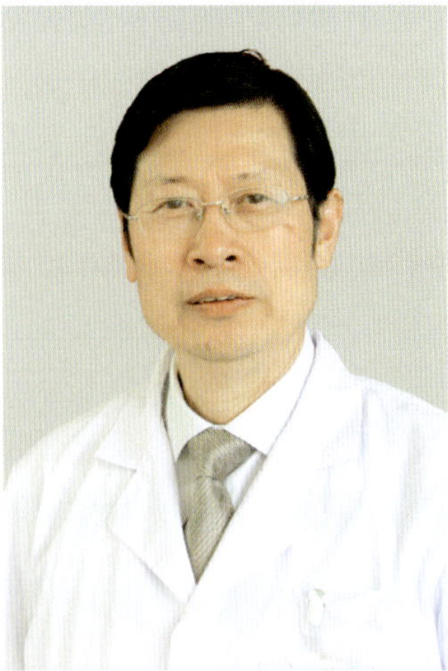

郭万首　中日友好医院骨科主任医师，医学博士，二级教授，博士研究生导师。曾任中日友好医院骨关节外科科主任。兼任中华医学会骨科学分会关节学组委员，中国医师协会骨科医师分会关节学组委员，北京医学会骨科学分会委员、关节学组副组长，中国康复医学会骨与关节康复专业委员会主任委员，中国中西医结合学会骨伤科专业委员会关节工作委员会副主任委员，中国研究型医院学会关节外科学专业委员会膝关节部分置换研究学组主任委员，ASIA（亚洲国际关节协会）常务理事，APAS（亚太关节协会）理事。

郭万首教授有40年的临床工作经验，主要从事髋、膝关节临床研究工作。在国内首先开展了单髁关节置换术，并结合国内实际情况进行手术技术改良及推广。承担国家卫健委“单髁关节置换手术”继续教育项目，个人手术被“中国当代医学名家经典手术”收录，在国内对推广膝关节单髁关节置换手术的开展起到了积极的作用。

先后承担国家自然科学基金项目3项、首都卫生发展科研专项2项、卫生部部属医院临床学科重点项目等课题近10项。发表论文200余篇，被SCI收录近100篇。编写或翻译《牛津膝单髁关节置换术》《部分膝关节置换术》《小假体在膝关节置换中的应用》《髋关节炎的手术治疗：重建、置换与翻修》《骨科磁共振与关节镜图谱》《骨坏死》《Turek骨科学原理与实践》《膝关节磁共振诊断》等骨科专业著作8部。培养硕士生24名、博士生26名、博士后1名。

曾被评为优秀共产党员、援藏先进个人、优秀教师、优秀导师等。

副主编简介

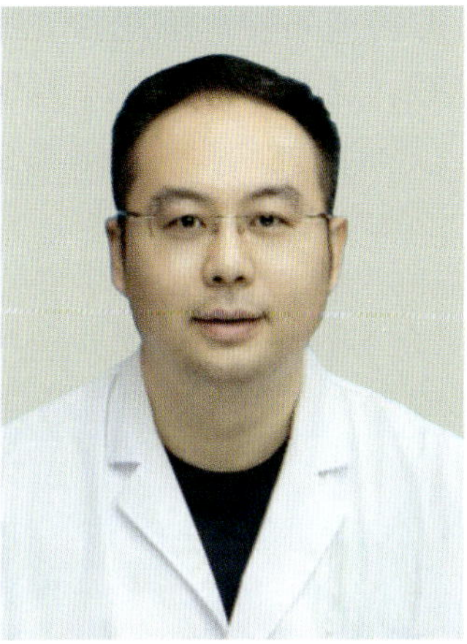

朱晨 医学博士，博士后，一级主任医师、二级教授、研究员、博士生导师，中国科学技术大学附属第一医院骨科行政主任、党支部书记、教学主任。入选“国家优秀青年医师”“首届青年江淮名医”“安徽省学术和技术带头人”“中国科大附一院杰出技术骨干”，“安徽省自然科学基金杰出青年基金”“江淮英才培养计划杰出项目”获得者。

兼任中华医学会骨科学分会全国青年委员及关节学组青年委员、中国医师协会骨科医师分会全国青年委员兼髋关节学组副组长、中国医师协会骨科医师分会膝关节学组委员、中国骨科专业教育学院关节学组委员、Arthroplasty Society in Asia 中国分区委员、国际华人骨研学会（ICMRS）终身会员、中国骨科菁英会关节学组创始会员、安徽省骨科质量控制中心执行主任、安徽省医师协会骨科医师分会候任主委、安徽医学会骨科学分会常委、安徽省医师协会运动医学分会副主委等；同时兼任《Arthroplasty》《中华骨科杂志》《中华骨与关节外科杂志》《中华解剖与临床杂志》《中华卫生应急杂志》《中国临床保健杂志》《生物骨科材料与临床研究》等杂志编委。

主持国家自然科学基金项目 4 项、国家科学中心先导医学与前沿技术项目首席科学家、省高校科研创新团队“骨科内植物相关感染诊疗”项目负责人，以第一完成人授权专利 12 项，已转化应用于临床 4 项，主持 / 参与制定临床专家共识 9 项。作为主要完成人获“安徽省科技进步一 / 二等奖”，获中华医学会第二十二届骨科学术会议骨科基础青年学者全国第二名、中华医学会第十九届骨科学术会议中青年优秀论文二等奖；主译《关节外科学》《前路髋关节置换术：从起源到现代先进技术》，主编《髋膝关节置换日间手术教程》，参译《坎贝尔骨科手术学：关节外科卷》。

副主编简介

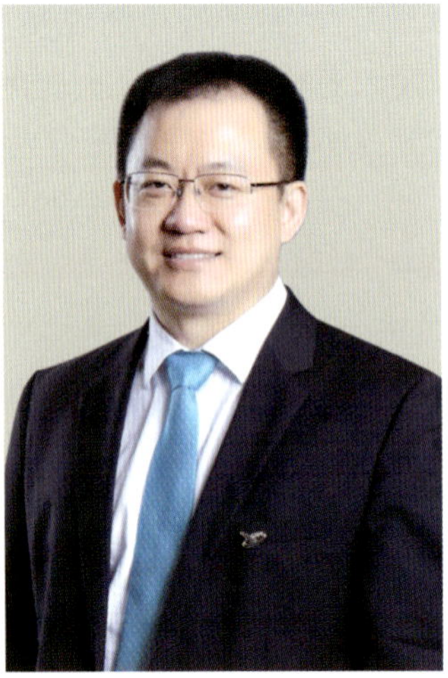

柴伟，中国人民解放军总医院骨科医学部关节外科主任，主任医师、教授、博士生导师，享受国务院特殊津贴，国家杰出青年科学基金奖获得者。

担任国际髋关节协会会员、亚洲人工关节协会中国区副主席、中国老年保健协会骨科分会副会长、中国医师协会骨科医师分会青年委员会副主任委员兼关节学组组长、中国骨科菁英会总干事兼关节委员会主席、中国医师协会骨科医师分会数字骨科学组委员、中国医师协会骨科医师分会关节学组委员、中国生物医学工程学会医学人工智能分会委员。《Arthroplasty》《Orthopaedic Surgery》《中国修复重建外科杂志》《中华解剖与临床杂志》等杂志编委。

以主要完成人获国家科技进步奖一等奖、军队科技进步奖一等奖各1项，北京市科技进步奖一等奖1项。承担国家自然科学基金区域创新发展联合基金重点项目等省部级以上课题14项，发表论文79篇，授权国际专利4项、国家发明专利22项，软件著作权登记4项；主编（译）专著8部，牵头制定指南、标准、共识4项；为中国人民解放军联勤保障部队“学科中坚人才”，解放军医学院和南开大学优秀研究生导师，培养硕博（后）研究生31人。

主要致力于各类髋膝关节疾病的手术治疗、围关节战创伤救治、机器及人工智能等数字化骨科技术的临床应用研究。擅长股骨头坏死、髋关节发育不良、强直性脊柱炎等髋膝关节置换及翻修手术。在国内较早开展机器人辅助关节置换手术，完成机器人在多种复杂病例手术中的首次应用，拓展了机器人在关节外科领域的适应证，并推动了国产骨科机器人的研发与应用。

序 一

在骨科领域，膝关节骨关节炎的阶梯治疗一直是备受关注的重要议题。随着人口老龄化的加剧，膝关节骨关节炎的发病率逐年上升，给患者的生活质量带来了严重影响。如何更精准、更微创地治疗膝关节单间室病变，成为广大骨科医生不断努力的方向。单髁关节置换术作为膝关节炎阶梯治疗中一种重要的治疗手段，因其能够保留更多正常关节结构、术后恢复快等优势，近年来呈现出蓬勃发展的态势。

《膝关节单髁置换术精要》一书的出版恰逢其时，为骨科医生提供了全面、系统且实用的临床参考。该书由中日友好医院张启栋、郭万首主编，汇聚了众多临床一线专家的经验与智慧，结合国内外最新研究成果，从患者选择、术前评估、手术技术、围手术期管理到术后并发症处理等各个环节进行了详尽阐述，内容丰富且深入。

从患者选择层面，书中详细介绍了膝关节单髁置换的适应证与禁忌证，强调了对膝关节前内侧骨关节炎等病变的精准判断，通过症状、体征、影像学检查等多维度评估，确保患者选择的准确性，为手术成功奠定基础。

术前评估部分，深入讲解了如何通过各种影像学手段准确判断病变程度、评估韧带功能等，为手术方案的制订提供科学依据。

手术技术是本书的核心内容之一。书中对牛津单髁关节置换等技术进行了详细解析，从手术入路、截骨技巧到假体安装、屈伸间隙平衡等关键步骤都进行了图文并茂的描述，尤其是对手术过程中可能遇到的问题及处理方法进行了重点说明，具有很强的临床指导意义。

围手术期管理部分，涵盖了镇痛、血液管理、血栓预防、感染预防及康复锻炼等多个方面，强调了多模式镇痛、个体化康复等理念，有助于提高患者术后恢复质量，减少并发症的发生。

术后并发症的处理是保证手术效果的重要环节。书中对假体周围感染、对侧间室病变进展、假体松动、垫片脱位等常见并发症的发生机制、诊断方法及治疗策略进行了系统阐述，为临床医生应对各种并发症提供了清晰的思路和有效的解决方案。

此外，书中还对单髁关节置换的临床结果进行了深入分析，通过与全膝关节置换术等其他治疗方法的对比，客观评价了单髁关节置换术的优势与不足，为临床医生在治疗方案选择时提供了全面的参考。

《膝关节单髁置换术精要》的出版，不仅为广大骨科医生提供了一部极具价值的临床参考书，也将对我国膝关节骨关节炎的治疗产生积极的推动作用。它不仅适合初涉该领域的年轻医生学习，也能为经验丰富的骨科专家提供新的思路和参考。相信本书的出版，将有助于提高我国膝关节单髁置换术的整体水平，让更多患者受益。

期待本书能成为骨科医生案头的常备书籍，助力大家在膝关节骨关节炎的治疗中取得更好的疗效，为患者带来更多的健康与希望。

王坤正

中华医学会骨科学分会主任委员

序　二

在中国，越来越多的骨科医生采用单髁关节置换技术治疗膝骨关节炎。这一技术之所以受到大家的青睐，是因其有着其他手术方法无法比拟的微创优势，包括最大限度地保留骨量、完整保存韧带并着力恢复其正常功能、软组织损伤少等。单髁置换技术的优势使得术后关节康复更快，关节的运动学更接近自然关节。据不完全统计，近年来国内单髁置换年完成的数量已超过10万，并能获得比较满意的结果。这是因为更多的医生有机会获得了单髁置换技术的正规培训，更重要的是，近年来陆续有了关于单髁置换技术类书籍问世，这为骨科医师系统掌握单髁置换技术的理论及操作技巧提供了便捷途径。

中日友好医院骨科团队是国内早期推行单髁置换技术的单位，已有20多年的实践经验。张启栋医生是较早参与单髁置换的团队成员，除临床工作外，一直坚持承担单髁置换技术的科研工作。他本人思维敏锐，肯于钻研，善于总结，是团队中发表论文数量最多的医生，其中有数篇论文被国外期刊或书籍引用。撰写《膝关节单髁置换术精要》一书的初衷来自解答骨科医生进行单髁置换时最常遇见的问题，本书试图通过问题解答的形式引导读者学习单髁置换的基本要领。

我认为本书具有以下特点：第一，张启栋医生团队结合自身实践经验及对单髁置换技术的理解，针对单髁置换技术每一个核心问题的难点或疑惑，从读者的角度出发由浅入深地做了详尽的对应解读，体现了作者与读者的互动。第二，该书依然是按照单髁置换类书籍惯例编排，内容全面，涵盖了基础理论、手术技术以及术后康复等重要内容，便于读者查找，对号入座。第三，作者花费了很多时间绘制了大量图片，尽可能以图释疑，让读者对问题的理解更加直观。

希望《膝关节单髁置换术精要》一书的出版，能为骨科医生系统掌握单髁置换技术的理论及操作技巧提供新的便捷途径，能够帮助读者为单髁置换技术的难点或疑惑找到答案，更希望广大骨科同仁在推动中国单髁置换技术的健康发展中，发挥各自聪明才智，齐心协力，共创辉煌！

郭万首

前 言

单髁关节置换作为一种膝关节微创置换技术，在膝关节疾病阶梯治疗中发挥着独特的作用。过去，由于全膝关节置换技术成熟且稳定，在膝关节疾病治疗中应用广泛且发展迅速。相比较而言，单髁关节置换发展相对滞后，处于小众状态。因此，很多医生对其比较陌生。但近些年来，单髁关节置换在国内开始迅速发展，很多医生了解并开始尝试应用单髁关节置换技术治疗膝关节疾病，由此可能会遇到这样或那样的疑问，这就需要一本对单髁关节置换技术进行系统介绍的书籍方便医生查阅参考。

在单髁关节置换方面，中日友好医院开展该技术比较早。我一直跟随恩师郭万首教授从事单髁关节置换相关的工作，在恩师指导下做了不少单髁关节置换相关的研究工作，临床上也积累了丰富的经验。受北京大学医学出版社邀请，承蒙恩师郭万首教授器重和委托，我承担了《膝关节单髁置换术精要》的书稿撰写工作，希望以简明扼要、有条理的形式把单髁关节置换的核心知识呈现给读者，便于读者迅速查阅找到答案和把握要点。我接受这一艰巨的任务后，深感责任重大，经过静心构思写作框架，即着手撰写。前后历经 4 年多的时间，无数个节假日加班加点，无数个夜晚挑灯夜战，终于完成了撰稿工作。说实话，真是呕心沥血，倾注了大量的心血和汗水。

在书中，我努力将多年来临床工作中的经验和相关进展呈现出来，把单髁关节置换的核心知识及真谛和盘托出，但由于水平所限，不足之处在所难免，需要进一步的改进和完善，也恳请广大读者和朋友们提出宝贵意见。不过，本着挖掘真谛、启迪后人的原则，我们在内容上反复斟酌，描述详尽，在文字上反复校对，以求尽善尽美，相信也会起到抛砖引玉的作用。

本书在撰写中注重手术技术与基本原理相结合，临床工作与基础研究相结合，以求理论支撑足、临床实用性强。为了使本书内容更加简洁明了、通俗易懂，精选了大量图片和影像资料，以求图文并茂地帮助大家理解吸收。

在本书即将出版之际，感谢德高望重的前辈们给予悉心指导和无私的帮助，感谢编著者们勤奋钻研、刻苦努力的工作，感谢家人们在事业上的理解、工作上的积极支持、生活上的体贴入微，这使我能够全心地投入到事业和工作之中。

张启栋

视　频

目　录

第1章　单髁关节置换患者选择

本章内容

第一节 膝关节单髁置换适应证

1. 如何选择膝关节单髁置换患者?

内侧膝关节单髁置换（unicompartmental knee arthroplasty，UKA）经典适应证是膝关节前内侧骨关节炎，即：

（1）症状源于膝关节内侧单间室，膝关节内侧明显疼痛，经保守治疗效果不佳。

（2）膝关节活动度≥90°。

（3）膝关节稳定，内、外侧副韧带及前、后交叉韧带功能完整。

（4）膝关节内翻畸形≤15°，并可被动矫正。

（5）膝关节固定屈曲挛缩≤15°。

（6）放射学检查证实为单间室病变：负重前后位 X 线片显示内侧间室“骨对骨”；侧位 X 线片显示胫骨内侧平台中前部磨损硬化，而胫骨平台后部及股骨内侧髁后部的关节面完整；外翻应力位 X 线片示外侧间室间隙正常（通常≥5 mm）。

说明：本部分讨论的主要是内侧间室单髁关节置换，外侧间室关节置换在第 9 章单独讨论。

关节置换手术目的是解除疼痛、改善功能、矫正畸形。疼痛严重和行走距离受限是决定手术的主要考量因素，这一点与全膝关节置换的适应证相似。膝关节单髁置换与全膝关节置换在许多方面有所不同，但保持膝关节稳定、获得良好力线等理念相近。有学者应用“SAW”来表示膝关节单髁置换患者选择的考虑因素，即膝关节稳定（Stability）、力线（Alignment）处于可以矫正的范围、磨损（Wear）局限于一个间室（图 1-1～图 1-4）[1, 2]。

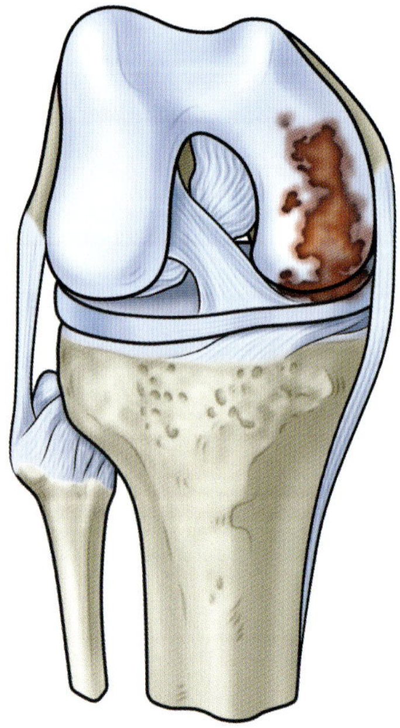

图 1-1 膝关节前内侧骨关节炎磨损示意图

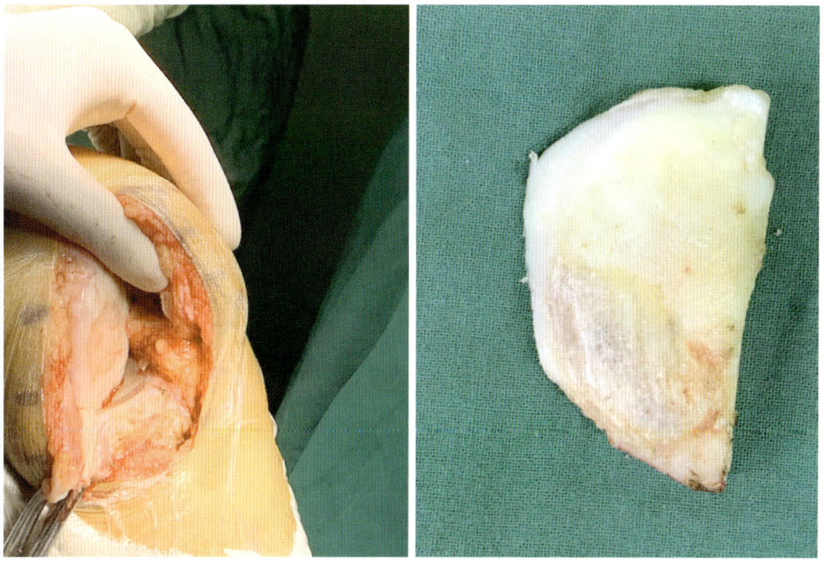

图 1-2　膝关节前内侧骨关节炎磨损术中所见（股骨远端磨损 + 胫骨前内侧磨损）

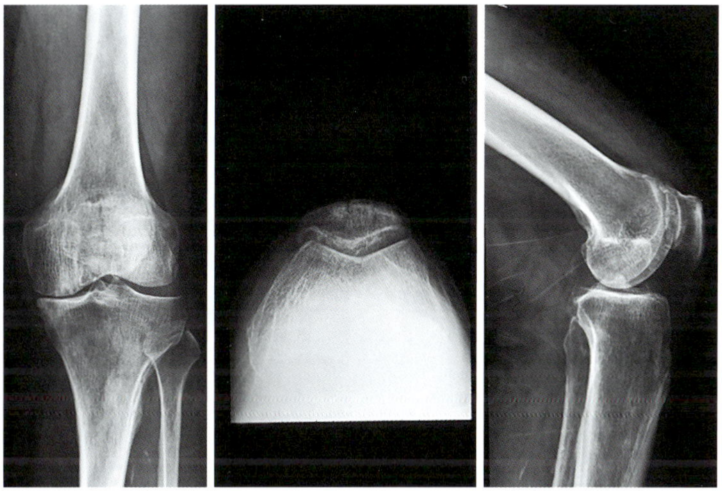

图 1-3　膝关节前内侧骨关节炎正侧位 + 髌骨轴位 X 线片

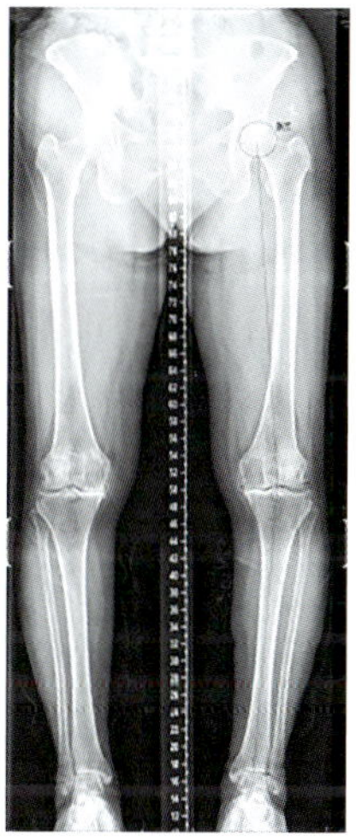

图 1-4　下肢全长 X 线片

2. 什么是膝关节前内侧骨关节炎?

膝关节解剖上分为 3 个间室，分别是内侧间室、外侧间室和髌股间室（图 1-5）。

前内侧骨关节炎（anteromedial osteoarthritis，AMOA）是一种比较典型的膝关节骨关节炎磨损模式的病理特征描述。前内侧骨关节炎的磨损集中于膝关节内侧间室的前内侧，软骨磨损表现在股骨内侧髁远端负重关节面和胫骨平台前内侧（图 1-6）。

具体说来，膝关节前内侧骨关节炎的主要病理解剖特征表现如下：

（1）内侧间室的胫骨平台前内侧软骨磨损、消失，甚至软骨下骨裸露硬化。但需要特别强调的是，磨损局限在内侧胫骨平台的前部和（或）中部，而胫骨平台后部的软骨保留完整。

（2）内侧间室的股骨内侧髁负重面的软骨磨损、消失，甚至软骨下骨裸露硬化。站立位时膝关节股骨内侧负重面是股骨内侧髁远端，因此股骨磨损部位也就是在股骨内侧髁远端，但是股骨后髁的软骨却保留完整。

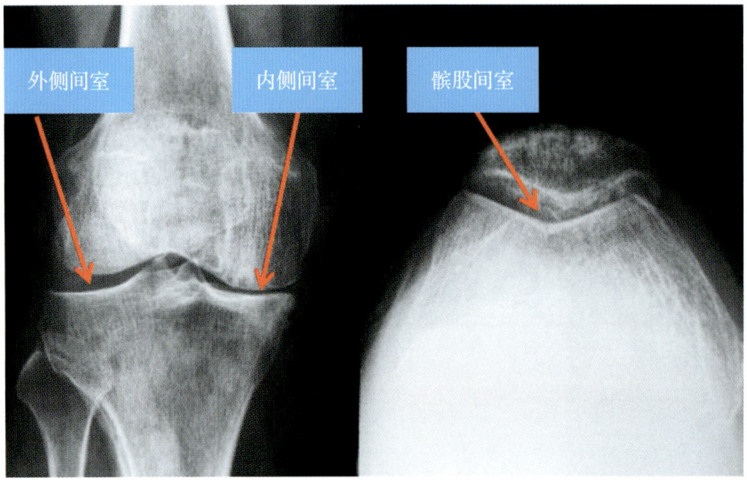

图 1-5 膝关节解剖上分为 3 个间室，分别是内侧间室、外侧间室和髌股间室

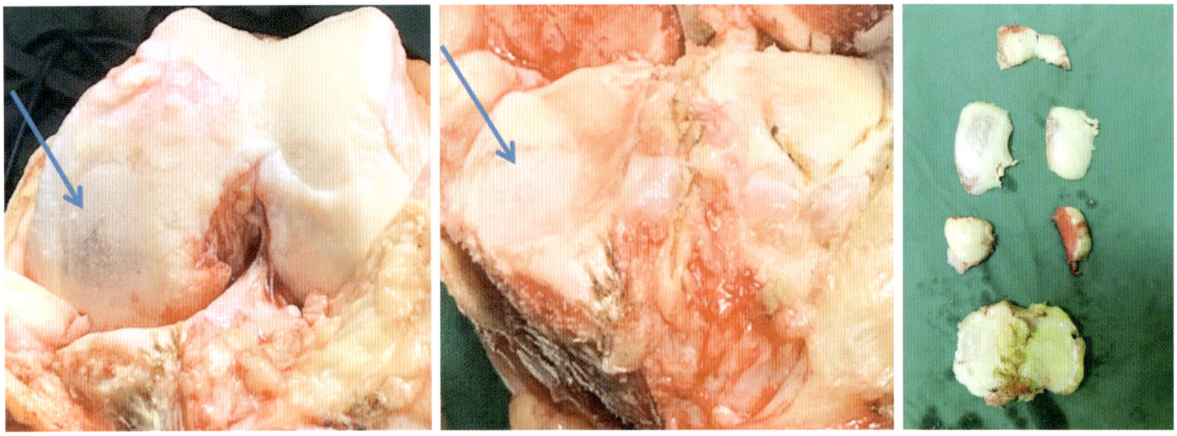

股骨内侧髁远端负重关节面磨损　　内侧胫骨前外侧关节面磨损

图 1-6 膝关节前内侧骨关节炎的病理改变特征（蓝色箭头所指为磨损部位）

（3）前交叉韧带（anterior cruciate ligament，ACL）功能正常。

（4）外侧间室的关节软骨存在。外侧间室软骨虽然可以有退变、纤维样变，但保留全层厚度。

（5）内侧副韧带（medial collateral ligament，MCL）功能正常，保持正常长度。

（6）膝关节后关节囊正常，也可以有轻度挛缩，甚至出现屈曲畸形，但是固定屈曲挛缩角度不超过 15°。

3. 为什么会出现膝关节前内侧骨关节炎?

膝关节前内侧骨关节炎基本的病理损害是由膝关节生物力学特性决定的。膝关节是人体中最大和最复杂的铰链式关节之一，主要进行屈曲和伸展运动。除了屈曲和伸展运动外，它还允许旋转和滑动运动。运动学特征受关节表面的解剖结构和关节周围的软组织功能影响，包括韧带、半月板等组织结构。由于股骨内外侧髁、胫骨内外侧平台解剖差异，膝关节运动是以内侧为轴进行的，即所谓的“内轴膝”运动。正常人体膝关节内外侧间室承担的负荷不同，约 60% 负荷分布于内侧间室，40% 分布于外侧间室。膝关节负重时，内翻膝相比正常膝，关节中心偏移向内侧，胫股内侧关节内收力矩增加，从而引发内侧间室软骨的相互挤压、磨损。非负重时，关节中心向外侧移动，膝关节中心回移，胫股内侧关节内收力矩恢复，这种中心频繁异常改变的过程，使内侧间室软骨反复拉伸剪切，从而导致内侧间室软骨磨损等一系列损伤。人们在日常生活中胫股关节矢状面活动范围主要集中于0°~117°。股骨内侧髁远端和胫骨内侧平台前中部是最常用的负荷承担部位，是下肢行走、膝关节近乎伸直时的接触面，因此磨损主要集中在这个部位。

膝关节前内侧骨关节炎之所以发生这种磨损形式，前提条件是具有完整功能的交叉韧带。

（1）功能正常的 ACL 限制了股骨内侧髁向后过度的滑移，保证了膝关节的正常运动学特征。膝关节伸直时，内侧胫骨平台前部和股骨内侧髁远端相接触；屈曲时，内侧胫骨平台后部和股骨内侧髁后表面相接触。膝关节前内侧骨关节炎出现后，出现内侧胫骨平台前内侧和股骨内侧髁远端软骨磨损，甚至软骨下骨质缺损。伸膝时，关节接触面是股骨内侧髁远端负重关节面和胫骨平台前内侧，由于接触面的软骨和骨质丢失，造成内翻畸形（图 1-7）。内翻畸形程度与内侧间室软骨磨损程度相关。通常每 1 mm 的软骨磨损约增加 1 ° 内翻畸形。若对应的两个关节面都磨损比较严重，软骨丢失的厚度约为 5 mm，导致大约 5° 的内翻畸形。而屈膝时，股骨后髁和胫骨平台后部接触，此时由于接触面的关节软骨完整，内翻畸形在屈膝 90° 时便能自行矫正（图 1-8）。

（2）完整的 ACL 保持了相对稳定的膝关节生物力学，确保了内侧副韧带保持正常长度，未出现结构性挛缩情况。近乎伸直时（屈膝 20°），由于内翻，膝关节内侧松弛，但外翻应力可以矫正内翻并恢复内侧副韧带长度。屈膝时，内侧副韧带被牵张到正常长度。膝关节前内侧骨关节炎时，后关节囊可以出现挛缩，导致屈曲畸形，但屈曲畸形不超过 15°。

（3）当 ACL 功能丧失时，膝关节稳定出现问题，股骨在胫骨上向后半脱位，运动学特征会改变，磨损会涉及后侧，因而磨损形式改变，由前内侧骨关节炎进展到后内侧关节炎，这些情况下也容易出现固定内翻畸形。

当 ACL 还完整时，即表现为膝关节前内侧骨关节炎时，进行内侧间室的表面置换可以缓解症状并恢复关节的运动学和生物力学。不仅如此，内侧单髁关节置换还可以矫正内翻畸形，阻断“内翻→加重软骨磨损→内翻加重”的恶性循环。上述内容也是应用单髁关节置换术治疗前内侧骨关节炎的理论基础。

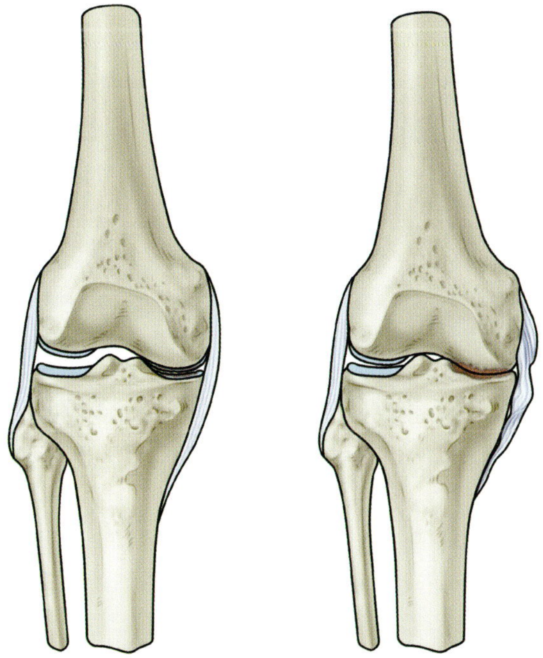

图 1-7 右膝前内侧骨关节炎体征的图示。膝伸直时，内侧胫骨平台前部和股骨内侧髁远端相接触，此处的软骨磨损，出现骨软骨缺失，从而间隙变窄，出现内翻畸形

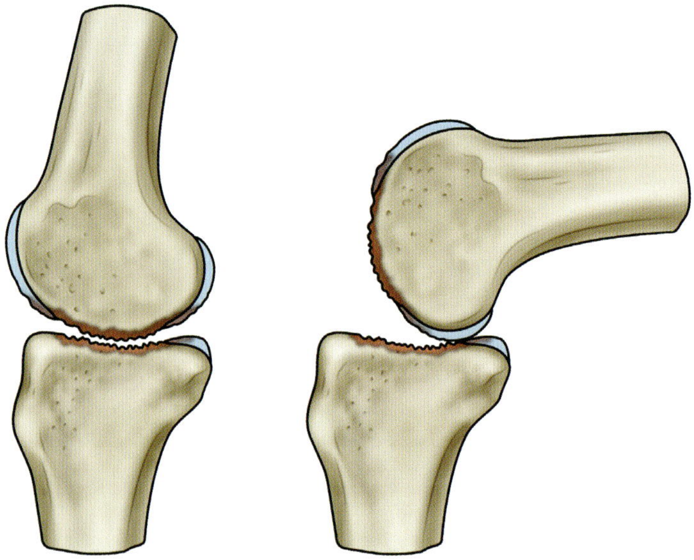

图 1-8 右膝前内侧骨关节炎体征的图示。膝伸直时，内侧胫骨平台前部和股骨内侧髁远端负重关节面接触，此处的骨软骨磨损消失，出现内翻畸形。屈曲时，内侧胫骨平台后部和股骨内侧髁后表面相接触，此处由于接触面的关节软骨完整，内翻畸形在屈膝 90° 时便能自行矫正

4. 如何判断是否存在膝关节前内侧骨关节炎?

通过症状、体征、影像学检查可准确判断是否存在膝关节前内侧骨关节炎。

（1）**症状**：患者经常感到膝关节疼痛，疼痛主要位于膝内侧，具体定位于内侧关节线附近。关节线的判断可以根据髌骨下缘来寻找，站立位髌骨下缘对应的平面通常即为关节线平面。疼痛在站立和行走时明显，在坐位和卧位时减轻或消失。有时，可能伴有后方或外侧疼痛。多数情况下，患者能够用单指准确定位疼痛位置，通常局限于膝关节内侧间隙的位置，此即“单指试验”（图 1-9）。

（2）**体征**：膝关节内侧压痛；存在内翻畸形，但是内翻畸形≤15°，并可在被动应力下矫正至中立位。

①**内翻畸形**：下肢站立时，可以看到 O 形腿畸形，即内翻畸形，内翻常在 5°~15°。行走时，除了内翻畸形外，有时还可以看到“外侧摆动征”。当患者在屈膝 90° 坐位时，内翻畸形自动矫正（图 1-10、图 1-11）。内翻畸形可矫正的另一表现是，在屈膝≥20° 时，后关节囊松弛，通过手法给予外翻应力可以矫正内翻畸形。

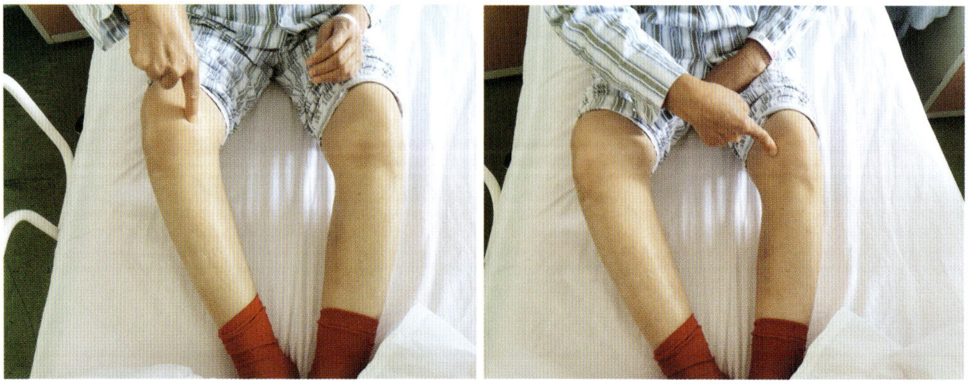

图 1-9 双膝前内侧骨关节炎，疼痛位于膝内侧，具体定位于内侧关节线附近。患者能够用单指准确定位疼痛局限于内侧，此即“单指试验”阳性

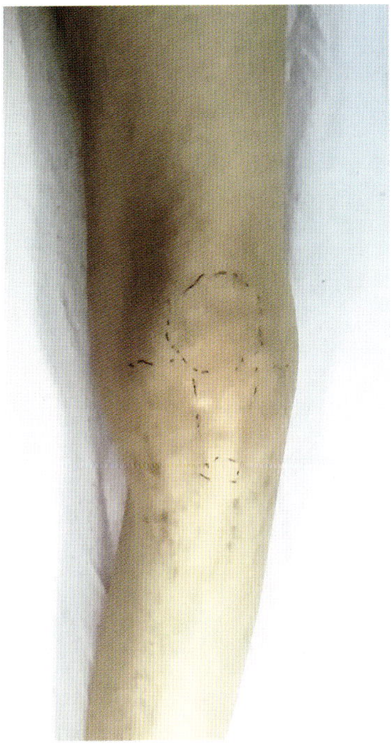

图 1-10　膝关节前内侧骨关节炎，伸直时，为明显内翻畸形

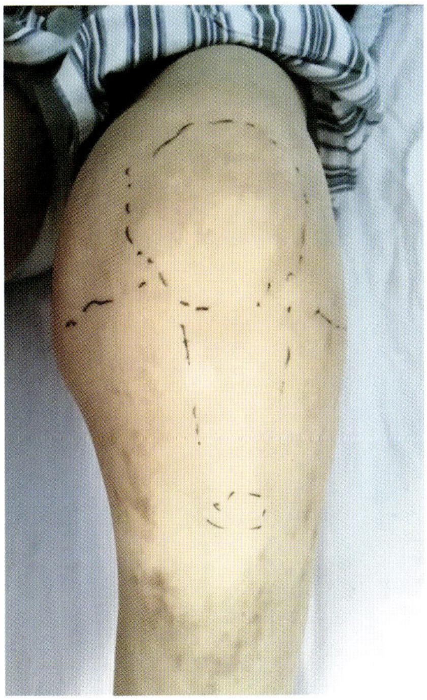

图 1-11　屈曲时，膝关节下肢力线正常，无内翻畸形

②**屈曲畸形**：通常膝关节屈曲畸形不严重，大部分患者可以完全伸直膝关节。即使存在不能完全伸直的屈曲畸形，固定屈曲畸形角度应小于 15°。

③**关节活动度**：关节屈曲活动度基本正常或轻度受限，但活动度很少会小于 90°。若膝关节屈曲活动度小于 90°，是单髁关节置换的相对禁忌证，因为单髁关节置换很难获得更大的活动度，通常需要全膝关节置换进行大范围松解才可以获得满意的活动度。值得注意的是，很多患者活动度受限是一种假象。由于膝关节严重疼痛，造成患者活动受限，这不同于关节僵直造成的关节活动度下降，这些患者在麻醉下，屈曲畸形可以改善甚至消失，因而我们更需要关注麻醉下或良好镇痛下的活动度。

④**压痛点**：位于内侧关节线，这个检查特别重要，是判断疼痛来源的一个重要检查。若压痛不局限在膝关节内侧，需要仔细分析疼痛的来源。中度滑膜肿胀和关节积液常见，但不是禁忌。若是特别严重的肿胀和积液，则需要排除感染等其他疾病。

（3）**影像学检查**：影像学检查是做出准确诊断的重要手段。放射学摄片包括膝关节负重正侧位及髌骨切线位 X 线片、下肢全长 X 线片。必要时可以行 MRI 检查。

①**正位 X 线片**：负重正位 X 线片上内侧间室关节间隙变窄或消失，内侧间室呈现“骨对骨”改变。外侧间室为全层关节软骨，可有轻度胫股关节半脱位。标准的负重伸膝的正位 X 线片显示股骨内侧髁与内侧胫骨平台呈“骨与骨”接触状态，由此可判断内侧间室关节软骨的全层丢失。然而有一些患者全层软骨丢失，但是未显示“骨对骨”间隙变窄时，可加拍屈膝 45° 负重位 Rosenberg 像或内翻应力像。

②**侧位 X 线片**：胫骨磨损位于胫骨平台前中部。若胫骨磨损达到胫骨平台内后方，提示 ACL 功能不全，是单髁关节置换的禁忌。

③**髌骨切线位 X 线片**：膝关节前内侧骨关节炎 X 线片显示髌股关节没有半脱位，外侧关节面没有严重磨损引起的骨缺损或沟槽改变。否则，不是单纯前内侧骨关节炎，而是合并髌股关节病变。

④**外翻应力位 X 线片**：外翻应力位 X 线片可用来确定外侧间室关节软骨厚度是否正常，并且判断关节内的内翻畸形可否矫正（内侧副韧带没有挛缩）（图 1-12、图 1-13）。单髁关节置换术的成功与否，外侧间室全层关节软骨和内侧副韧带无挛缩是两个关键条件。当站立位膝内翻时，由于体重作用，外侧关节间隙被牵开。为了对外侧间室软骨厚度进行测量评估，需要给予非负重下肢一个外翻应力使外侧间室软骨紧密接触，然后再拍摄。

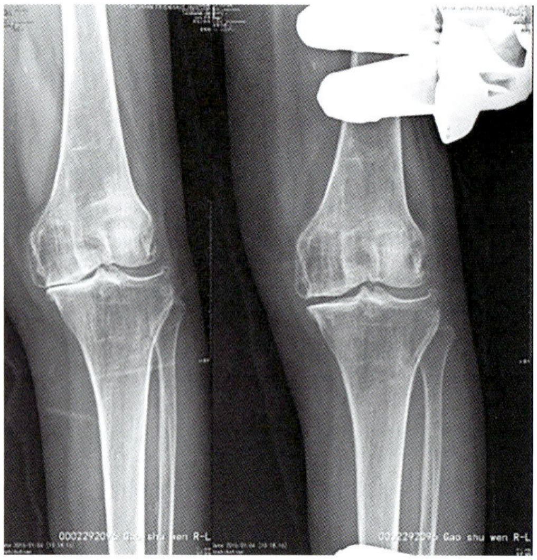

图 1-12　内翻畸形在外翻应力下可以矫正（X 线片）

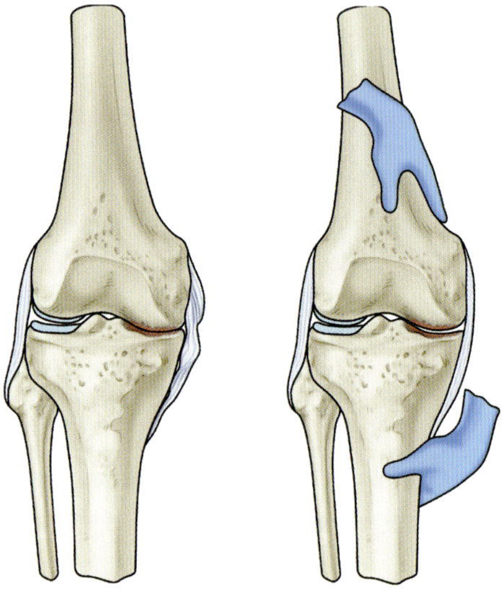

图 1-13　内翻畸形在外翻应力下可以矫正（图示）

⑤**下肢全长 X 线片**：测量下肢机械力线，判断畸形来源，内翻畸形主要来源于关节内。内翻畸形＞15° 是手术禁忌证。

⑥**在一些患者，MRI 可以帮助明确诊断**。有的患者，膝关节突然出现内侧明显疼痛可能与缺血坏死或者半月板损伤等相关，MRI 对于明确诊断很有意义。

5. 除了骨关节炎，膝关节还有哪些疾病适合单髁关节置换?

（1）**膝关节特发性骨坏死**：是单髁关节置换的第二大指征。

膝关节特发性骨坏死（spontaneous osteonecrosis of the knee，SONK）原因不明，多见于中老年女性，女性和男性发病之比约为 3∶1。90% 以上的 SONK 发生在股骨内侧髁，发生在股骨外髁及胫骨平台者少见，双侧 SONK 罕见。膝内侧疼痛患者，50 岁以上患者中 SONK 占 3.4%，65 岁以上患者中 SONK 占 9.4%。

SONK 主要临床特点为突发膝关节痛，疼痛剧烈，患者甚至可以清楚地描述疼痛发生的准确时间和原因。常常是一个很小的外伤即可导致疼痛发生，疼痛初始剧烈，避免负重时疼痛改善，活动时恶化。可伴随关节僵硬、肿胀、交锁等其他症状。持续 2~3 个月后，疼痛逐渐缓解，至 10~15 个月可明显改善。疼痛缓解期的长短依赖于坏死病灶的大小和部位。如病灶较小，缓解可持续数年，但累及范围大的病灶，则因软骨下骨折而导致症状持续，关节功能受损，往往会出现关节不稳和膝关节畸形。查体时主要体征为病变处压痛、关节肿胀、积液，以及不同程度的活动受限。

X 线表现为受累的股骨髁负重区稍变扁平，软骨下骨局部透亮区，周围有硬化带包绕，晚期伴发骨关节炎表现。MRI T1 加权像表现为股骨髁软骨下区脂肪组织的高信号被中低信号所取代；在 T2 加权像上坏死灶的高信号被反应性水肿带所包绕。

SONK 分期：①Ⅰ期：X 线片正常，但 MRI 可见异常；②Ⅱ期：X 线片可见囊性变或硬化改变，但股骨远端或胫骨近端外形正常；③Ⅲ期：软骨下骨塌陷或出现新月征，或病灶周围软骨下骨出现硬化区；④Ⅳ期：出现继发性关节炎（图 1-14）。

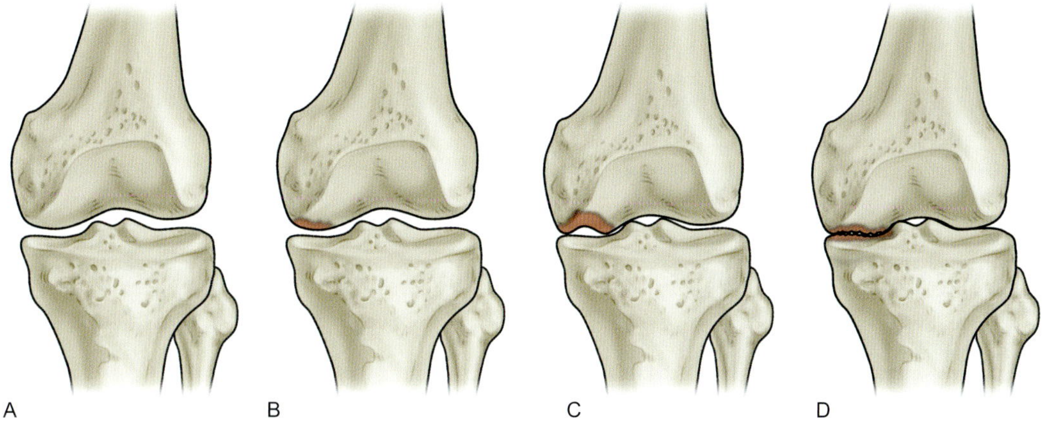

图 1-14　SONK 的分期。A. Ⅰ期，X 线片阴性，仅 MRI 阳性；B. Ⅱ期；C. Ⅲ期；D. Ⅳ期

SONK 由于其病理解剖特征与前内侧骨关节炎有相似之处，即内侧间室局限性骨及软骨破坏，而周围韧带完整，因而是单髁关节置换的手术指征之一。单髁关节置换治疗膝关节特发性骨坏死主要是指晚期骨坏死病例。这些病例在缺血性坏死修复后界线变得明显，被硬化骨包围，病变局限在内侧间室，无弥漫性疼痛或明显的其他膝关节间室累及，无干骺端及骨干累及（图 1-15~ 图 1-17）。SONK 采用单髁关节置换治疗，常常能收到明显的效果，缓解疼痛、改善功能。对坏死范围大、累及外侧间室或髌股关节者，不宜选用单髁关节置换，而应选择全膝关节置换。

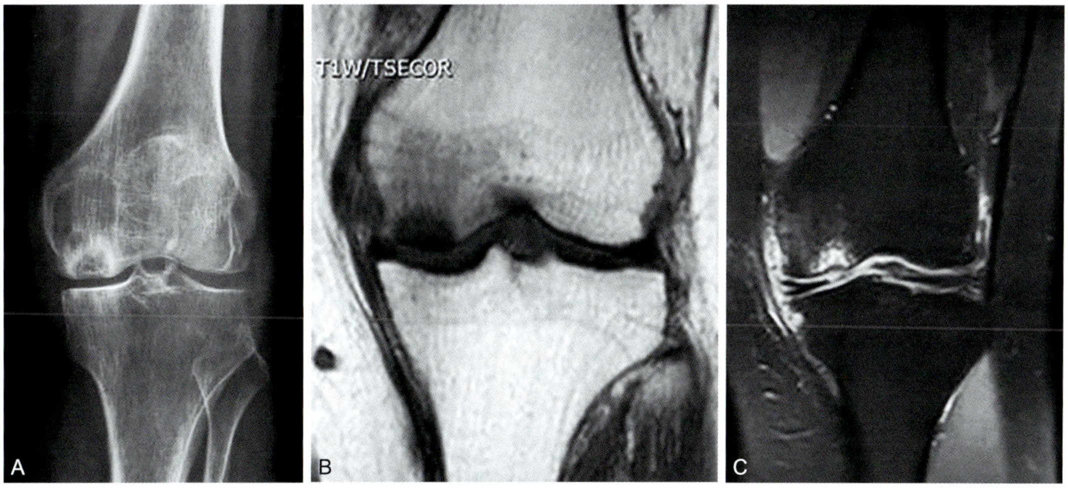

图 1-15　膝关节特发性骨坏死。A. X 线片示股骨内侧髁负重区局灶性透光区，关节面塌陷，周围由边界清楚的硬化骨包绕；B. MRI T1WI 示负重区股骨髁组织高信号被软骨下区域局灶低信号所取代，边界清楚；C. MRI T2WI 示同一位置局灶性高信号

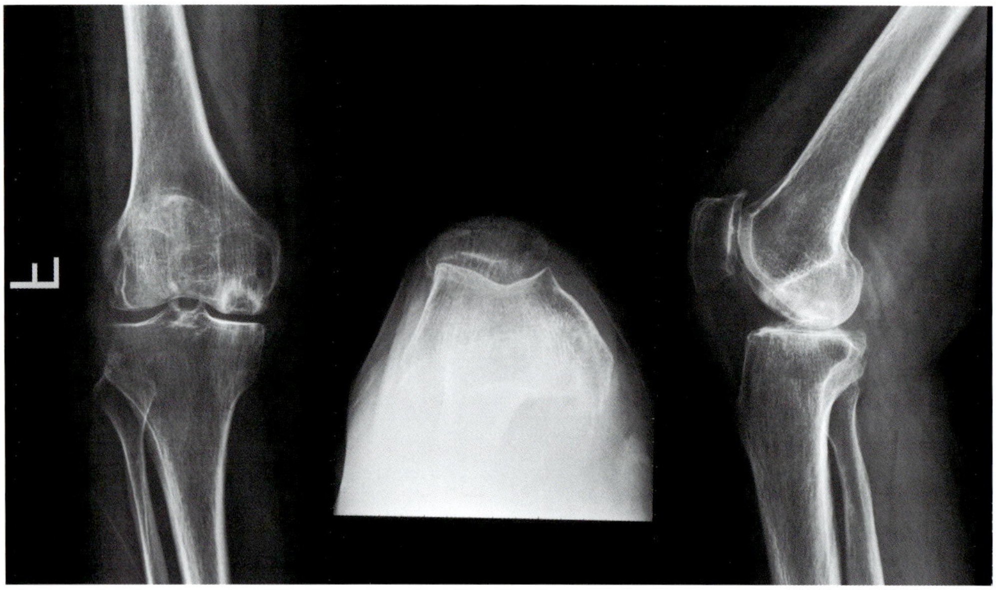

图 1-16 膝关节特发性骨坏死术前 X 线片

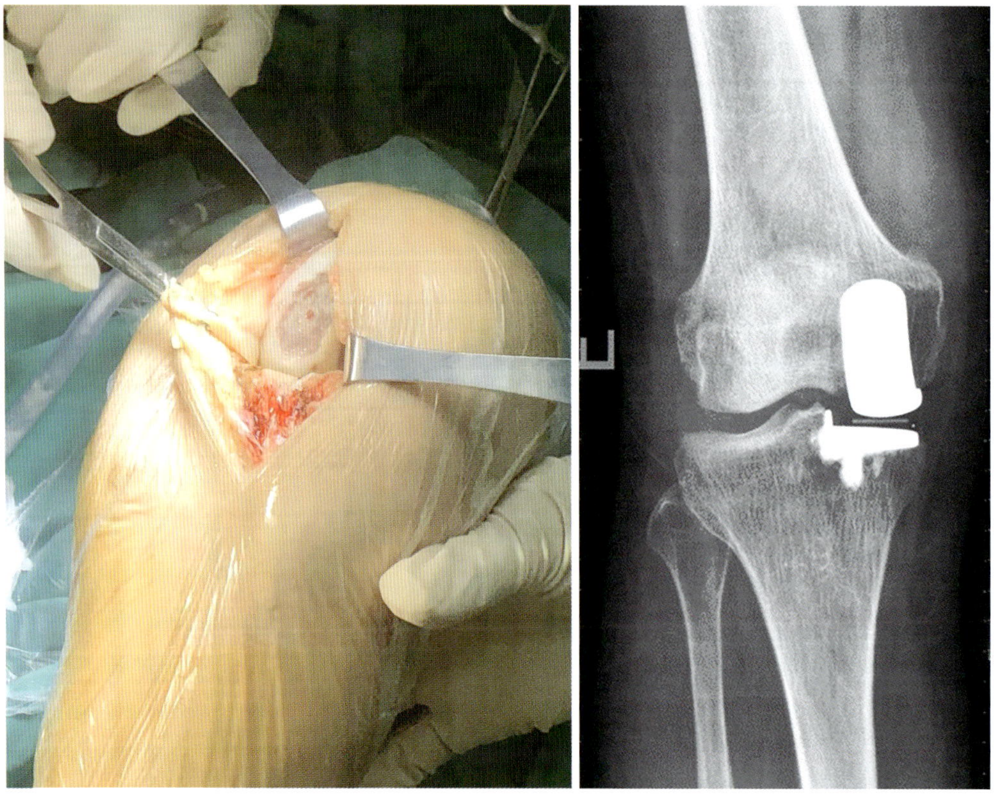

图 1-17 膝关节特发性骨坏死术中及术后 X 线片

（2）**大骨节病**：

大骨节病（Kaschin-Beck disease，KBD）是我国一种常见的地方病，分布于东北、内蒙古、甘肃、陕西、青海、西藏等地区，病理改变是由关节软骨、骺软骨变性坏死导致的。膝关节最常受累，在成年患者中特征性表现是关节增粗、关节疼痛、畸形及活动障碍，此时采用口服药物止痛、关节腔内注射药物、关节镜下清理术等治疗方法常常无法获得长期稳定的效果。若是表现为内侧间室单间室病变，可以进行单髁关节置换。单髁关节置换可明显改善患者关节功能，缓解疼痛（图 1-18）。

但是，需要注意，对于晚期 KBD 合并严重的膝关节内外翻畸形、屈曲畸形、旋转畸形的患者，常需要全膝关节置换术来改善膝关节严重畸形。

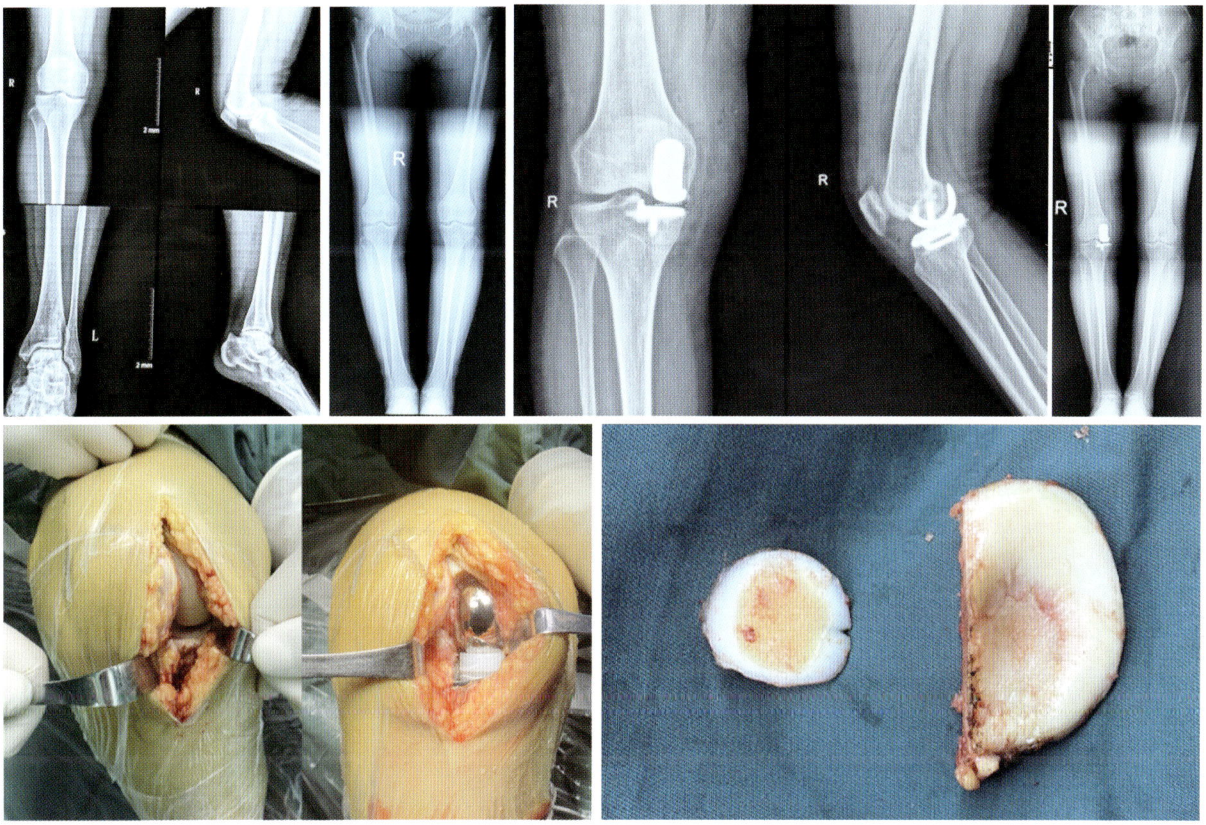

图 1-18　单髁关节置换术治疗大骨节病（庆阳市人民医院孙效虎教授供图）

（3）**创伤性关节炎**：

继发于胫骨平台骨折的内侧间室创伤性关节炎，可以考虑行单髁关节置换。如果同时合并韧带损伤，则应谨慎。但是，临床上因为内侧平台骨折比外侧平台骨折少见，因此，因创伤性关节炎进行单髁关节置换的手术数量非常少。而且，膝关节内侧骨折常是高能量损伤，常伴有韧带损伤，损伤后出现关节僵硬、活动范围受限的并不少见，因而使得适合单髁关节置换的病例更为罕见。

膝关节损伤伴有韧带损伤。如果患者年轻，ACL 断裂伴有继发性的内侧间室骨关节炎，可以考虑重建 ACL，分期或一期行单髁关节置换手术。如果以关节不稳为主，可先行 ACL 重建，若是后期有关节炎引起疼痛，可以行二期单髁关节置换手术。如果以疼痛为主，可以行一期 ACL 重建 + 单髁关节置换手术。

创伤性关节炎常合并畸形，需要注意分析畸形来源。如果畸形角度不大，采用单髁关节置换治疗骨折畸形愈合继发的内侧间室骨关节炎，可以取得满意疗效。如果畸形较大，尤其关节外畸形，最好先矫正畸形，如采用股骨远端截骨（distal femur osteotomy，DFO）、胫骨高位截骨（high tibial osteotomy，HTO），通过关节外截骨矫形通常就能缓解症状。严重时，需要全膝关节置换才能解决（图 1-19）。

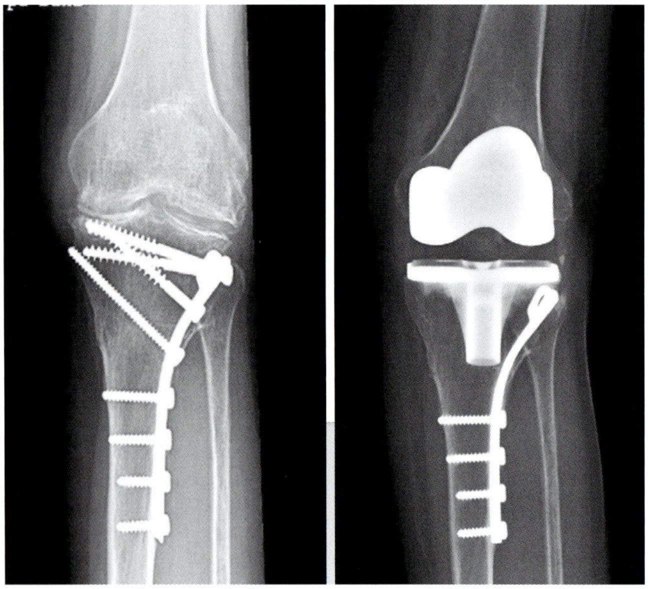

图 1-19 创伤性关节炎治疗，患者胫骨平台骨折后创伤性关节炎，应用全膝关节置换治疗

第二节 膝关节单髁置换的禁忌证及争议

1. 膝关节单髁置换的禁忌证主要包括哪些?

内侧单髁关节置换的禁忌证，概括起来如下：

（1）膝关节急性感染或慢性感染。

（2）炎性关节病等累及全关节的疾病，如类风湿关节炎、痛风性关节炎、银屑病关节炎等。

（3）外侧间室负重区全层软骨缺失。

（4）髌股关节外侧严重磨损呈沟槽样改变、半脱位。

（5）神经肌肉系统病变，股四头肌肌力障碍等。

（6）患者一般情况差，心肺功能衰竭等原因不能耐受手术者。

2. 炎性关节病为什么不能进行单髁关节置换?

炎性关节病是单髁关节置换的禁忌，因为它们是风湿免疫性疾病，是全关节疾病，病变不是局限于一个间室（图 1-20）。若采用单髁关节置换治疗，其他间室可能仍会出现病变进展。然而，类风湿关节炎早期表现可类似前内侧骨关节炎。误导医生实施单髁关节置换。临床上，需要仔细鉴别，避免出现这种错误，否则可因其他间室的炎症反应导致早期失败。对于单髁关节置换术前的检查，我们目前常规检验红细胞沉降率（erythrocyte sedimentation rate，ESR）、C- 反应蛋白（C-reaction protein，CRP），并结合病史排除炎性关节病可能。

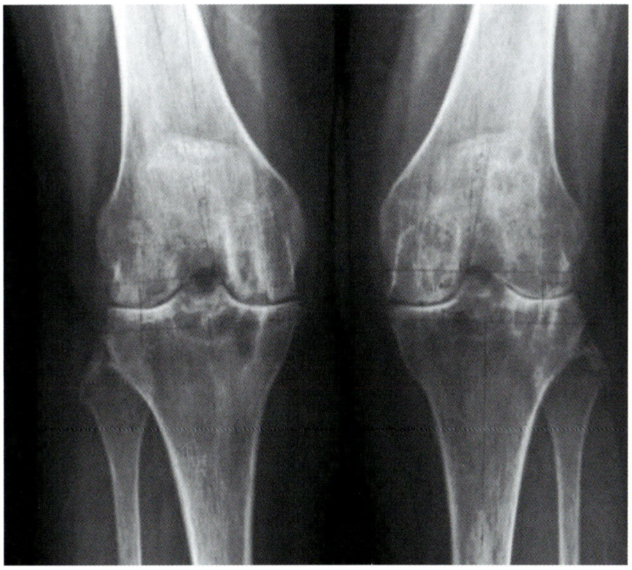

图 1-20　类风湿关节炎是单髁关节置换的禁忌，因为它是滑膜炎性疾病，是全关节疾病

3. 髌股关节退变能否进行单髁关节置换?

合并髌股关节退变能否进行单髁关节置换，对此一直存在争议。但目前大多数文献认为，除了髌股关节沟槽样改变、轨迹不良之外，髌股关节退变不是单髁关节置换的绝对禁忌。理由如下：

（1）**大部分内侧髌股关节炎是因内侧间室骨关节炎出现膝内翻畸形继发的**。

前内侧骨关节炎常常伴有髌股关节的退变，如软骨软化、纤维化、软骨磨损甚至骨外露。如果这种病变位于髌骨内侧关节面以及相应的股骨滑车，单髁关节置换通过内侧间室的修复填充，术后恢复正常力线，矫正膝关节的内翻畸形，改变髌股轨迹，从而缓解原有内侧髌股关节病变区域的应力，使其得以恢复自然状态，所以术后少有髌股关节症状。因此，内侧髌股骨关节炎不是单髁关节置换的禁忌证。

（2）**随访报告显示髌股关节退变与单髁关节置换手术结果无相关性**。

Beard 等曾发表了关于 824 例针对术前髌股关节退变情况的膝关节单髁置换经验，在这一病例系列有 13% 的患者存在滑车表面全层软骨磨损，其中髌骨内侧面 9%，髌骨外侧面 4%，和没有髌股关节骨关节炎的患者相比，两组疗效并没有显著差别，作者认为膝前痛和髌股关节退变不应是单髁关节置换的禁忌。

（3）**膝前疼痛的发生并不完全是由髌股关节问题引起的**。

很多患者主诉上下楼梯疼痛，医生误认为是髌股关节问题。但是仔细分析，会发现不少是内侧间室的问题引起的。

（4）**回顾性研究报告因髌股关节问题而翻修仅占非常小的比例**。

大量单髁关节置换翻修病例回顾性研究发现因髌股关节问题而翻修仅占非常小的比例。

我们的观点是，外科医生进行手术、解决问题，要学会辩证思维，抓主要矛盾。髌股关节退变是否适合手术，需要区分该病变是原发性还是继发性。若是髌股轨迹不良继发导致的髌股关节磨损，单髁关节置换难以纠正这些问题，并不适合单髁关节置换。另外，髌股关节外侧严重磨损呈沟槽样改变、半脱位也被认为是单髁关节置换的禁忌。因为这些情况一方面提示膝关节病变较重；另一方面，单髁关节置换难以纠正这些问题（图 1-21）。

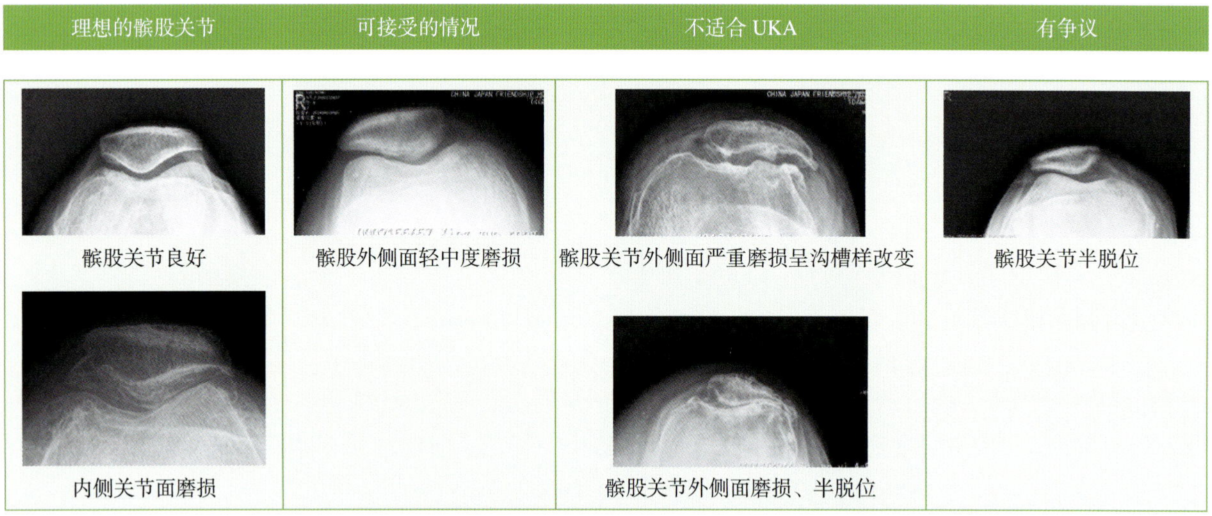

图 1-21 髌股关节状态在单髁关节置换病例选择中的考虑

4. 若髌股关节不理想，单髁关节置换的效果如何？

进行单髁关节置换手术时，若是髌股关节正常，是最理想的。外科医生开始进行单髁关节置换时，也往往特别关注髌股关节状态。但值得注意的是，膝关节骨关节炎的软骨退变不是仅仅局限在内侧间室，髌股关节常常是存在退变的。大量文献对髌股关节问题是否影响单髁关节置换的效果进行了报道。无症状性髌股关节改变不是内侧单髁关节置换的禁忌证[3]。Kozinn 和 Scott 认为轻中度的髌股关节受累可以接受，而 Goodfellow 却提出了对髌股关节炎忽略不计的观点，认为膝前痛、术前 X 线检查与术中所见软骨丢失并不影响单髁关节置换的预后，不是单髁关节置换的禁忌，但是髌骨半脱位及外侧髌股关节面沟槽样改变除外[4]。他的观点在后续的许多文献报道中也得到了证实[5–8]。Berend 等在 638 个膝关节中比较了有和无髌股关节退行性改变放射学证据的患者行膝关节单髁置换的失败率，Kaplan-Meier 分析显示有髌股关节疾病患者的假体 70 个月生存率为 97.9%，而没有髌股关节疾病患者的假体生存率为 93.8%[9]。Kang 等评估 195 个膝关节有和没有髌股关节疾病的单髁关节置换的功能结果，显示它们之间没有统计学上的差异[10]。Hassaballa 等研究发现膝前痛和髌股关节退变与单髁关节置换手术结果无相关性，认为膝前痛和髌股关节退变不应是单髁关节置换的禁忌[11]。Beard 等发表了关于 824 例针对术前髌股关节退变情况的膝关节单髁置换经验，在这一病例系列中有 13% 的患者存在滑车表面全层软骨磨损，其中髌骨内侧面 9%，髌骨外侧面 4%，与没有髌股关节骨关节炎的患者相比，两组疗效并没有显著差别[12]。

因此，目前认为只要髌股关节面没有骨缺损、沟槽样改变或半脱位，髌股关节状态不影响结果。

5. 肥胖患者能否进行单髁关节置换？

按照传统的 Kozinn 和 Scott 的标准，肥胖常作为固定平台单髁关节置换的禁忌证，因为该型假体容易出现磨损和假体松动。但近年来随着假体设计和材料的改变，越来越多的人进行单髁关节置换时，没有把体重看作禁忌。

有随访研究显示体重与聚乙烯衬垫线性磨损之间无相关性。Murray 对牛津活动型单髁关节置换术后平均 5 年随访，根据 BMI 分为 6 组：1 组 ≤25 kg/m^2，2 组 25~30 kg/m^2，3 组 30~35 kg/m^2，4 组 35~40 kg/m^2，5 组 40~45 kg/m^2，6 组 ≥45 kg/m^2。这 6 组患者的假体长期生存率并没有显著差别，BMI 与假体生存率无相关性，因而作者认为肥胖不应列为单髁关节置换的禁忌证。

除此之外，我们临床实践体会，对于肥胖患者进行单髁关节置换手术反而并不困难。单髁关节置换器械只需要在前方操作，伸膝装置只需向外侧轻轻推拉髌骨即可，显露方便，而不需要像全膝关节置换那样脱位髌骨，而且后者切口过长，牵拉多存在脂肪液化等风险。

6. 活动水平是否影响单髁关节置换？

目前大多数专家认为活动水平不是单髁关节置换的禁忌。实际上，活动水平的高低对单髁关节置换的生存率影响尚无前瞻性数据。不过，我们临床上会建议患者术后避免剧烈活动，特别是剧烈冲撞性运动和扭转性运动。

在牛津膝研究设计者的报告中，将近 10% 的患者活动水平达到重体力活动，但相对于那些活动量低的患者，两组功能或失败率并无显著差别。Pandit 报道 Oxford 活动平台单髁假体结果，30% 的年轻患者参加了高能量活动，如滑冰、网球以及体力劳动，短期随访结果未发现失败率增高。对 1000 例内侧活动平台单髁关节置换随访 15 年，应用 Tegner 活动评分评估术后活动量，患者活动量高，OKS 评分反而高，翻修率反而不高。这可能是活动量大的患者骨质和软骨好，因而松动和关节炎进展而失败的概率减少。同时，活动型单髁关节置换，假体磨损率低，因磨损导致的相关失败问题也减少。

因此，若是患者具有明显症状，没必要将活动量大或期望达到高活动水平作为单髁关节置换的禁忌证。

7. 年龄是否影响单髁关节置换？

对于单髁关节置换的年龄界限，目前尚无定论。单髁关节置换在年轻和年老患者中都有优势。

在年轻者，它可以作为过渡手术进行，不干扰膝关节其他正常结构，保留骨量，即使失败也容易翻修。

在年老者，由于患者身体功能减退，耐受各种打击的承受力减弱，创伤大的全膝关节置换风险高，单髁关节置换因其微创更显优势地位。与全膝关节置换相比，单髁关节置换的并发症少，特别是死亡率低、感染率低，出血少，术后恢复快。

因此，单髁关节置换的年龄界限难有定论。膝关节骨关节炎治疗时要遵循个体化治疗原则。不仅要看患者年龄，更重要的是看病变部位和程度，决策治疗成本收益比。若是严重的内侧间室磨损，在保守治疗无效，全膝关节置换相对“牺牲”正常组织过多，风险大，而截骨不能有满意的长期效果时，则可以考虑单髁关节置换。当然，作为一种关节置换手术方式，最佳的患者年龄仍然是 60 岁以上。

8. 单髁关节置换在年轻患者中的地位如何？

目前，年轻的膝关节骨关节炎患者越来越多，部分患者存在重度磨损、明显畸形，无法等到全膝关节置换最佳年龄 65 岁以上再手术，这些患者又迫切需要迅速解决疼痛问题，恢复正常生活。对于这类年轻、活跃、还需体力劳动的患者，单髁关节置换可以作为过渡手术方法之一，既解决膝关节骨关节炎问题，又不干扰膝关节其他正常结构，保留骨量，即使日后失败也容易翻修。

以往认为这类患者不适合全膝关节置换，而用截骨来“争取时间”，年龄大时再做全膝关节置换。回过头来看，这些病例通过截骨术也不一定能获得良好的效果，特别是那些没有关节外畸形的膝关节骨关节炎患者。有研究报道胫骨高位截骨 7 年内就有很多患者失败，因疼痛不同程度的进展而进行全膝关节置换予以翻修 [13]。而且，进行胫骨高位截骨翻修时，因膝关节后倾及周围解剖结构改变，与初次全膝关节置换相比，手术难度增大，这些翻修病例的全膝关节置换术后效果并不理想 [14]。

年轻膝关节骨关节炎患者，若进行全膝关节置换，不仅“牺牲”组织多，而且年轻患者活动量大，长期的翻修风险高。正因如此，随着单髁关节置换效果的提高，单髁关节置换适应证被大家重新考量和采用。在年轻患者中，单髁关节置换比全膝关节置换提供了更好的功能，许多患者也获得了满意的长期效果[15-17]。很多学者甚至认为，单髁关节置换不再是治疗的过渡手段，而应被视为多数膝关节骨关节炎患者的终身治疗。

9. 单髁关节置换在高龄患者中的地位如何?

随着老龄化加剧，人的寿命延长，高龄膝关节骨关节炎患者越来越多，并具有如下特点：①高龄患者发病率高，病变重，致残率高。②高龄患者身体功能减退，常合并有高血压、冠心病、糖尿病、慢性支气管炎等基础疾病，耐受各种打击的承受力减弱，手术风险大，术后并发症多。③高龄患者对健康极度关注，疼痛及行走困难会给患者带来极大的心理障碍，手术需求高[18]。

若是高龄患者采用全膝关节置换治疗的话，创伤大，相对风险也高，而单髁关节置换死亡率低、感染率低、术后恢复快。由于高龄患者有限的生命预期、身体条件一般、相对活动量较少，如爬楼、爬山等活动需求不高，解决好患者负重行走的疼痛，就解决了患者主要的问题。单髁关节置换可以较好地解决高龄患者行走的问题，更适合高龄膝关节内侧间室骨关节炎患者，让高龄老人享用终生。目前很多学者将单髁关节置换作为老年患者理想的置换方式选择[18-20]。

即使将高翻修率考虑进去，单髁关节置换仍是一个效益更高的手术[21]。根据英国国家登记中心配对研究结果[22]，虽然 8 年的单髁关节置换翻修率比全膝关节置换高 2.4 倍，但是单髁关节置换内科并发症如心肌梗死、卒中、血栓、深部感染只有全膝关节置换的 1/2，死亡率更低。术后 30 天内，死亡率大约是全膝关节置换的 1/4，即使到 8 年时，也比全膝关节置换组低 13%。如果 100 个患者分别接受单髁关节置换和全膝关节置换手术，8 年时间，单髁关节置换相比全膝关节置换可以挽救一个患者生命，而代价是额外的 3 个翻修。基于这些结果，Cobb 认为单髁关节置换比全膝关节置换有“无与伦比的安全性”[23]。

因此，我们选择单髁关节置换治疗高龄膝关节骨关节炎的适应证相对放宽，只要患者病变主要位于内侧间室，可以忽略髌股间室及外侧间室有轻中度退变。我们认为高龄患者解决主要矛盾即可，尤其是身体条件差的患者，适当放宽指征可以帮助高龄患者获得比较高的生活质量和痛苦缓解。

10. 膝关节骨关节炎患者的ACL状况如何?

老年患者的膝关节骨关节炎，随着年龄增长，膝关节退变通常在各个组织都会出现。“覆巢之下，焉有完卵”，具体到ACL也不例外，膝关节骨关节炎常伴有ACL损伤，其损伤程度可以分为（图1-22）：

- 0 级：ACL 完全正常。
- 1 级：ACL 的覆盖滑膜缺失，通常开始于远端。
- 2 级：ACL 裸露部分出现纵行裂伤。

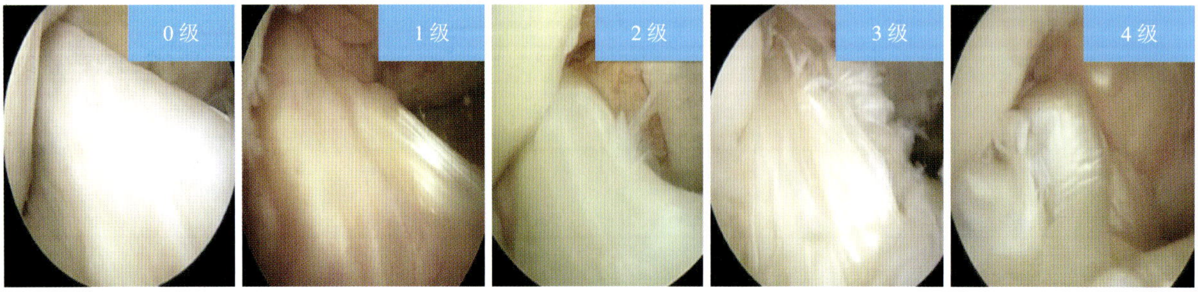

图 1-22 ACL 损伤分级

• 3 级：ACL 部分断裂、松弛，纤维束被拉长或松弛。
• 4 级：ACL 完全断裂或者消失。

ACL 在骨关节炎中会退变，主要是由两个病理改变引起的：

（1）关节内慢性滑膜炎导致其营养不足。

（2）股骨髁间窝边缘骨赘对 ACL 造成撞击而机械损伤。

在膝关节前内侧骨关节炎，常见髁间窝两侧缘及胫骨 ACL 止点骨赘。在膝关节完全伸直时，上下方的骨赘撞击会造成 ACL 损伤。另外，髁间窝两侧缘的骨赘在膝关节伸屈旋转的过程中也会反复摩擦撞击 ACL，从而导致 ACL 滑膜缺失，甚至条束样改变（图 1-23）。

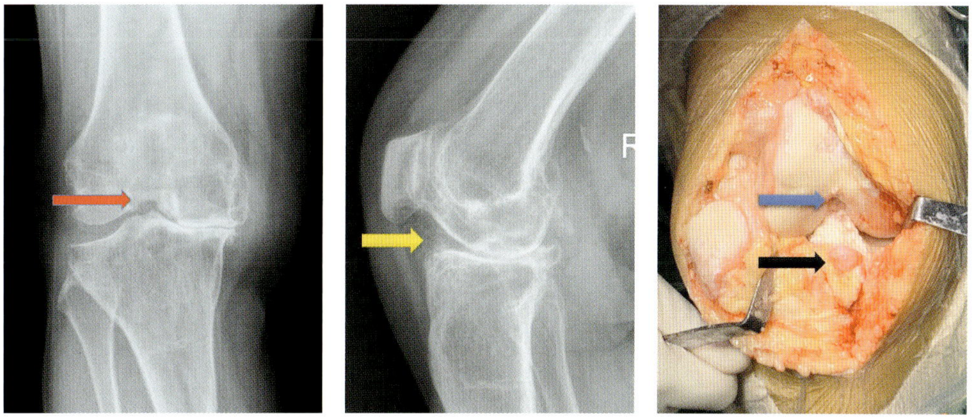

图 1-23 膝关节髁间窝及胫骨 ACL 止点骨赘对 ACL 撞击造成损伤

11. ACL退变能否进行单髁关节置换手术？什么程度的退变可以接受？

ACL 缺失患者进行单髁关节置换，长期生存率非常低。因此，ACL 缺失被认为是单髁关节置换的禁忌。

但是，膝关节骨关节炎患者很难有完全正常的 ACL，通常 ACL 会存在一定程度的退变。只要韧带功能完好，即使 ACL 退变，做单髁关节置换是可以接受的。

术中要对 ACL 进行直接检查，判断其功能稳定性。术中验证 ACL 功能不全的实用方法是插入韧带拉钩，用力牵拉 ACL。

（1）若是 ACL 的滑膜缺失，或部分出现纵行裂伤，常常是髁间窝骨赘撞击引起的滑膜或韧带前束损伤，但 ACL 功能存在，进行单髁关节置换是安全的。术中去除这些骨赘，可以防止继发损伤，同时能获得满意结果。

（2）若是 ACL 松弛，要分析原因。若是由膝关节骨关节炎退变引起的，尤其是由膝内翻、上下关节间隙缩短，髁间窝骨赘撞击引起的，单髁关节置换手术中去除骨赘、支撑起关节间隙，恢复 ACL 张力，即可以挽救 ACL 损伤。轻度纵裂或松弛，我们认为这不是单髁关节置换禁忌证。

（3）若是 ACL 断裂或消失，去除骨赘也无法挽回失去的前后稳定结构，则不适合单髁关节置换，需要进行全膝关节置换。

12. 判断ACL稳定性的前后抽屉试验是否准确？

对于年轻人，没有骨赘形成和韧带挛缩等，前后抽屉试验判断 ACL 的损伤是准确的。但是，对于膝关节骨关节炎患者，临床上常用的评估创伤后交叉韧带功能的抽屉试验、轴移试验以及其他试验的价值有限。这是因为：

（1）膝关节骨关节炎患者，骨赘大量增生，尤其是髁间窝骨赘影响胫骨股骨相对的前后移动。

（2）老年膝关节骨关节炎患者韧带挛缩，弹性不佳。

（3）软骨磨损后损害的关节面之间相互嵌顿，或大的骨赘嵌顿。

因此，上述这些都可以影响前后抽屉试验的准确性。即便如此，前后抽屉试验仍有一定参考价值。临床上需要结合侧位 X 线片来评估。必要时进行 MRI 检查，但要求拍摄高质量的 MRI，即矢状面上扫描断面要与 ACL 走行一致才能提供准确信息。不能将单一的前后抽屉试验、轴移试验等作为术前判断标准。不过，抽屉试验、轴移试验在判断 ACL 功能上具有一定否定意义。若是前后抽屉试验显示韧带松弛明显，常常提示 ACL 功能缺失。

13. 如何看待对ACL缺失的患者进行单髁关节置换？

ACL 缺失原则上不能进行单髁关节置换。不过，也有人尝试对 ACL 缺失的膝关节骨关节炎患者进行单髁关节置换，但是这些患者常常是关节稳定性很好的患者。

对于这类膝关节骨关节炎患者，要注意分析 ACL 损伤的原因。如果内侧间室骨关节炎同时有 ACL 断裂，侧位片显示胫骨磨损趋向后部，称为后内侧骨关节炎。不过，病理解剖改变是因 OA 继发 ACL 断裂，还是 ACL 断裂导致 OA，两种情况有所不同。

（1）OA 继发 ACL 断裂：原发膝关节前内侧骨关节炎病变常起始于内侧胫骨平台前中部，合并伸直位内翻畸形。随病变进展至后部，ACL 功能失效，内翻畸形也出现在屈曲位。随着 MCL 挛缩，膝关节出现固定内翻畸形。另外，胫骨向外出现固定性半脱位，增加外侧间室磨损。一旦出现这些固定畸形、外侧间室磨损，唯一的解决办法是全膝关节置换。

（2）ACL 断裂导致 OA：原发性 ACL 损伤继发内侧间室骨关节炎，胫骨磨损倾向于中后部。由于反复打软腿，股骨后髁在内侧间室相对半脱位，导致内侧半月板后角及内侧平台后部软骨负荷过大，出现内侧半月板损伤和骨关节炎。在一些病例，剩余的结构部分都是完好的，MCL 无挛缩，其中原因可能在于，伸直位股骨远端与胫骨前部接触区软骨完整，因此，伸直位内翻畸形可矫正，MCL 正常。

有学者对 ACL 缺失的年轻膝关节骨关节炎患者进行 ACL 重建 + 单髁关节置换，并取得不错的效果。ACL 重建及单髁关节置换可以一期进行，也可以分期手术。以疼痛作为主诉的患者，常采取一期同时 ACL 重建 + 单髁关节置换解决。若是以关节不稳定作为主要症状，比较少见，常先进行 ACL 重建，若后期仍有疼痛，再二期进行单髁关节置换。

尽管我们建议 ACL 缺失的患者不要进行单髁关节置换，但是我们临床工作中还是探索性进行了一些这类病例的手术。我们选择这些患者的特征要求是：高龄、ACL 缺失但是关节稳定性良好。我们对这些患者随访，短期结果很不错，但是长期结果尚不知。对于这类 ACL 缺失的患者进行单髁关节置换，在手术技术上要稍做处理，适当减小胫骨后倾角度。

虽然 ACL 缺失的单髁关节置换适应证尚不明确，小样本的结果令人鼓舞，但是这类患者术后关节生物力学不正常，患者选择要审慎，仅适合小部分 ACL 缺失的患者。如果放宽适应证，失败率会明显增加。另外，ACL 缺失的单髁关节置换手术技术难度大，因为磨损位于胫骨平台后部。因此，目前条件下，我们仍然推荐，ACL 缺失或功能不全的患者不要进行单髁关节置换。

14. 外侧间室退变能否进行内侧单髁关节置换？

膝关节前内侧骨关节炎患者，外侧间室与内侧间室处于同一炎症环境下，外侧间室软骨退变也是存在的。但是由于膝关节内翻，膝关节负荷主要由内侧承担，因此外侧间室软骨通常无明显磨损丢失。术前通过查体及辅助检查即可以基本明确，术中可以进一步证实。膝关节前内侧骨关节炎患者股骨外侧髁关节软骨表面剥脱和软骨软化在有些病例可见到，但通常不严重。偶尔，股骨外侧髁的内侧缘出现软骨磨损，可以给予忽略。如果外侧间室负重面出现全层软骨缺损，是单髁关节置换手术禁忌。

膝关节外侧间室部分软骨缺损可否行内侧单髁关节置换，概括起来，主要取决于外侧间室软骨的缺损位置及大小。

（1）当外侧间室软骨缺损区域为部分非负重功能区，可以选择单髁关节置换。但当软骨缺损为负重区域，则不建议行单髁关节置换。

（2）有一小部分前内侧骨关节炎病例存在股骨外侧髁的内侧面软骨破坏，这种形式的磨损是由于膝内翻导致股骨外侧髁的内侧面与胫骨髁间嵴撞击而形成的。单髁关节置换术后，内翻矫正，撞击消失。因此，这种病例不是单髁关节置换的手术禁忌。

（3）外侧间室关节面全层软骨缺损，是单髁关节置换的绝对禁忌。

我们推荐，外侧间室采用外翻应力位片进行评估。若是外侧间室间隙＞5 mm，常常提示全层软骨存在，我们会选择单髁关节置换，并忽略术中外侧间室软骨退变或局灶缺损（图 1-24、图 1-25）。

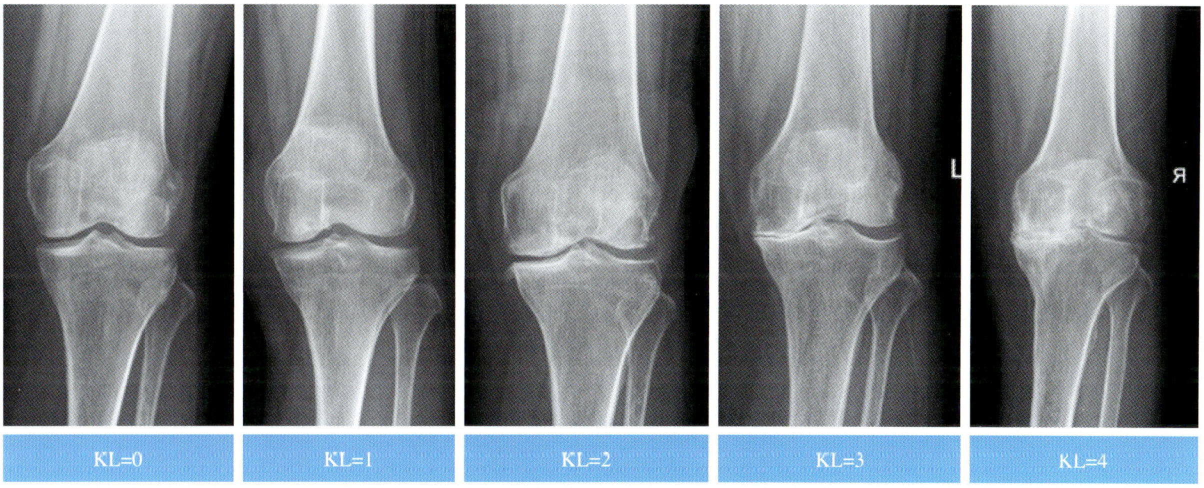

图 1-24　膝关节骨关节炎分级

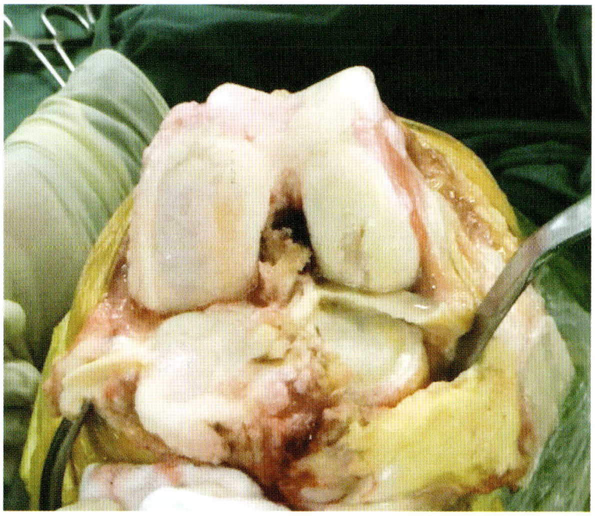

图 1-25　外侧间室负重面软骨磨损的膝关节骨关节炎，采取全膝关节置换

15. 外侧间室骨赘是单髁关节置换禁忌吗?

膝关节骨关节炎在胫骨和股骨关节面边缘常常出现骨赘，这是由于韧带牵拉等因素导致的继发性改变。膝关节外侧的骨赘并不意味着外侧间室的负重面损伤，也并不代表外侧间室软骨功能缺失（图 1-26）。因此，外侧间室边缘的骨赘不是单髁关节置换禁忌，但是术前需要做好外侧间室软骨退变的评估（见上述）。

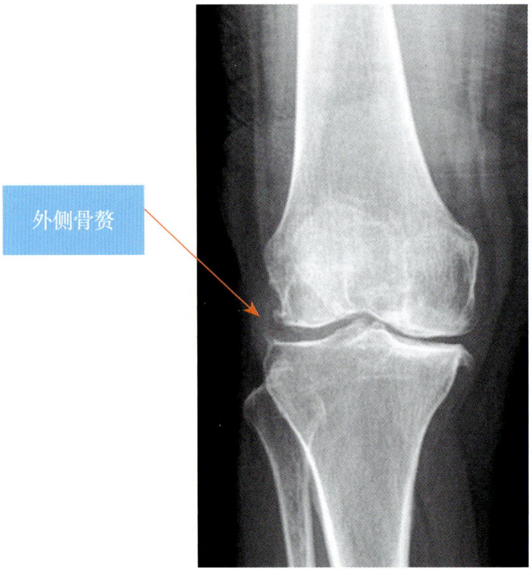

图 1-26 外侧间室骨赘是外侧牵拉性骨赘，并不意味着负重面损伤，不是单髁关节置换禁忌

16. 外侧间室半月板退变是单髁关节置换禁忌吗?

如上所述，膝关节骨关节炎患者外侧间室半月板常常存在退变，尤其是 MRI 检查时，放射科医生发出的报告常常显得比较严重，但是要注意结合患者症状、体征进行分析鉴别。

内侧间室骨关节炎患者外侧半月板退变，膝关节外侧无疼痛、交锁症状，查体时外侧间隙也无压痛，MRI 上虽然外侧半月板边缘退变毛糙，但是罕见因其产生症状，这些患者进行内侧单髁关节置换是安全的。

若是外侧半月板存在问题，要分清外侧半月板是退变还是撕裂。若是外侧半月板体部撕裂，常常合并外侧间室的疼痛、交锁等症状，MRI 上会显示外侧半月板Ⅲ度损伤信号。外侧半月板撕裂是单髁关节置换不能解决的，常常需要关节镜处理，但是这种情况对于内翻膝关节骨关节炎很少见，因为内翻膝常常内侧受力而外侧间室负重减少，外侧少见应力负荷过大而出现问题。

若是单髁关节置换术后出现有症状的外侧半月板撕裂，可采用关节镜半月板切除术治疗。但到目前我们还没有遇到这种并发症。

17. 胫骨股骨侧方半脱位是单髁关节置换禁忌吗?

胫骨股骨侧方半脱位是膝关节骨关节炎进展到比较重时的表现，是侧方不稳的表现。负重正位像和内翻应力像可以看到胫骨相对股骨向外侧半脱位（图 1-27）。单髁关节置换治疗选择时，要看其程度和能否矫正。如果外翻应力位 X 线片显示可以完全矫正半脱位和内翻畸形，则可以进行单髁关节置换，术后随着内侧间室填充、力线恢复，半脱位常常可矫正。另外，胫骨股骨侧方半脱位患者，

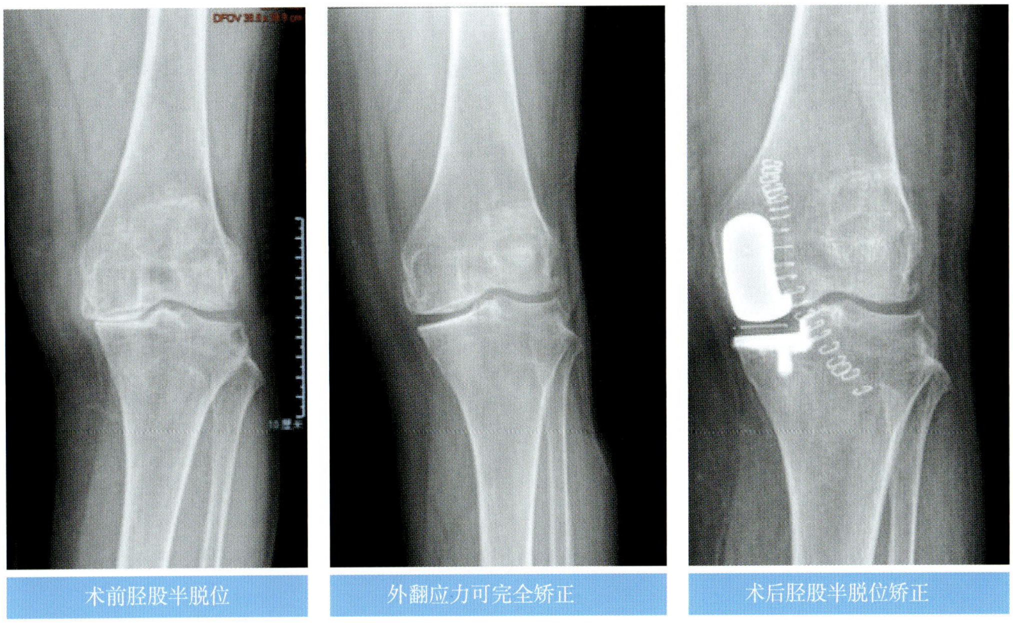

图 1-27 如果术前外翻应力位 X 线片显示可以完全矫正半脱位和内翻畸形，单髁关节置换术后也可以矫正半脱位和内翻畸形

及时进行单髁关节置换，阻断“磨损 - 内翻 - 脱位 - 加重磨损和内翻”的恶性循环链，能发挥积极预防和治疗效果。

如果外翻应力不能矫正半脱位，单髁关节置换术后仍存在不稳，增加失败的风险，建议选择全膝关节置换。

18. 有些影像学上“骨对骨”磨损病变明显，但是疼痛不局限，能否手术?

膝关节骨关节炎的治疗要注意分析疼痛的原因，抓主要矛盾，判断疼痛的来源。膝关节骨关节炎的疼痛主要来源于“骨对骨”摩擦的疼痛，当然也有少部分是炎症刺激引起的。若主要来源于内侧间室“骨对骨”磨损，滑膜炎为继发改变，单髁关节置换手术可以很好地解决问题。因此单髁关节置换适应证即是：保守治疗效果不佳、疼痛明显的前内侧骨关节炎。除了严重疼痛外，适合膝单髁关节置换的指征都是影像学病变解剖方面的。目前很多有经验的医生认为，只要骨关节炎内侧间室“骨对骨”，ACL 功能完整，外侧间室负重区中央完好，即可进行单髁关节置换。

19. 多大程度的内翻畸形可以进行单髁关节置换?

膝关节内翻可来源于关节内畸形，也可以来源于关节外畸形，或二者兼有，要注意理解区分。

（1）**关节内畸形部分：**关节内畸形来源于软骨磨损，严重的甚至会出现软骨下骨及骨磨损缺失。内侧间室软骨磨损造成内翻。前内侧骨关节炎病理改变是内侧胫骨平台前内侧磨损和股骨内侧髁远端磨损，这也是膝关节伸直时的关节接触面，由此造成伸直位内翻。内翻角度的大小取决于内侧间室软骨磨损的程度。通常 1 mm 的软骨磨损增加约 1° 内翻畸形。若对应的两个关节面软骨磨损均消失，软骨丢失的厚度约为 5 mm，导致大约 5° 的内翻畸形。前内侧骨关节炎的内侧副韧带没有挛缩，所以单纯关节内磨损造成的内翻畸形可以在应力下矫正，并且可通过单髁关节置换矫正。如果在骨关节炎发生前下肢力线是正常的，手术后将恢复正常。

（2）**关节外畸形部分：**关节外畸形通常来源于胫骨内翻畸形，胫骨内翻常发生在胫骨平台和胫骨干之间，多为发育性的。由于关节外畸形，患者年轻时常存在内翻，导致较早的膝关节内侧磨损。

因此，临床常见的情况是，前内侧骨关节炎合并胫骨内翻畸形。在国内，这类患者不少。对这类患者，单髁关节置换可以矫正关节内畸形（图 1-28），但术后关节外胫骨内翻畸形仍然存在，以至于术后胫股角仍保持一定程度的内翻。术后可以允许的内翻畸形不能超过 5°，否则会影响单髁关节置换的生存率。

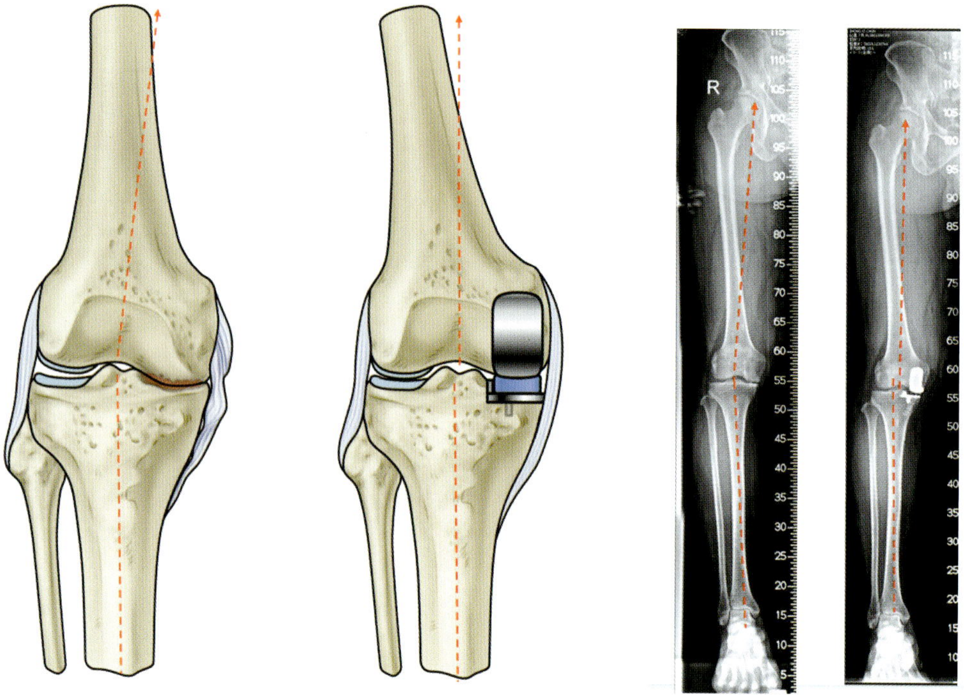

图 1-28 关节内畸形（膝内翻），单髁关节置换可矫正畸形

因此，单髁关节置换可以矫正关节内磨损畸形大约 5°，加上胫骨内翻角 5°，单髁关节置换的理想内翻角度是≤10°，极限不能超过 15°。内翻畸形大于 15° 时，常常是内侧严重磨损出现骨丢失，并存在比较重的关节外畸形，不适合单髁关节置换。

20. 多大程度的屈曲畸形可以进行单髁关节置换?

膝前内侧关节炎患者常伴有屈曲畸形，其原因如下：

（1）慢性滑膜炎，患者长期疼痛而不愿伸直膝关节，导致后关节囊挛缩。

（2）股骨内侧髁后方骨赘增生，顶起后方关节囊韧带，影响完全伸直。

（3）膝关节接近完全伸直时，股骨髁间窝的骨赘与胫骨 ACL 附着点前方的骨赘撞击，影响完全伸直。

若存在股骨髁间窝骨赘和胫骨平台撞击、阻挡，导致膝关节伸直受限，单髁关节置换手术中去除这些增生的骨赘后，就去除了阻挡因素，在术中即可以获得屈曲畸形的矫正，并且在术后几年得到改善（图 1-29）。

有的患者后关节囊挛缩，术中去除股骨后髁的骨赘之后，虽然有时不能马上完全恢复伸直，但随着慢慢康复锻炼，屈曲畸形会得到改善。

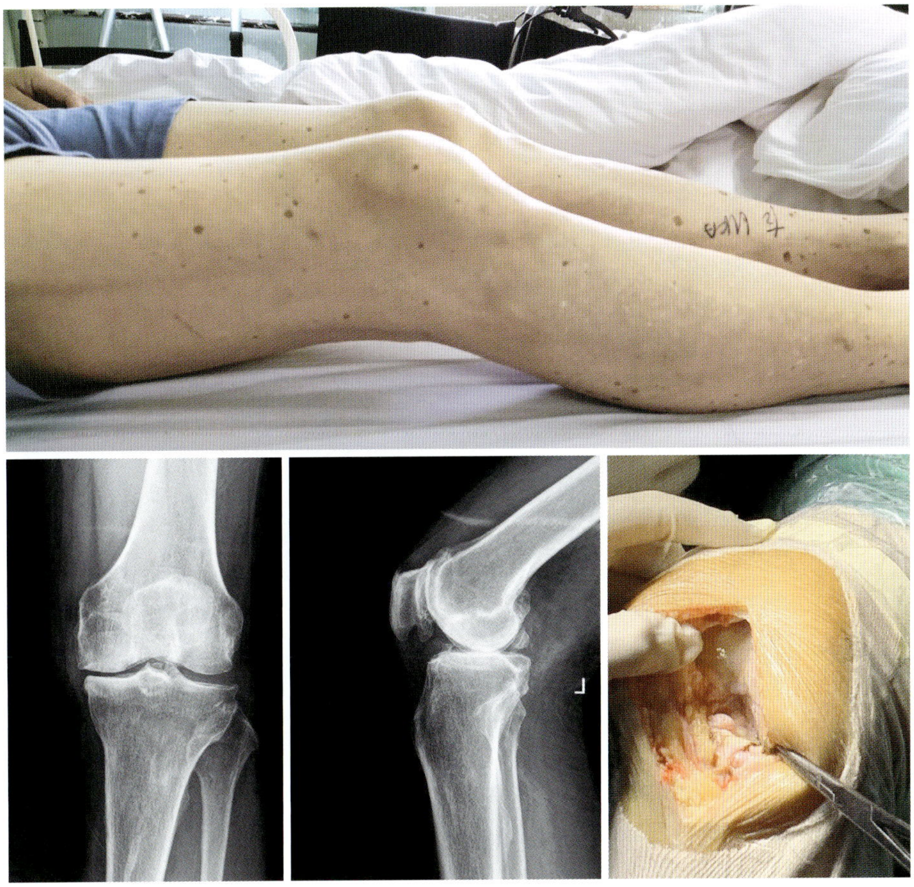

图 1-29 屈曲畸形，由前缘骨赘引起，手术去除骨赘即可得到矫正

但是，过大的屈曲畸形，常常不单纯是由上述因素引起的。这些患者常常病程长、病变严重，合并严重的后关节囊挛缩和骨缺损，单髁关节置换手术难以矫正，因此单髁关节置换适应证中要求术前屈曲畸形≤15°。实际上，在临床工作中，我们很难遇到 ACL 完整而屈曲畸形严重的膝前内侧骨关节炎患者。

21. 单髁关节置换术后屈曲畸形矫正与全膝关节置换有什么不同?

全膝关节置换治疗的膝关节屈曲畸形病例，常常屈曲间隙大于伸直间隙，屈曲畸形常通过松解后方关节囊及增加股骨远端截骨等措施实现矫正。全膝关节置换获得良好的软组织平衡，“间隙平衡”常暗含着内侧副韧带（medial collateral ligament，MCL）松解来获取与外侧副韧带（lateral collateral ligament，LCL）等长，从而获得矩形间隙。实际上这使屈曲间隙比以前增宽了，后关节囊就相对缩短了，所以全膝关节置换术后残留的屈曲畸形若要自行矫正的话，就需要后关节囊继续松解延伸并超过其生理长度。

膝关节前内侧骨关节炎的单髁关节置换术，交叉韧带和内侧副韧带保留完整，不对软组织松解，因此术后的屈曲间隙与术前一样。单髁关节置换矫正屈曲畸形，实际上只是术中把阻挡伸直的骨赘障碍物去除来实现的。残留的屈曲畸形只需术后康复锻炼便可自行矫正，即将后关节囊牵伸恢复到其生理长度（图 1-30）。

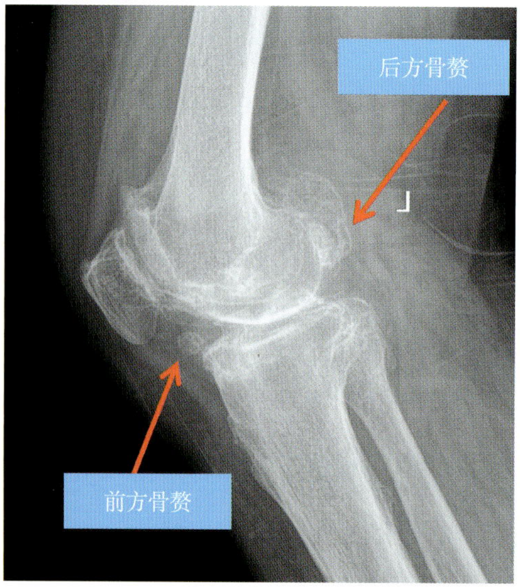

图 1-30 屈曲畸形，因为前方骨赘撞击及后方骨赘撑起关节囊引起，手术去除骨赘即可矫正

22. 关节外畸形能否进行单髁关节置换?

单髁关节置换术主要是治疗前内侧骨关节炎，通过关节内填充磨损的部分来恢复自然状态，矫正关节软骨磨损导致的畸形，即矫正关节内畸形。

若是存在关节外畸形，单髁关节置换通过关节内手术难以矫正。常见的关节外畸形是胫骨内翻畸形，此类患者行单髁关节置换术后常常仍会存在一定程度的内翻（图 1-31）。严重的术后内翻畸形（>5°），会影响单髁关节置换的生存率。有研究表明，如果术后膝关节内翻畸形为 6° 时，内侧负荷比例会高达 90%。因此，当术前胫骨近端骨性畸形大于 10° 时，单髁关节置换即使帮助关节外畸形矫正 5°，仍残留内翻畸形大于 5°，一定程度上会影响远期效果，故采用单髁关节置换应谨慎。

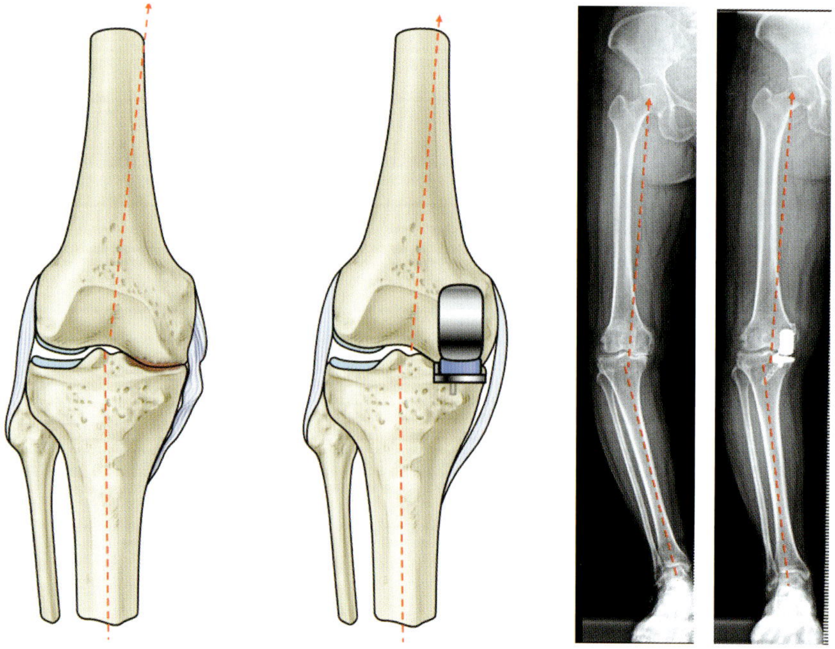

图 1-31 膝内翻不仅来自关节内，还有关节外畸形（胫骨内翻），单髁关节置换只能矫正关节内畸形，关节外畸形常导致残留部分内翻畸形

第三节　膝关节骨关节炎阶梯治疗及手术方式选择

1. 膝关节骨关节炎阶梯治疗原则是什么？

膝关节骨关节炎的总体治疗原则是依据患者年龄、性别、体重、自身危险因素、病变部位及程度等选择阶梯化及个体化治疗。早期患者，依据患者的需求和一般情况，可选择适宜的基础治疗方案，如健康教育、运动治疗、物理治疗、行动辅助等。若病情加重，可进行药物治疗，在考虑患者发病的部位及自身危险因素的基础上，选择正确的用药途径及药物种类，如非甾体抗炎药。病情进一步加重时，在基础治疗和药物治疗无效的前提下进行手术治疗，手术方案需依据患者病变部位、病变程度、一般情况以及自身意愿综合考虑决定。

对于内侧单间室磨损的膝关节骨关节炎患者的治疗而言，如果不存在半月板撕裂导致的疼痛和交锁症状，使用关节镜进行治疗的效果常常不理想，因此不做推荐。年轻膝关节骨关节炎患者、软骨磨损不太严重而且活动量较大，若是存在明显的关节外畸形，通常可以考虑行胫骨高位截骨术（图1-32）。如果软骨磨损严重，ACL 完好，膝关节活动良好，存在因磨损导致的关节内畸形，内侧副韧带完好，则是行单髁关节置换术的很好指征。如果病变累及双间室或三间室，可以考虑行全膝关节置换术。

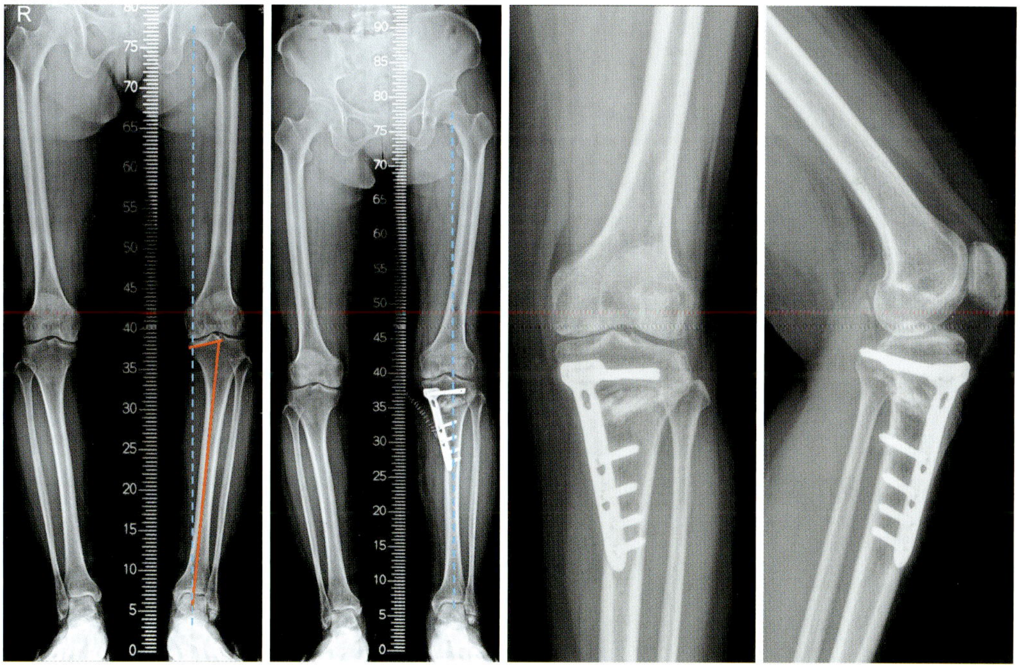

图 1-32　膝关节外畸形（胫骨内翻），HTO 矫正关节外畸形

2. 如何选择单髁关节置换、全膝关节置换、胫骨高位截骨术？

胫骨高位截骨术（HTO）、单髁关节置换术（UKA）、全膝关节置换术（TKA）都是膝关节骨关节炎阶梯治疗中的手术方式（图1-33）。

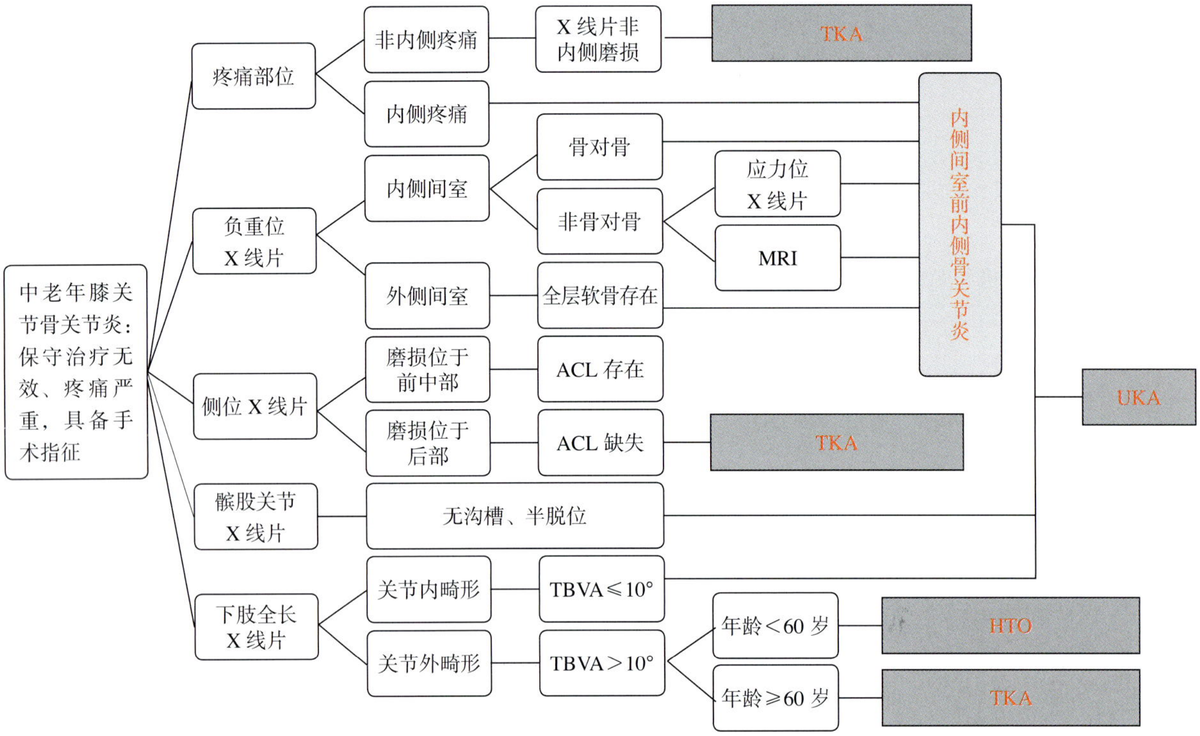

图 1-33 膝关节手术治疗选择流程

全膝关节置换用人工全膝假体来置换内外侧双间室和（或）髌股三间室病变的软骨和骨，要求截骨和软组织调整适合来安装假体，适用于重度三间室膝关节病变、炎性关节病或严重畸形的膝关节疾病。如软骨损伤严重、关节不稳、前交叉韧带断裂或缺失、髌股关节沟槽样改变，或者严重外翻畸形、骨缺损，行部分置换存在无法矫正总体功能的可能，只能选择全膝关节置换。

单髁关节置换与胫骨高位截骨这两种术式的适应证在许多方面很相似，它们均适用于内翻膝单间室骨关节炎。两者手术原理不同，适应证也存在一定区别，主要区别在于对患者年龄、体重、职业、关节活动度、畸形程度和是否存在关节半脱位等方面的要求有所不同。

单髁关节置换手术原理在于通过假体置换病变的间室，填充弥补磨损的软骨，矫正内翻畸形，恢复自然运动状态，从而改善症状。最佳适应证是中老年的膝关节前内侧骨关节炎。单髁关节置换术适用于相对年龄较大、体重轻、活动量相对较少的患者，优点是术后功能好，恢复快，住院时间短，无须长时间制动。缺点是术后远期假体松动、对侧间室退变等问题。

胫骨高位截骨（HTO）是通过关节外截骨治疗关节内病变。HTO 原理在于改变患肢的负重力线，矫正膝关节的应力分布，减轻关节退变进程，以缓解疼痛、改善功能。胫骨高位截骨术适用于年轻、肥胖、活动量大的患者，术后不存在假体松动、断裂现象，不足之处是截骨术对术后下肢力线的准确性要求高。另外，疼痛减轻、功能改善程度缺乏可预测性。术后疗效也会随时间推移逐渐下降，力线过度矫正的患者容易出现对侧间室的关节炎进展。HTO 手术适应证：①关节外畸形为主（胫骨内翻角＞10°）；②相对年轻、活跃程度高、有正常运动需求的患者；③关节内磨损不严重。

上述手术方式的选择不仅要考虑患者病变程度，还需要考虑医生对手术技术的熟练程度。医生用最擅长的技术处理才能帮患者获得最有把握的治疗效果。除此之外，还需兼顾患者的需求、年龄、性别、活跃程度、软骨和骨质等情况。概括如下：

（1）对于多间室病变，无须考虑其他因素，直接选择全膝关节置换。

（2）对于内侧间室磨损的膝关节骨关节炎患者，选择单髁关节置换或 HTO 时，要重点分析内翻畸形及疼痛的来源：①若内翻畸形来源于关节内磨损，疼痛局限于膝关节内侧，选择单髁关节置换。②若内翻畸形来源于关节外畸形，即胫骨内翻角≥10°，且患者年轻，考虑 HTO。③介于两者之间，手术选择常常取决于医生对哪一种技术熟练。单髁关节置换要求建立在 ACL 功能完好，MCL 无挛缩的基础之上。HTO 对韧带无要求，但是最好内侧间室磨损不严重，不是“骨对骨”（表 1-1）。

表 1-1 单髁关节置换和胫骨高位截骨患者选择比较

	单髁关节置换	胫骨高位截骨
内翻畸形来源	关节内磨损	关节外畸形
软骨磨损程度	最好是内侧间室“骨对骨”	最好是内侧间室磨损不严重，不是“骨对骨”
胫骨内翻角（TBVA）	≤10°	＞10°
年龄	最好是老年患者，年龄≥60 岁	最好是相对年轻的患者，年龄≤65 岁
活动强度	中度	中、高度
ACL 完整性要求	要求 ACL 完整	可以容许 ACL 缺失

参考文献

[1] Goodfellow J, Connor J O, Pandit H, et al. Unicompartmental arthroplasty with the Oxford knee[M]. Oxford: Goodfellow Publishers Limited, 2015.

[2] Jean-Noël A A, David F D. Partial Knee Arthroplasty[M]. Springer, Cham, 2019.

[3] Berend K R, Lombardi A J, Adams J B. Obesity, young age, patellofemoral disease, and anterior knee pain: identifying the unicondylar arthroplasty patient in the United States[J]. Orthopedics, 2007, 30(5 Suppl): 19-23.

[4] Goodfellow J W, Tibrewal S B, Sherman K P, et al. Unicompartmental Oxford meniscal knee arthroplasty[J]. J Arthroplasty, 1987, 2(1): 1-9.

[5] Pandit H, Jenkins C, Gill H S, et al. Unnecessary contraindications for mobile-bearing unicompartmental knee replacement[J]. J Bone Joint Surg Br, 2011, 93(5): 622-628.

[6] Adams A J, Kazarian G S, Lonner J H. Preoperative patellofemoral chondromalacia is not a contraindication for fixed-bearing medial unicompartmental knee arthroplasty[J]. J Arthroplasty, 2017, 32(6): 1786-1791.

[7] Hamilton T W, Pandit H G, Maurer D G, et al. Anterior knee pain and evidence of osteoarthritis of the patellofemoral joint should not be considered contraindications to mobile-bearing unicompartmental knee arthroplasty: a 15-year follow-up[J]. Bone Joint J, 2017, 99-B(5): 632-639.

[8] Song M H, Kim B H, Ahn S J, et al. Does the appearance of the patellofemoral joint at surgery influence the clinical result in medial unicompartmental knee arthroplasty?[J]. Knee,2013,20(6):457-460.

[9] Berend K R, Lombardi A J, Morris M J, et al. Does preoperative patellofemoral joint state affect medial unicompartmental arthroplasty survival?[J]. Orthopedics, 2011, 34(9): e494-e496.

[10] Kang S N, Smith T O, Sprenger D R W, et al. Pre-operative patellofemoral degenerative changes do not affect the outcome after medial Oxford unicompartmental knee replacement: a report from an independent centre[J]. J Bone Joint Surg Br, 2011, 93(4): 476-478.

[11] Hassaballa M A, Porteous A J, Newman J H, et al. Can knees kneel? Kneeling ability after total, unicompartmental and patellofemoral knee arthroplasty[J]. Knee, 2003, 10(2): 155-160.

[12] Beard D J, Pandit H, Gill H S, et al. The influence of the presence and severity of pre-existing patellofemoral degenerative changes on the outcome of the Oxford medial unicompartmental knee replacement[J]. J Bone Joint Surg Br, 2007, 89(12): 1597-1601.

[13] Coventry M B, Ilstrup D M, Wallrichs S L. Proximal tibial osteotomy. A critical long-term study of eighty-seven cases[J]. J Bone Joint Surg Am, 1993, 75(2): 196-201.

[14] Meding J B, Wing J T, Ritter M A. Does high tibial osteotomy affect the success or survival of a total knee replacement?[J]. Clin Orthop Relat Res, 2011, 469(7): 1991-1994.

[15] Walker T, Streit J, Gotterbarm T, et al. Sports, physical activity and patient-reported outcomes after medial unicompartmental knee arthroplasty in young patients[J]. J Arthroplasty, 2015, 30(11): 1911-1916.

[16] Kim Y J, Kim B H, Yoo S H, et al. Mid-term results of Oxford medial unicompartmental knee arthroplasty in young Asian patients less than 60 years of age: a minimum 5-year follow-up[J]. Knee Surg Relat Res, 2017, 29(2): 122-128.

[17] Felts E, Parratte S, Pauly V, et al. Function and quality of life following medial unicompartmental knee arthroplasty in patients 60 years of age or younger[J]. Orthop Traumatol Surg Res, 2010, 96(8): 861-867.

[18] 张启栋, 郭万首, 刘朝晖, 等. 80岁以上高龄膝关节骨关节炎应用单髁关节置换治疗的临床研究[J]. 生物骨科材料与临床研究, 2015, 12(2): 21-24.

[19] Cho W J, Kim J M, Kim W K, et al. Mobile-bearing unicompartmental knee arthroplasty in old-aged patients demonstrates superior short-term clinical outcomes to open-wedge high tibial osteotomy in middle-aged patients with advanced isolated medial osteoarthritis[J]. Int Orthop, 2018, 42(10): 2357-2363.

[20] Iacono F, Raspugli G F, Akkawi I, et al. Unicompartmental knee arthroplasty in patients over 75 years: a definitive solution?[J]. Arch Orthop Trauma Surg, 2016, 136(1): 117-123.

[21] Robertsson O, Borgquist L, Knutson K, et al. Use of unicompartmental instead of tricompartmental prostheses for unicompartmental arthrosis in the knee is a cost-effective alternative. 15, 437 primary tricompartmental prostheses were compared with 10, 624 primary medial or lateral unicompartmental prostheses[J]. Acta Orthop Scand, 1999, 70(2): 170-175.

[22] Liddle A D, Judge A, Pandit H, et al. Adverse outcomes after total and unicompartmental knee replacement in 101, 330 matched patients: a study of data from the National Joint Registry for England and Wales[J]. Lancet, 2014, 384(9952): 1437-1445.

[23] Porter M, Wilkinson J M. Patient safety after partial and total knee replacement[J]. Lancet, 2014, 384(9960): 2106.

第2章　单髁关节置换术前检查及影像学

本章内容

第一节　单髁关节置换术前检查及评估

1. 如何判断鉴别膝关节疼痛来源？

疼痛是膝关节最常见、也是最难诊断的症状之一，它不仅涉及关节内的各种病变，也可以由各种关节外因素引起，因而鉴定膝关节疼痛的病因是保证膝关节疾病得到正确诊断和准确治疗的关键。对于进行单髁置换的病例选择而言，更是需要鉴别疼痛来源，明确关节磨损病变的部位，这样才能保证手术解决问题、获得满意的效果。一般而言，通过术前详细的病史询问和系统的体格检查，就可以对关节疼痛的病因有初步的甄别。这一步，特别重要，因此提请大家务必重视。另外，X 线检查、MRI 检查有助于进一步诊断。

首先要仔细询问病史。前内侧骨关节炎，常诉膝关节内侧疼痛，行走或久站后明显。髌股关节问题，常诉上下楼、蹲起等动作时疼痛明显。全关节疼痛，可能是全关节滑膜炎、炎症性关节病等引起。

其次要仔细查体。膝周压痛点检查，对于明确病变来源非常重要。膝关节骨关节炎患者，内翻膝伴有膝关节内侧疼痛，压痛点位于膝关节内侧关节间隙，常提示内侧胫股关节的骨关节炎；外翻膝伴有膝关节外侧疼痛，压痛点位于膝关节外侧关节间隙，常提示外侧胫股关节的骨关节炎。内翻膝出现膝关节外侧的疼痛则常提示外侧间室问题，如半月板损伤、外侧副韧带止点炎症等；相反，外翻膝出现膝关节内侧疼痛常意味着内侧间室问题（图 2-1）。

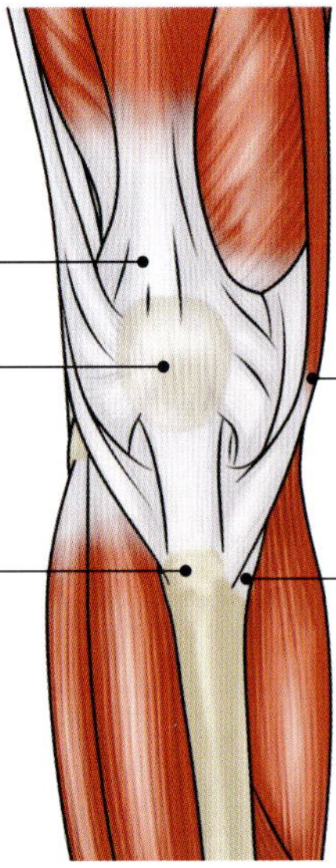

图 2-1 膝关节压痛点鉴别

另外，结合相关影像学检查可以进一步鉴别（具体见后）。

最后，需要结合疾病特点综合考虑。具体到各种疾病，概括起来特点如下：

（1）**膝关节骨关节炎**：临床最多见于老年人，除了膝关节表现疼痛外，患者可有不同程度的关节肿胀，甚至畸形。在 X 线片上膝关节骨关节炎的典型表现为非对称性关节间隙变窄、软骨下骨硬化、囊性变、边缘骨赘形成。

（2）**髌股关节综合征**：常见问题包括髌骨软化症、髌股关节炎及髌股关节不稳等。患者一般会觉得髌骨后面隐隐作痛，特别是上下山或下楼梯、膝关节大幅屈曲及反复屈曲或伸展运动时，疼痛明显。髌骨下有时会发出磨擦声、出现假交锁或打软腿的现象。髌骨周围常常压痛，髌骨研磨试验阳性。

（3）**鹅足滑囊炎**：缝匠肌、股薄肌和半腱肌的肌腱在胫骨近端的内侧面形成联合止点称作“鹅足”，过度使用或直接挫伤可引起鹅足滑囊的炎症，容易与内侧副韧带损伤或内侧间室骨关节炎的疼痛混淆。其特点是，膝关节内侧鹅足处疼痛，反复屈膝伸膝可加重，内侧关节线的下方压痛。没有关节内积液，鹅足处压痛是重要鉴别点，低于关节间隙。X 线摄片一般无异常所见。

（4）**半月板损伤**：常有半月板损伤的病史。除了膝关节疼痛，交锁是其重要鉴别点，有些患者下蹲或膝关节旋转时可引发交锁。关节间隙压痛，McMurray 试验阳性。MRI 可以帮助鉴别。

（5）**特发性骨坏死**：常是突然发生膝关节剧痛，疼痛较骨关节炎常更剧烈，负重时更明显。关节内注射糖皮质激素无效。股骨髁关节面上有压痛，活动度一般都很好。晚期，X 线摄片显示股骨内侧髁骨缺损及透亮区。MRI 可以帮助鉴别。

（6）**内侧滑膜皱襞综合征**：此类疾病容易漏诊，属于过度使用综合征，髌股关节内侧的滑膜皱襞由于膝关节过度活动发生炎症水肿。过度运动后出现膝关节内侧疼痛的急性发作，在膝关节内侧、股骨内侧髁前方可触及有压痛、能活动的结节或条索状组织，一般无关节积液，X 线摄片阴性，MRI 可显示滑膜皱襞。

2. 单髁关节置换术前要对患者做哪些影像学检查?

除了仔细的病史问诊及体格检查，术前高质量的影像学检查对于评估膝关节病变及程度非常重要。对于准备进行单髁置换的患者，我们推荐术前常规拍摄患侧膝关节负重状态下正位、侧位、髌骨轴位、内外翻应力位和下肢全长 X 线片。必要时，拍摄 Rosenberg 位 X 线片和 MRI 检查。

不同的摄片方式，目的和作用不同，可以根据实际情况酌情增减。负重状态前后位 X 线片，评估内侧间室是否呈“骨对骨”改变。侧位 X 线片，观察矢状面病变位置，评估胫骨平台后部及股骨内侧髁后部的关节面是否完整。内翻应力位 X 线片，评估内侧间室软骨磨损情况。外翻应力位 X 线片，评估外侧间室间隙是否正常及内翻畸形是否可以纠正。下肢全长 X 线片，评估畸形来源，尤其是排除关节外畸形。

MRI 检查可进一步明确关节软骨磨损、滑膜炎症、半月板损伤情况，以及前后交叉韧带、侧副韧带情况，从而更准确地评估软骨损坏的程度，排除炎症性关节病，并可早期诊断骨坏死。对于评估手术指征明确的患者，MRI 不是必需[1]。但是，对于临床评估不明确的患者，建议进一步行 MRI 检查。

3. 为什么X线片要拍负重位片?

膝关节骨关节炎是以关节软骨磨损为主的膝关节退行性变。软骨在 X 线片上无法显现，但是通过关节间隙改变可以间接判断。关节软骨磨损在 X 线片上表现为关节间隙变窄、下肢力线改变等。部分患者在拍摄膝关节 X 线片时，若采取平卧位，此时膝关节处于相对放松的状态，未能正确显示膝关节各间室变窄的情况。因此，正确的膝关节 X 线片拍摄姿势应采取单膝负重站立位，这样才能反映该侧膝关节站立或行走时关节面相接触碰撞的状态。通过站立负重位 X 线片，可显示出膝关节各个间室关节软骨的变化，从而正确评估膝关节软骨损伤程度，还有助于发现有无膝关节不稳。负重位下肢全长片，一方面反映站立时候的关节面接触的状态，另一方面也用于测量下肢冠状位力线，评估膝关节病变程度，判断畸形来源，指导治疗选择（图 2-2）。

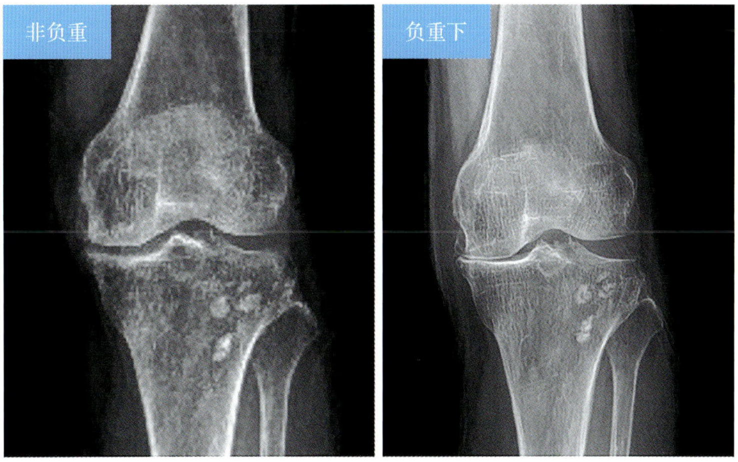

图2-2　正确的膝关节X线片拍摄姿势应采取单膝负重站立位。左侧为非负重位X线片，右侧为同一患者负重位X线片，可见内侧间隙变窄明显

4. 如何拍摄下肢负重位全长X线片?

患者直立于摄片架上，后背贴近摄片架，双手自然下垂，膝关节尽量伸直，足部与双肩同宽，要求投照时双髌骨朝正前方，通常患者双足尖平行向前即可。髌骨朝前，拍摄过程中应避免下肢的外旋和内旋。严重O形腿患者，膝关节内翻常伴有过度外旋畸形时，拍摄时要注意纠正旋转畸形，以髌骨朝前为标准，适当内旋双足尖可帮助纠正外旋畸形。

下肢负重位全长X线片对于评估下肢畸形来源非常重要。下肢全长片应包含髋关节中心、膝关节中心及踝关节中心，否则临床应用价值会受影响。有了三关节在一张平片的下肢全长X线片，可以确定下肢关节的中心点，通过各个关节中心点画出下肢的各种轴线，然后利用轴线与关节线的相交得出各种所需要的角度（图2-3、图2-4）。

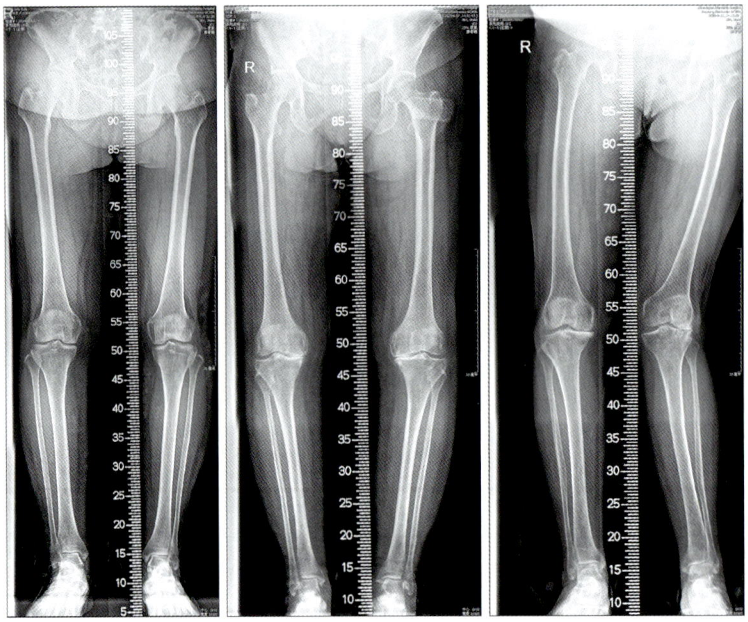

图 2-3 下肢负重位全长X线片

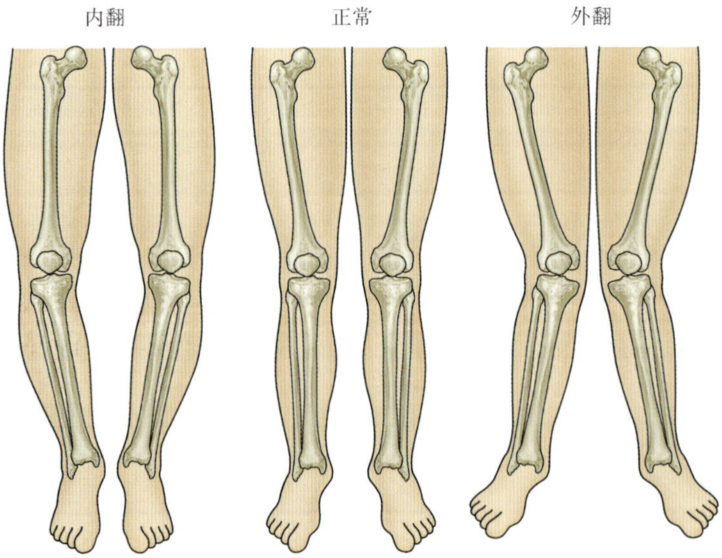

图 2-4 膝关节内翻、外翻畸形

5. 如何拍摄标准正位X线片？

最理想的正位 X 线片，可观察到清晰的胫股关节间隙，同时内侧胫骨平台前后缘完全重叠。具体表现在：

（1）膝关节正位 X 线片应包括股骨的远端 1/4 和胫骨的近端 1/4。

（2）胫骨近端与腓骨近端稍有重叠，约为腓骨头的 1/3，而髌骨位于滑车沟稍上方，且位于中线或中线的稍外侧。

（3）投射角度需近似与胫骨平台平行，以清晰展现胫股关节，并使胫骨平台的前后缘重叠；如果不能同时保证内、外侧胫骨平台的前后缘都重叠，则需要优先保证磨损较轻一侧胫骨平台的前后缘重叠。

（4）可清晰看到内、外股骨上髁最凸点；而胫骨髁间棘刚好位于股骨髁间窝的中央。

具体操作方法：放射线平行于关节面，膝关节应正向于放射线。要做到这样，必须使髌骨朝前，这时的踝关节应该内旋 10° 左右，而不是正向前方的（图 2-5、图 2-6）。

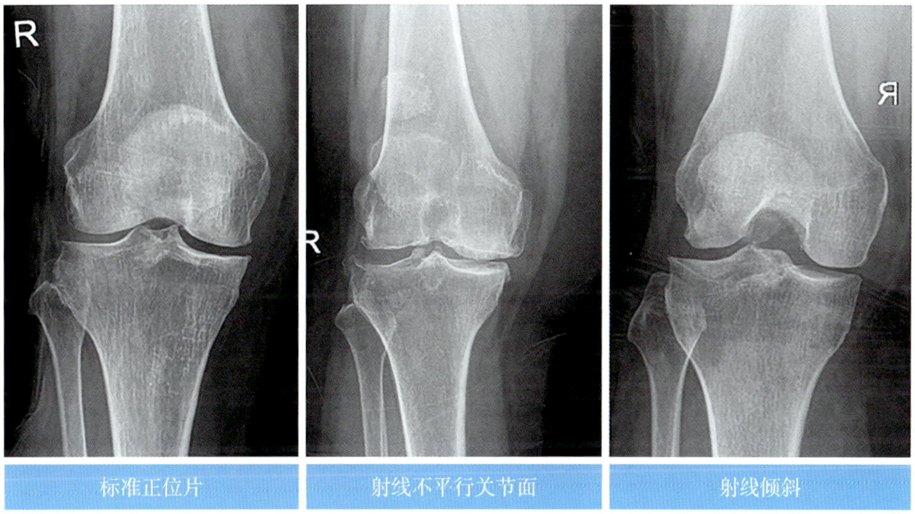

图 2-5　膝关节正位片

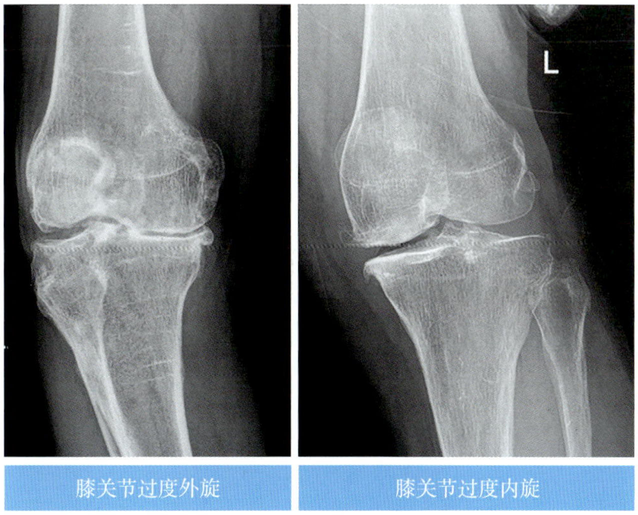

图 2-6　膝关节正位片拍摄不良

6. 如何拍摄标准侧位X线片?

通常，标准侧位 X 线片需要在伸膝位、屈膝约 30° 位或屈膝 90° 位拍摄。具体表现在：①股骨内侧髁后缘与外侧髁后缘重叠，且投照球管与内外侧后髁的重叠缘垂直；②能清楚地显示胫股关节间隙与髌股关节间隙。

具体操作方法：球管从内侧向外侧投照，球管与每个患者膝关节的距离应该是一致的。首先在 X 线透视下调整冠状位的投射角度，使内外侧后髁的轮廓线大体一致且两者的最凸点在一个水平，然后再根据具体情况让患者将其大腿（股骨）内旋或外旋，从而使内外侧后髁完全重叠。股骨前内侧髁与前外侧髁可以不重叠；股骨内侧髁远端与股骨外髁远端也可以不完全重叠（图 2-7、图 2-8 ）。

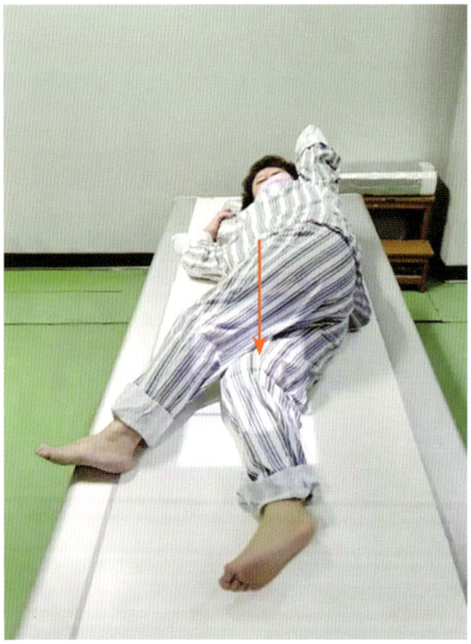

图 2-7 侧位 X 线片拍摄体位

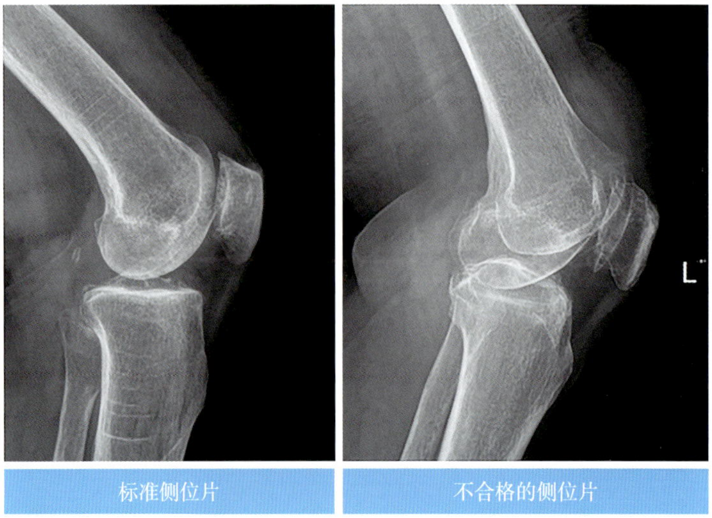

图 2-8 标准侧位 X 线片及拍摄不合格的 X 线片对比

7. 如何拍摄标准应力位X线片?

标准应力位 X 线片需要在屈膝 20° 前后位拍摄，这种体位下可以放松后关节囊，施加内外翻的张力作用于侧副韧带上，而去除关节囊张力的影响。与查体时的内外翻应力试验一样，在拍摄时，需要向膝关节施加恒定的内外翻应力。施加应力时，尽量避免肢体外旋，这是在拍摄中很容易出现的问题，必须保证患者肢体正向球管，才能得到质量满意的前后位应力 X 线片。

具体操作方法：用双手抓握患者大腿及小腿，用可穿透放射线的硬质材料顶在患者膝关节侧方，反向用力，则关节间隙可以被打开（图 2-9、图 2-10）。

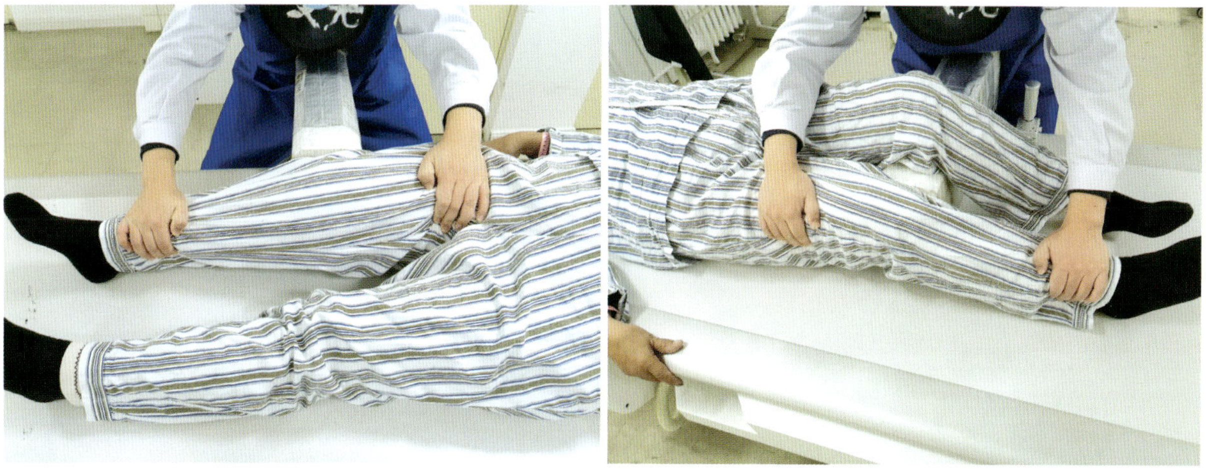

图 2-9　内外翻应力位拍摄方法

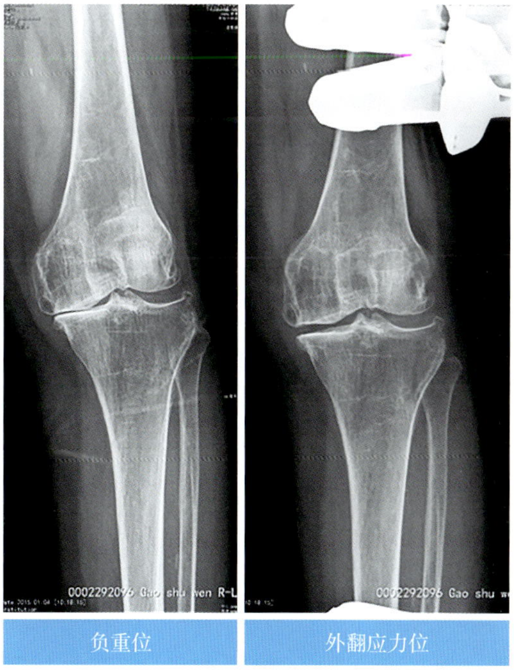

图 2-10　外翻应力位 X 线片

第二节 如何阅读、测量影像学检查结果

1. 如何阅读正常膝关节X线片?

（1）**前后位片：**

前后位片又称正位片。股骨远端皮质的厚度小于0.5 mm，而胫骨近端皮质常常稍厚一些。内侧胫骨平台比外侧胫骨平台要稍大、稍凹。股骨内侧髁比股骨外髁平面要稍低。腓骨小头位于外侧且明显低于膝关节水平，与胫骨重叠。髁间窝和胫骨嵴的大小在不同的个体中有些差异。

如果X线束与胫骨上缘不完全成切线，可以看到一条椭圆线，代表关节皮质的前后缘。

髌骨阴影重叠在股骨阴影上，下缘距关节间隙约1.5 cm。髌骨轴线与股骨轴线相对应。髌骨外缘不超过股骨外缘，若超出5 mm则为髌骨外移。

负重下的膝关节间隙代表关节软骨层厚度，正常人上下软骨厚度合计约为5 mm，加上中间半月板厚度，关节间隙一般大于5 mm，为5~8 mm，且两侧对称等宽，关节面边缘整齐光滑（图2-11）。

（2）**侧位片：**

由于股骨内外髁的直径不同，其前缘和后缘侧位片上不能同时都重叠，故可看到两个阴影。股骨内侧髁较大，前后径宽，下面较圆。股骨外髁较小，前后径较短，下面较平。因此，侧位片可见股骨内侧髁稍低。当后缘大致重叠时，两个股骨髁的后1/4位于髁上股骨干后缘之后。

髌骨与股骨髁之间的间隙宽约3 mm。除非X线束直接穿过髌骨与股骨或者胫骨与股骨之间的间隙，否则关节间隙均因重叠的骨骼影而部分被掩盖。

胫骨髁间嵴一般与股骨髁阴影稍有重叠，位于胫骨关节面中点稍后方。股骨后面有时可见到腓肠豆骨的小骨影。

软组织X线片上密度较骨组织低，膝关节因有丰富的脂肪组织衬托对比，在侧位片上显示软组织层次清晰，易于观察。皮下脂肪、肌间脂肪和关节囊外脂肪均呈密度减低影。髌骨上下各有一个脂肪垫，表现为局限性透光区，髌上脂肪垫呈三角形。膝关节后面经常可见到一条线样透亮黑影，是由该阴影前面较致密的关节囊和关节后面的肌肉、肌腱之间的脂肪衬托出来的（图2-12）。

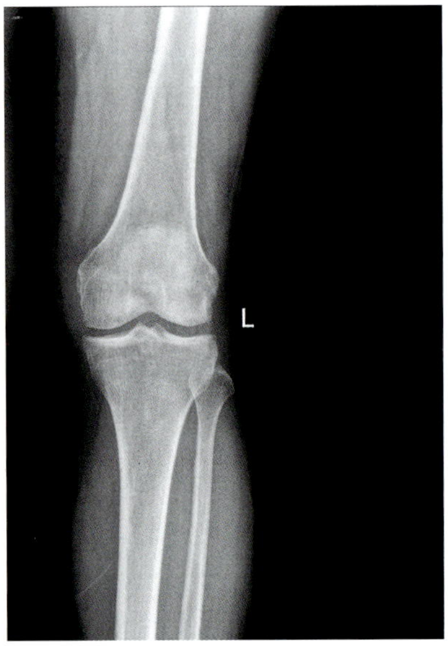

图2-11 标准膝关节正位X线片

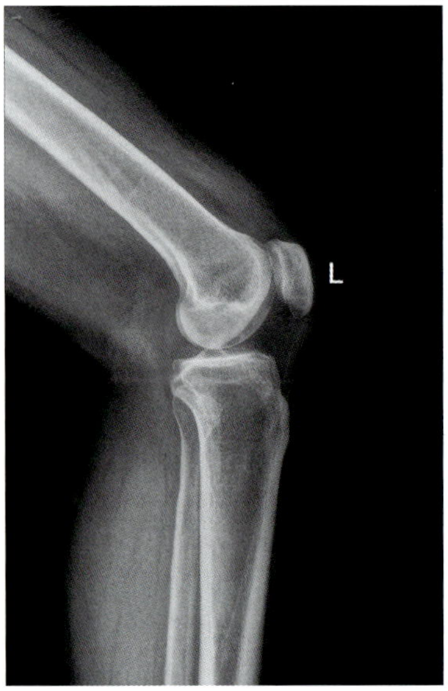

图2-12 膝关节侧位片

（3）**髌骨轴位片**：

髌骨轴位片又称髌骨切线位片，对评估髌股关节甚为重要。我们常用的投影方法是改良 Laurin 拍摄法：患者仰卧位，屈膝约 45°，X 线盒置于膝关节近端 30 cm 处，放射线从髌前下极平行于髌骨轴线投照。轴位片上，可看到髌骨关节面与其股骨滑车形态，判断髌骨有无偏移或倾斜（图 2-13、图 2-14）。

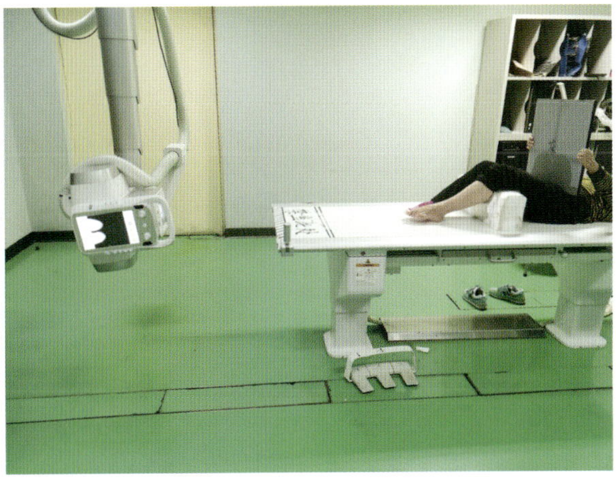

图 2-13　膝关节轴位片拍摄方法（Laurin 投照法）

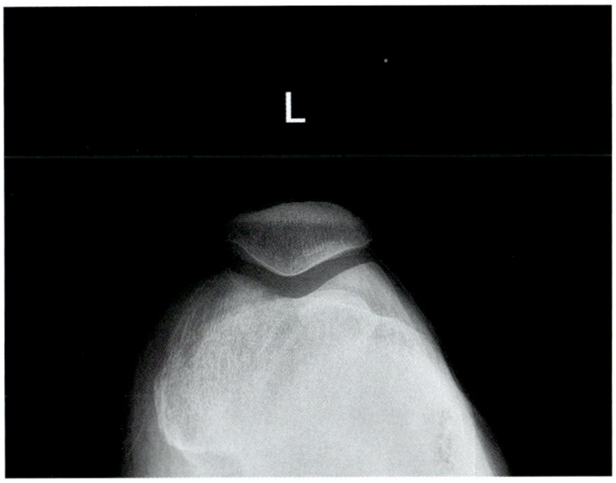

图 2-14　膝关节轴位片

2. 如何利用及阅读应力位X线片？

应力位 X 线片，是在给予内翻或外翻应力试验的同时进行 X 线片拍摄。对于膝关节骨关节炎患者，可以用来判断关节间隙状况、侧副韧带状态、畸形能否矫正等。

（1）**外翻应力位 X 线片评价**：

①外侧间室关节软骨厚度是否正常？

②内侧副韧带功能是否完整？

③内翻畸形或胫股半脱位等畸形能否矫正？

正常膝关节软骨厚度之和大约为 5 mm，若外翻应力位 X 线片示外侧间室关节间隙变窄，提示外侧间室软骨非全层存在，是 UKA 的禁忌证。

如果外翻应力位 X 线片示内侧间室关节间隙分离≥5 mm，即内翻可充分矫正，说明内侧副韧带没有短缩。

如果外翻应力位 X 线片示内翻畸形不能有效矫正，内侧间室关节间隙仍然狭窄，说明内侧副韧带短缩，则 UKA 手术矫正内翻畸形能力有限。

当内侧间室有明显磨损骨丢失时，内翻畸形常较重，有的会合并半脱位，即负重正位 X 线片有时可见股骨相对胫骨向内侧半脱位。对于胫股相对的半脱位，如果外翻应力下拍摄应力位 X 线片，该畸形可以矫正，就可以选择 UKA。否则，不适合 UKA。

（2）**内翻应力位 X 线片评价**：

①评估外侧副韧带是否完整。

②评估内侧间室软骨磨损情况。

内翻应力位 X 线片是判断内侧间室软骨丢失的最可靠方法。如果负重位 X 线片可获得“骨对骨”阳性征象，就不需要此项检查了，因为前者就足以说明内侧间室软骨磨损。如果既往有关节镜手术史，关节镜下看到上下关节面硬化骨质，也不需要内翻应力位 X 线片来判断了。然而，如果临床上对内侧间室软骨磨损存在不确定性，可以采用内翻应力位 X 线片来加以判断。

如果通过内翻应力位 X 线片不能证实内侧间室软骨磨损，我们认为其不适合 UKA。单纯软骨变薄、关节面纤维化及边缘骨赘形成，并不能可靠地解释临床疼痛的原因，应该寻找其他导致疼痛的原因（图 2-15）。

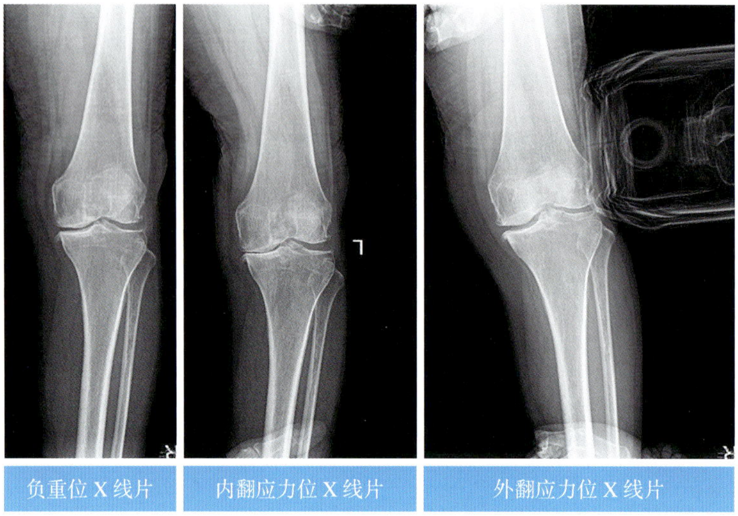

图 2-15 内、外翻应力位

3. 如何进行相关膝关节X线片测量？

在下肢全长片，确定髋关节、膝关节、踝关节的中心点后，我们才能了解下肢的几个轴线。

（1）**解剖轴**：股骨解剖轴线与胫骨解剖轴线的夹角，即胫股角（femoral tibial angle，FTA），是股骨解剖轴线与胫骨解剖轴线在膝关节中心相交形成的向外侧的夹角。正常值为 174°±3°。

（2）**机械轴**：机械轴是连接近端和远端关节中心点的直线。正常情况下，站立前后位（也就是冠状面）X 线片上股骨头中心与踝关节中心的连线通过膝关节中心，这是下肢的机械轴线，称之为下肢力线，即 Mikulicz 线。冠状面的力线评估在临床工作中最常用、最基础、最重要。临床上常用髋-膝-踝角（hip knee ankle angle，HKA 角）表示，见图 2-16 中的红色线。

（3）**与机械轴相关的角度**：

①**股骨远端外侧角**（mechanical Lateral Distal Femoral Angle，mLDFA）：股骨内外髁远端切线（关节线）与股骨机械轴线（股骨头和膝关节中心的连线）之间形成的外侧夹角，正常值为 87°±3°。

②**胫骨近端内侧角**（mechanical Medial Proximal Tibial Angles，mMPTA）：胫骨内外侧平台切线（关节线）与胫骨机械轴线之间形成的内侧夹角，正常值为 87°±3°。

③**胫骨内翻角**（tibial bone varus angle，TBVA）：胫骨髁间棘的中点和残存的骨骺线的中点的连线与胫骨机械轴所成的夹角（图 2-17）。

（4）**与解剖轴相关的角度**：

①**解剖股骨远端外侧角**（anatomy Lateral Distal Femoral Angle，aLDFA）：股骨干下段轴线（解剖轴）与股骨内外髁远端关节面切线（关节线）在膝关节外侧所形成的夹角，正常值为 81°±2°。大多数膝外翻患者的畸形发生于股骨下端，表现为股骨远端外侧角小于正常值。

②**解剖胫骨近端内侧角**（anatomy Medial Proximal Tibial Angles，aMPTA）：胫骨内外侧平台切线

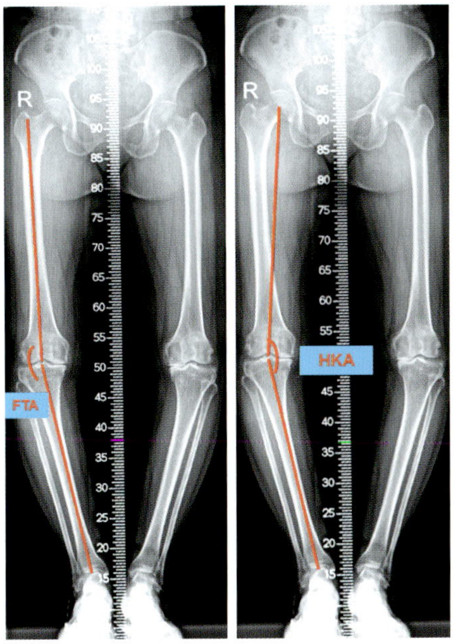

图 2-16　机械轴与解剖轴

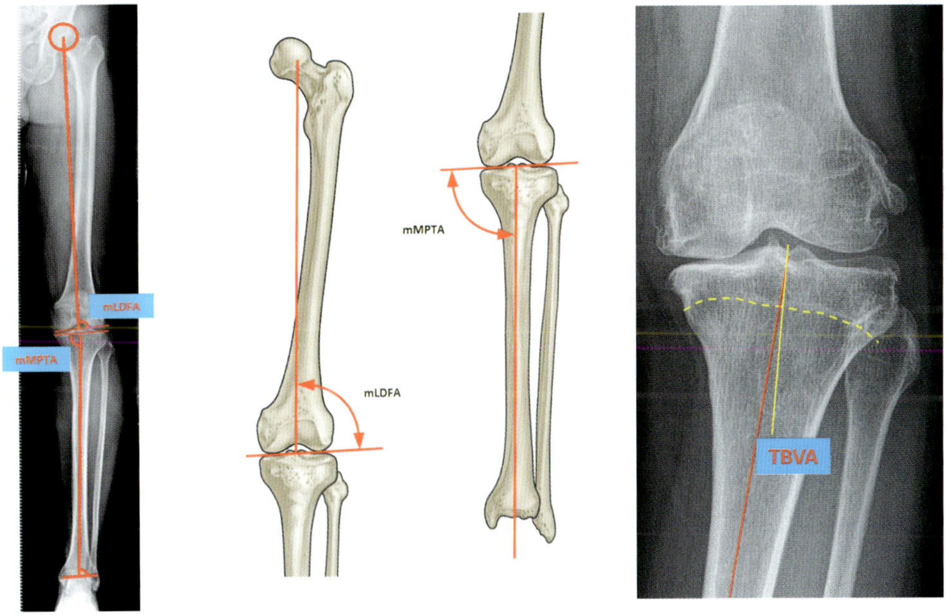

图 2-17　膝关节 mLDFA、mMPTA、TBVA

（关节线）与胫骨解剖轴两者之间形成的内侧夹角，正常值为 87° ± 3°。由于胫骨解剖轴与机械轴几乎一致，所以一般解剖胫骨近端内侧角与机械胫骨近端内侧角一致（图 2-18）。

（5）**其他角度：**

①**胫骨股骨关节面夹角**（femoro-tibial facet angle，FTFA）：胫骨近端关节面切线与股骨远端关节面切线之间的夹角，正常生理状态下，上下关节面平行，两者夹角为 0°。当 FTFA 向外呈角时，提示内侧间室磨损或胫骨内翻异常（图 2-19）。

②**胫骨后倾角**（posterior tibial slope，PTS）：代表胫骨平台的倾斜角度，是胫骨近端关节面切线

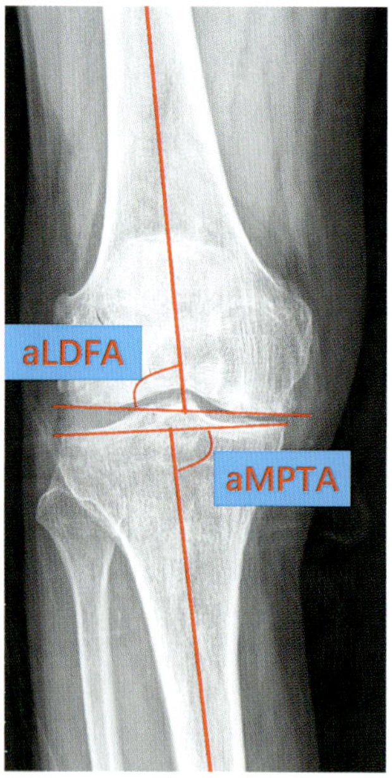

图 2-18 aLDFA 及 aMPTA

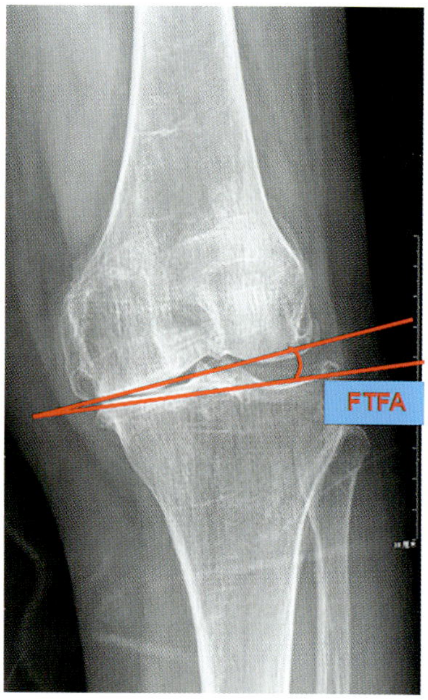

图 2-19 胫骨股骨关节面夹角（FTFA）：胫骨近端关节面切线与股骨远端关节面切线之间的夹角

与胫骨近端解剖轴垂线之间的夹角。胫骨平台关节面有平均 7° 的后倾（图 2-20）。

③ **Q 角：**股四头肌力线与髌骨纵轴之间的夹角。在体表测量时，髂前上棘与髌骨中心的连线，同髌骨中心与胫骨结节中心连线的夹角。男性 13° ± 2°，女性 15° ± 2°。Q 角越大，髌骨外移分力越大（图 2-21）。

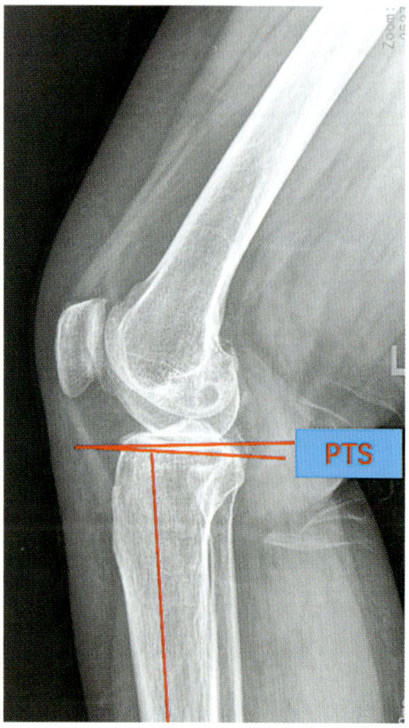

图 2-20 胫骨后倾角 (PTS) 代表胫骨平台的倾斜角度，胫骨平台关节面有平均 7° 的后倾

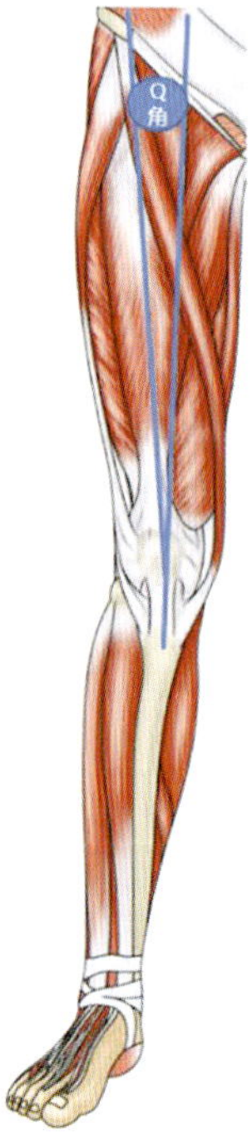

图 2-21 Q 角：股四头肌力线与髌骨纵轴之间的夹角（髂前上棘与髌骨中心的连线，同髌骨中心与胫骨结节中心连线的夹角），Q 角越大，髌骨外移分力越大

4. 下肢全长片测量有什么意义?

（1）**利用下肢全长X线片判定有无畸形**：下肢的畸形定义为生理轴线的偏移。关节角和轴线在冠状面、矢状面和横断面上可发生病理改变，并引起整个下肢的对线异常。

最常见的下肢畸形发生于冠状面，即膝内外翻畸形。冠状面的对线异常通过机械轴的偏移（mechanical axis deviation，MAD）可以快捷简单地进行分析。膝内翻是指下肢力线通过膝关节中心点内侧，距中点2 mm以上，偏内超过15 mm为显著膝内翻。膝外翻是指下肢力线通过膝关节中心点外侧，距中点2 mm以上，偏外超过10 mm为显著膝外翻（图2-22）。

（2）**判断畸形的部位**：此部分讲解详见问题5。

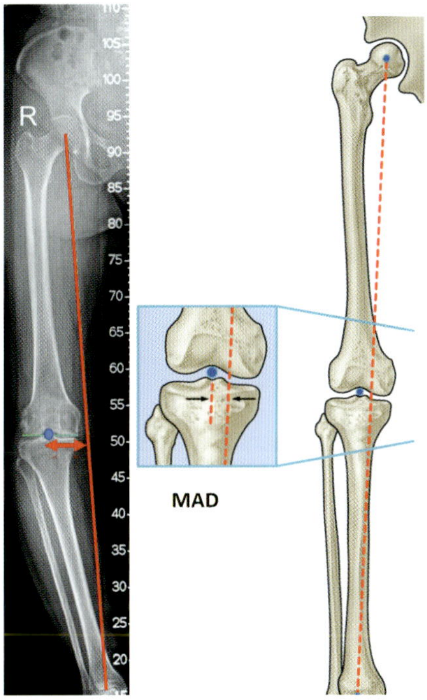

图2-22　冠状面的对线异常通过机械轴的偏移（MAD）可以快捷简单地进行分析。膝内翻是指下肢力线通过膝关节中心点内侧，距中点2 mm以上，偏内超过15 mm为显著膝内翻

5. 如何判断下肢畸形的来源?

判断下肢畸形的来源是关节内还是关节外畸形，首先，要有一张下肢全长片，知道下肢力线的角度。在下肢全长片，确定髋关节、膝关节、踝关节的中心点后，画出下肢全长片中的机械轴和力线轴，明确下肢内翻畸形或外翻畸形的程度。

然后，确定畸形是来自股骨、胫骨还是关节内。首先，确认股骨机械轴及LDFA，超出范围为股骨畸形；然后，确认胫骨机械轴及MPTA，超出范围为胫骨畸形；最后，确认关节线的汇聚关系FTFA，超出范围为关节内畸形。

关节内畸形可以来源于两方面：关节内软骨及骨磨损，和（或）侧副韧带松弛。判断关节内畸形来源于韧带松弛还是骨及软骨缺损，需要结合侧方应力试验和FTFA角度综合评估。如果FTFA不为0°，则说明关节内存在畸形，对下肢力线的异常有贡献。如果经过关节面的切线为直线，则说明关节内的畸形主要由于韧带松弛造成；如果经过关节面的切线为折线，则说明关节内存在骨或软骨缺损。

举例来说，患者的下肢力线为 5° 内翻，股骨远端外侧角（LDFA）为 87°，胫骨近端内侧角（MPTA）为 82°，关节面切线夹角 FTFA 为 0°，则可以判断出下肢内翻来自于关节外的胫骨内翻（图 2-23）。

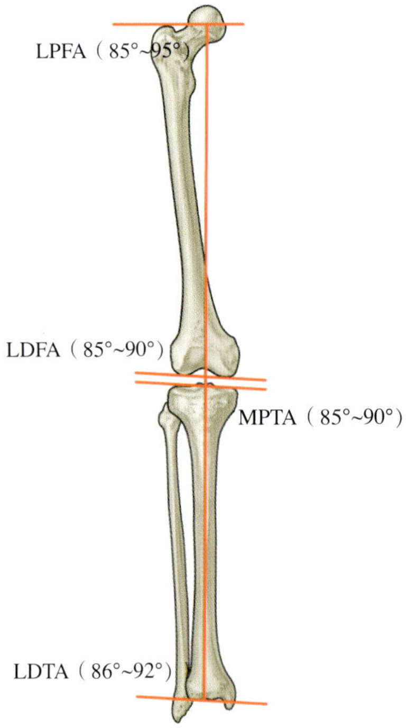

图 2-23　下肢力线及各个角度测量示意图

第三节　膝关节前内侧骨关节炎的诊断

1. 如何通过X线片诊断膝关节前内侧骨关节炎?

（1）**前后位 X 线片**：首先，对于怀疑膝关节前内侧骨关节炎的患者，X 线检查应站立负重时进行拍摄。标准的负重前后位 X 线片可判断内侧间室关节软骨的磨损（图 2-24）。若内侧间室关节间隙变窄，股骨内侧髁与内侧胫骨平台呈“骨对骨”接触状态，说明内侧间室关节软骨的磨损丢失。如果临床怀疑内侧间室存在软骨磨损，但负重前后位 X 线片却不能反映软骨磨损时，即内侧间室关节间隙变窄不明显，通常磨损不严重或者磨损部位在站立位没能实现接触，此种情况下，可加拍屈膝 45° 负重位 Rosenberg 像或内翻应力 X 线片获得支持证据。

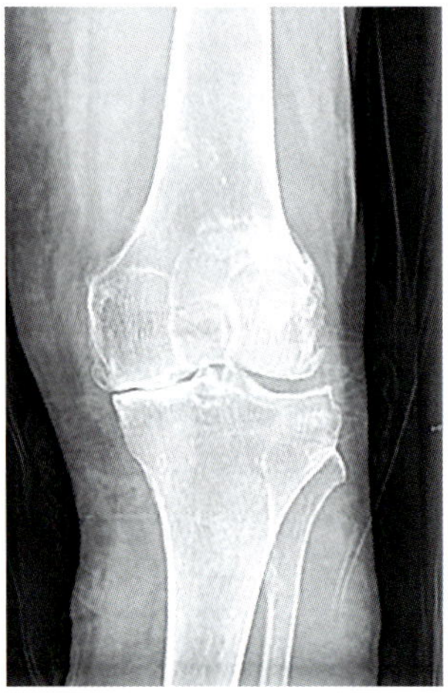

图 2-24　负重前后位 X 线片示内侧间室关节间隙变窄，提示内侧间室关节软骨磨损

（2）**侧位 X 线片**：标准侧位 X 线片，股骨内外髁应是重叠的。否则，X 线片价值会受到影响。侧位片上要注意区分内外侧间室结构。内侧胫骨平台大于外侧，并且稍凹，而外侧稍凸。相对应

的是，股骨内侧髁大，前后径宽，下面较圆。股骨外髁较小，前后径较短，下面较平。股骨内侧髁关节面投影在股骨外髁下方。

在膝关节骨关节炎，内侧间室软骨磨损，内侧平台软骨下骨硬化，这使得内外侧平台鉴别相对容易。侧位 X 线片可根据胫骨平台磨损最低点及骨硬化情况判断胫骨平台软骨磨损的位置。膝关节前内侧骨关节炎的患者，侧位片胫骨平台磨损最低点在胫骨平台的前部或中央。

另外，侧位 X 线片可以判断 ACL 功能完整性。如果胫骨平台磨损最低点在胫骨平台的前部或中央，磨损部位没有延伸至胫骨平台后缘，说明 ACL 完整。如果磨损部位延伸至胫骨平台后部，或者股骨向后半脱位，说明 ACL 缺失或功能严重损害，前后稳定性不佳，不适合进行单髁关节置换（图 2-25、图 2-26）。

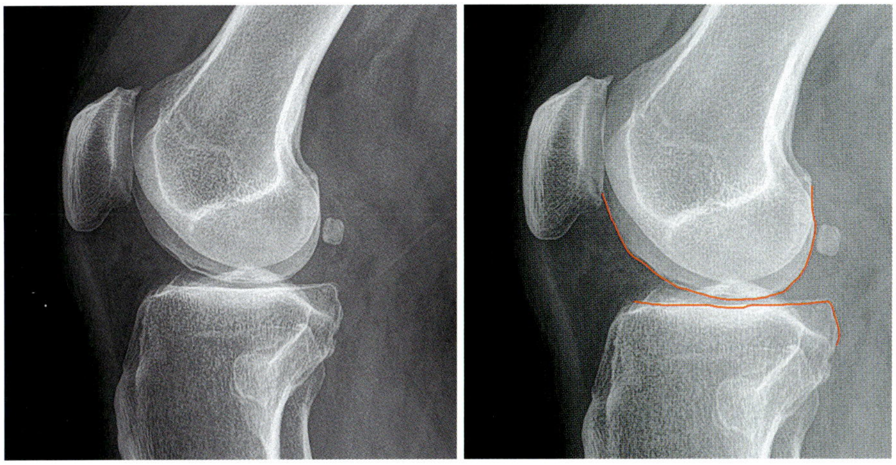

图 2-25　红线标识为内侧胫骨平台和股骨内侧髁

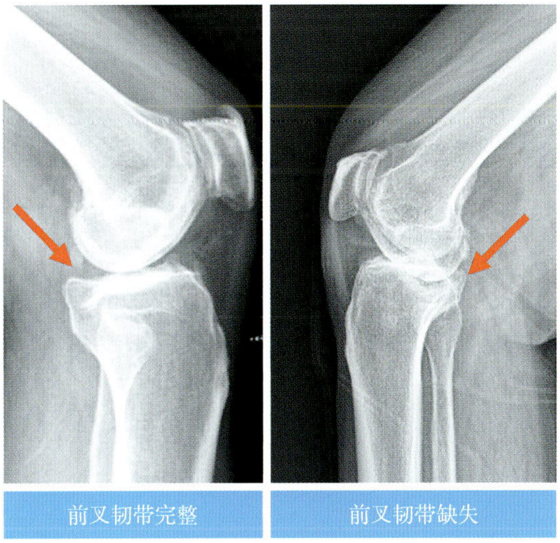

图 2-26　（A）胫骨平台后方完整提示 ACL 完整；（B）胫骨平台中后部磨损，向后半脱位，提示 ACL 缺失

（3）**外翻应力位 X 线片**：单髁关节置换术的成功与否，外侧间室关节软骨全层存在和内侧副韧带正常是两个关键条件。

外翻应力位 X 线片可用来辅助评价外侧间室关节软骨厚度是否为全层软骨存在，及内侧副韧带功能是否完整。正常膝关节软骨厚度之和大约为 5 mm，若外翻应力位 X 线片上外侧间室关节间隙变窄提示外侧间室软骨磨损。外翻应力位 X 线片同时还可以评价内翻畸形能否矫正及内侧副韧带有没有短缩。如果外翻应力位 X 线片上，内侧间室关节间隙分离≥5 mm，即内翻可充分矫正，说明内侧副韧带没有短缩。如果外翻应力位 X 线片上内翻畸形不能有效矫正，内侧间室关节间隙无法打开，说明内侧副韧带短缩，则单髁关节置换手术难以纠正此内翻畸形，术后常残留一定程度的内翻。如果外翻应力位 X 线片示过度矫正至外翻，说明内侧副韧带松弛或功能不全，术后容易出现力线过度矫正而外翻。

另外，当内侧间室有明显磨损骨丢失时，内翻畸形较重，负重正位 X 线片有时可见股骨相对胫骨向内侧半脱位。此种情况下，如果外翻应力位 X 线片示可以完全矫正内翻畸形及半脱位，可以选择单髁关节置换术；否则，不适合单髁关节置换（图 2-27）。

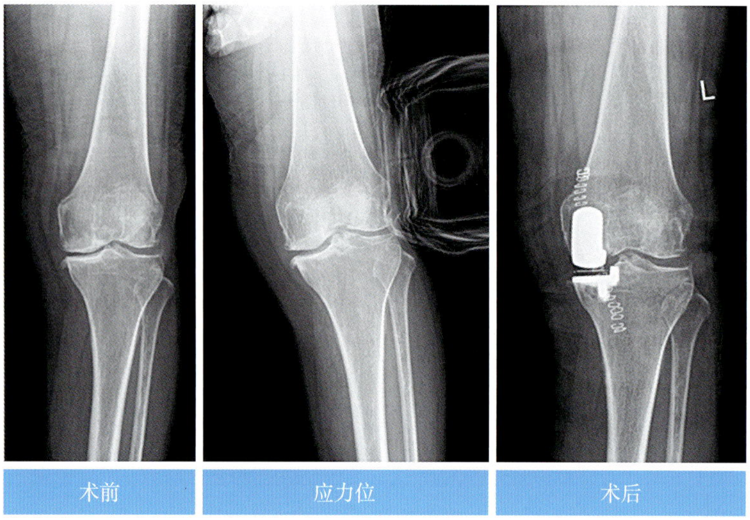

图 2-27　负重前后位 X 线片示内翻畸形合并半脱位，外翻应力位 X 线片示内翻畸形及半脱位矫正，术后畸形可矫正

（4）**内翻应力位 X 线片**：内翻应力位 X 线片是判断内侧间室软骨丢失的最可靠检查。如果负重标准位 X 线片可获得阳性征象，就不需要此项检查，因为前者足够说明内侧间室软骨磨损。然而，如果临床怀疑内侧间室存在软骨磨损，可以采用内翻应力位 X 线片来加以判断。如果通过内翻应力位 X 线片不能证实内侧间室软骨磨损，我们认为其不适合单髁关节置换，应寻找其他导致疼痛的原因（图 2-28）。

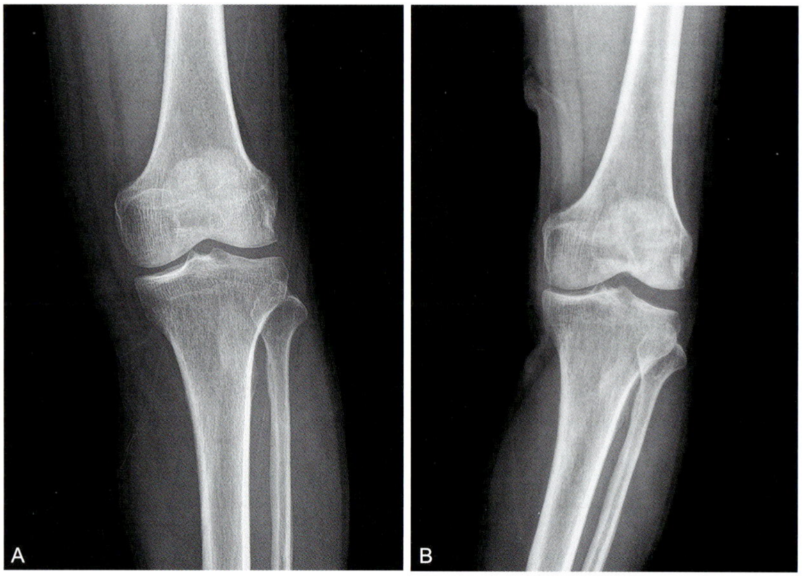

图 2-28　负重前后位 X 线片示内翻畸形，但内侧间隙变窄不明显（A），内翻应力位 X 线片可见内侧间隙变窄（B）

2. 术前有必要进行MRI检查吗？其价值何在？

在牛津单髁小组出版的专著中，不提倡 MRI 检查。但我们认为 MRI 对于 UKA 病例选择可以提供更多的信息证据。首先，MRI 软组织分辨率高，无辐射、无创伤，可以多层面多方位扫描，能够发现更多的膝关节骨关节炎病变，判定膝关节内滑膜炎性改变。MRI 在 UKA 术前准备当中，有一定的评估价值。

（1）对于软骨磨损程度的评估：

正常膝关节软骨在 T2 压脂序列上表现为光滑的曲线状高信号带，在股骨髁及胫骨平台表面，关节软骨呈由表及里的高、低、高三层结构。

当关节软骨出现损伤时，根据 MRI 表现可将损伤分为以下 4 级。

0 级，正常关节软骨，软骨表面光滑。

1 级，软骨分层结构消失，软骨内出现局灶性低信号区，软骨表面光滑。

2 级，软骨表面轮廓轻至中度不规则，软骨缺损深度未及全层厚度的 50%。

3 级，软骨表面轮廓重度不规则，软骨缺损深度达全层厚度的 50% 以上，但未完全剥脱。

4 级，软骨全层缺损、剥脱，软骨下基质暴露，伴或不伴软骨下骨质信号改变。

MRI 对膝关节软骨缺损诊断的敏感度高达 97%，特异度为 95%。MRI 对较大、较重的软骨缺损（Ⅲ、Ⅳ级）诊断的敏感度及特异度均较高，并且可以准确、直观地定位，对一些小的浅表软骨磨损也有一定的提示价值。软骨下骨损伤、内侧半月板内突，常常提示内侧“骨对骨”磨损，因此被看做软骨损伤的间接征象。

（2）对于韧带的评估：

MRI 在评估 ACL 完整性上，较 X 线片更为直观。MRI 对 ACL 损伤的诊断准确性也很高，灵敏度为 92%~100%，特异度为 89%~97%。ACL 解剖起于股骨外髁内面，呈扇形斜向前下方止于胫骨平台，MRI 斜矢状面扫描与 ACL 的纤维排列方向一致，可提高 ACL 显示的完整性。对于膝关节骨关节炎患者应用 MRI 判断 ACL 是否存在，现实操作中由于受到扫描角度及髁间窝骨赘遮挡的影响，MRI 有时也无法真实反映 ACL 的存在。另外，MRI 对 ACL 损伤的诊断准确性有时候过于敏感，比如 MRI 诊断 ACL 为Ⅰ级损伤，其实 ACL 并没有明显损伤，而且张力良好、功能正常，这时候结合侧位片可以准确判断。

（3）对于其他间室的评估：

MRI 对于外侧间室及髌股间室的评估可以提供一定参考，在显示髌股关节软骨磨损情况时较轴位 X 线片更准确。不过，髌股关节退变，以及外侧间室退变并不被认定是 UKA 禁忌证（图 2-29~ 图 2-33）。

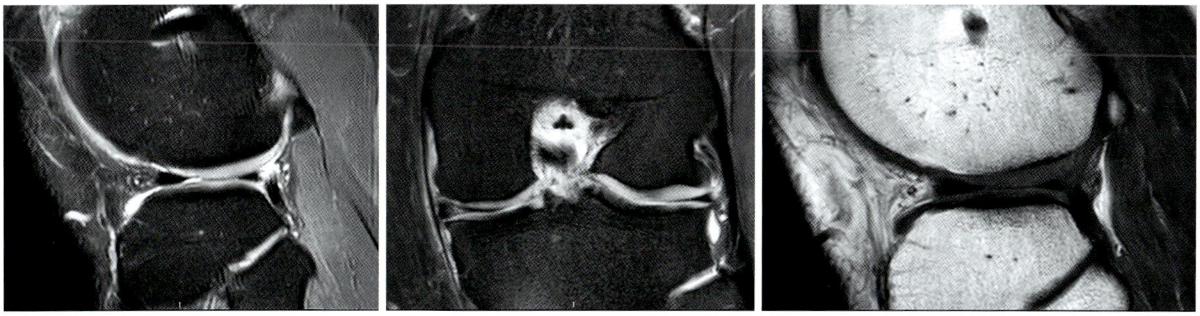

图 2-29　膝关节 MRI 对关节软骨的显示

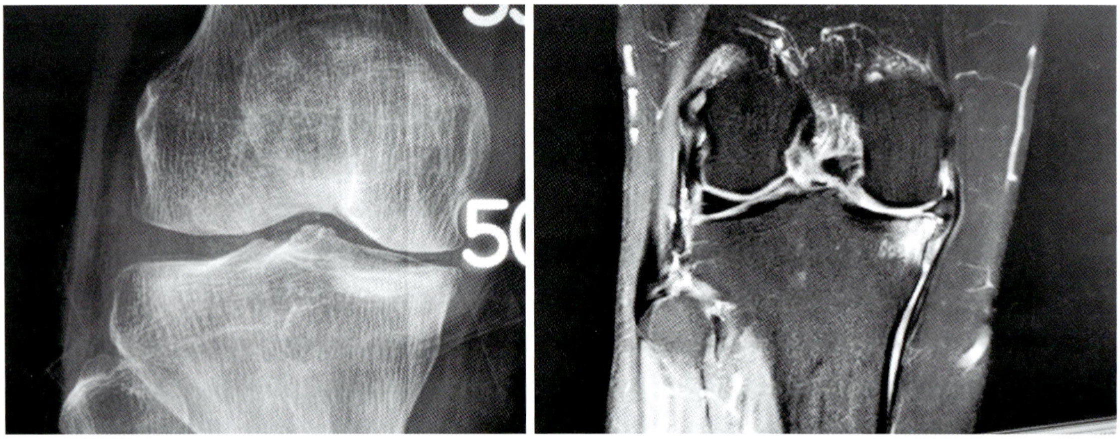

图 2-30　内侧胫骨平台软骨下骨髓损伤（bone marrow lesion，BML）

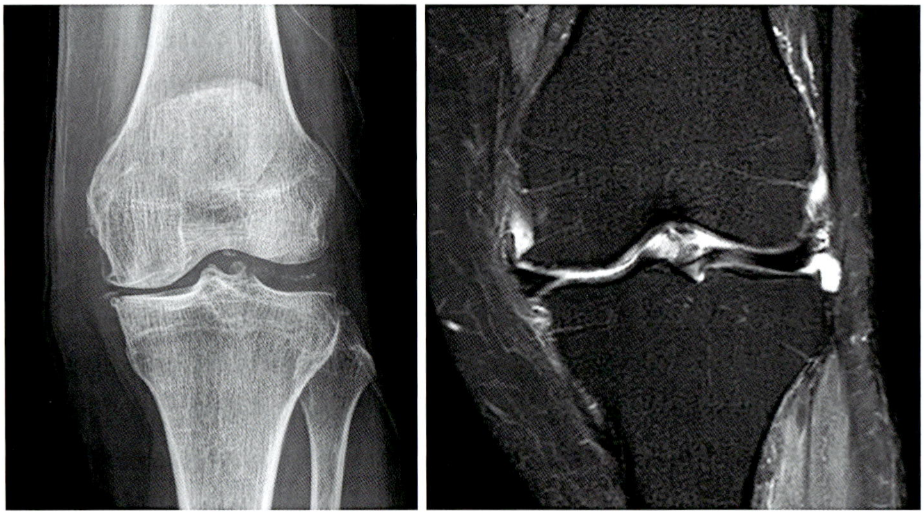

图 2-31　内侧半月板内突常常提示内侧间室“骨对骨”改变

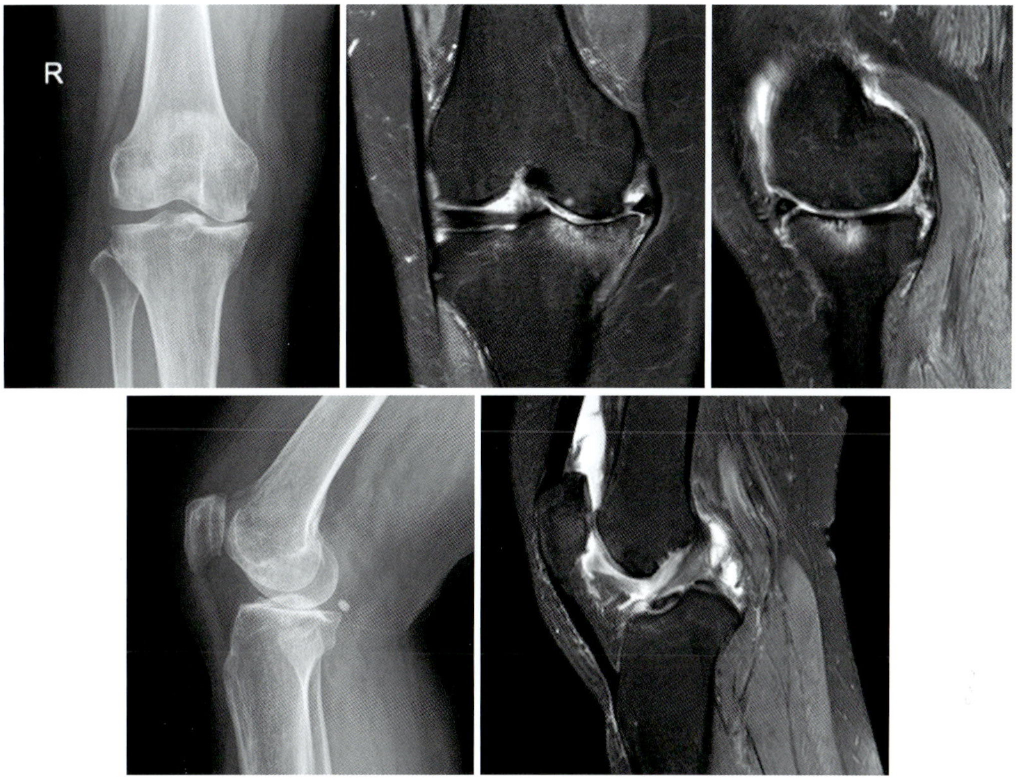

图 2-32　MRI 对于较大、较重的软骨缺损及前叉韧带完整性能准确评估

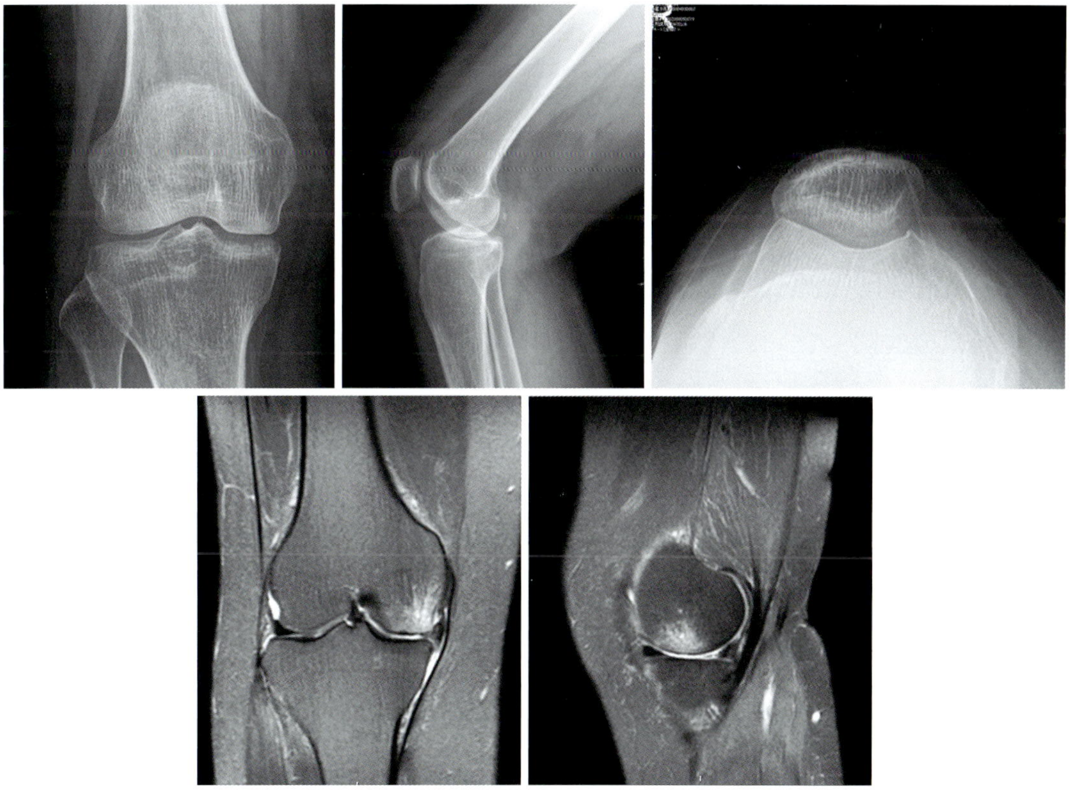

图 2-33　典型病例：患者女，59 岁，右侧膝关节疼痛 5 年，加重 3 个月，X 线片未能显示“骨对骨”改变，MRI 显示股骨内侧髁软骨下骨损伤

3. 如何判断ACL的功能完整性?

对于膝关节骨关节炎患者，临床上常用的评估前后交叉韧带的抽屉试验、轴移试验价值有限。因为，它们常常受骨赘增生、韧带挛缩等的干扰而不准确。

标准的侧位 X 线片对于膝关节骨关节炎患者 ACL 判断简单方便，且准确有效。X 线侧位片上，胫骨平台后侧如果没有见到软骨和骨磨损硬化，几乎可确定 ACL 是完整的。如果存在骨磨损（Kellgren-Lawrence 3~4 级），X 线侧位片上就可以看到胫骨平台的凹型骨缺损。如果凹型最低点在胫骨平台的前部或中央部，骨磨损部位没有延伸至胫骨平台后部，95% 的 ACL 是完整的。如果骨磨损部位延伸至胫骨平台后部，或者股骨向后半脱位，几乎可以确定 ACL 缺失或严重损害，不适合进行单髁关节置换（图 2-34）。

需要指出的是，MRI 在评估 ACL 病变时有很大价值，但需要很好的 MRI 扫描技术。侧位 X 线片胫骨平台磨损的范围判断 ACL 韧带功能的完整性是间接征象，但由于其准确性比较高，所以被广泛采用。

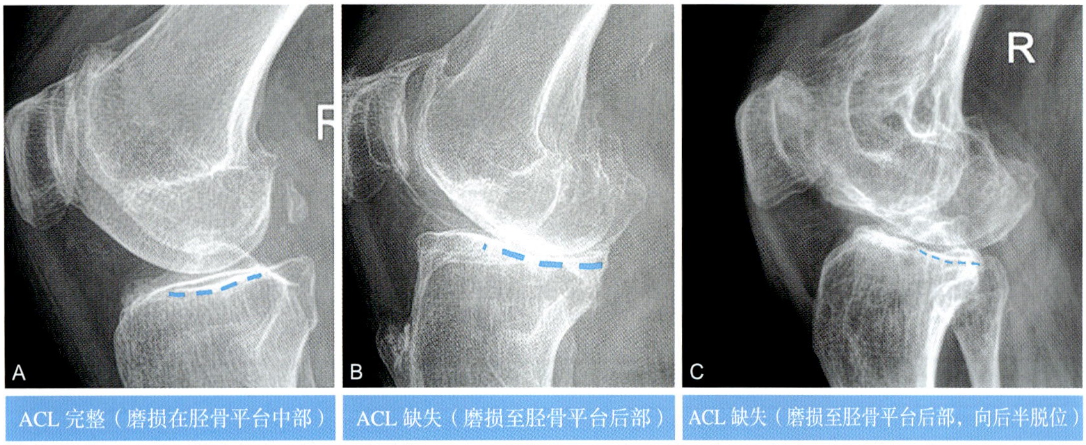

图 2-34 膝关节骨关节炎的系列侧位片。左侧为前。A. ACL 完整，胫骨平台严重中部磨损，未延及后部；B. ACL 缺损，胫骨平台磨损延及后部；C. ACL 缺损，胫骨平台后部缺损，股骨向后半脱位

4. 如何评估外侧间室?

在膝前内侧骨关节炎中，膝关节内翻畸形，内侧间室“骨对骨”磨损，外侧间室和（或）髌股间室常见软骨纤维化或表面软化，这可能是因为整个关节的慢性滑膜炎以及内翻畸形引发的异常负荷作用的结果。术前外侧间室关节软骨纤维化或软化，与单髁关节置换术后长期的结果并不相关，因此，不被认为是 UKA 禁忌。然而，外侧间室软骨变薄是外侧间室软骨功能接近缺失的信号，是 UKA 的禁忌证。

X 线片上外侧间室关节间隙常常大于 5 mm。若是外侧间隙变窄或消失，提示外侧间室关节软骨磨损或消失。应用 MRI 或关节镜评估外侧间室，常会过度放大外侧间室病变的程度，迷惑判断，在牛津单髁著作中不被推荐使用。我们也曾尝试采用超声检查软骨，结果发现这些方法的可靠性不及外翻应力 X 线片，后者同时还可判断内翻畸形是否可以矫正。

如上述，我们阅读 MRI 有了很好的经验，也用 MRI 作为判断外侧间室退变的方法之一。同样，如前所述，对于外侧间室半月板的评估，大部分研究者认为膝关节外侧半月板退变不是 UKA 禁忌。外侧半月板退变作为外侧间室退变的表现，只要不出现外侧半月板交锁、卡压等症状，外侧半月板的退变并不作为 UKA 病例选择的禁忌。

5. 中日友好医院对单髁置换患者术前评估流程是怎样的?

（1）门诊是接触患者、明确疾病诊断及判断患者是否需要住院治疗的窗口，是否需要手术治疗以及手术后续治疗方案的初步制订均开始于门诊患者的就诊。

（2）通过详细询问病史、查体、影像学检查，确认病变来源于膝关节单个间室，排除感染、炎性疾病等涉及多间室的疾病。门诊常规拍摄患侧膝关节负重状态下正侧位 + 髌骨切线位 X 线片，特别强调要拍摄负重位片。若是 X 线片显示内侧间隙不满意，或者怀疑有膝关节特发性骨坏死的患者，加拍内翻应力位片及膝关节 MRI。通过影像学分析明确内侧单髁关节置换的具体适应证：膝关节前内侧骨关节炎和膝关节特发性骨坏死（图 2-35、图 2-36）。

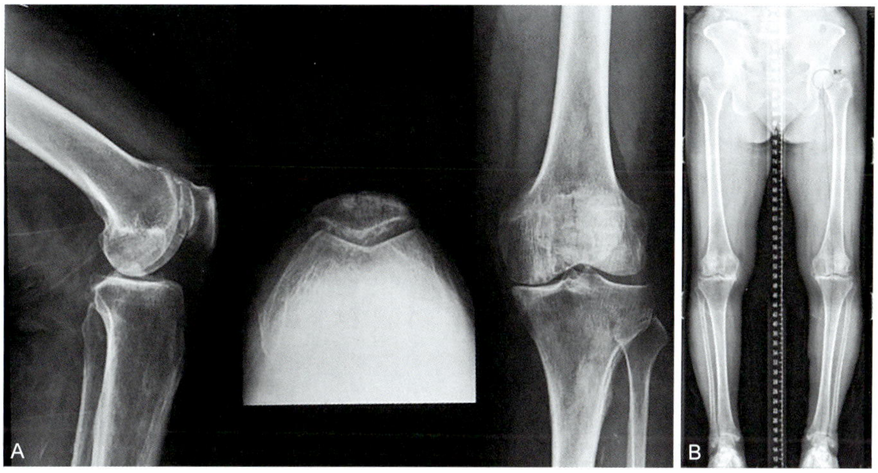

图 2-35　膝关节前内侧骨关节炎的影像学表现。A. 膝关节正侧位 + 髌骨轴位 X 线片；B. 下肢全长 X 线片

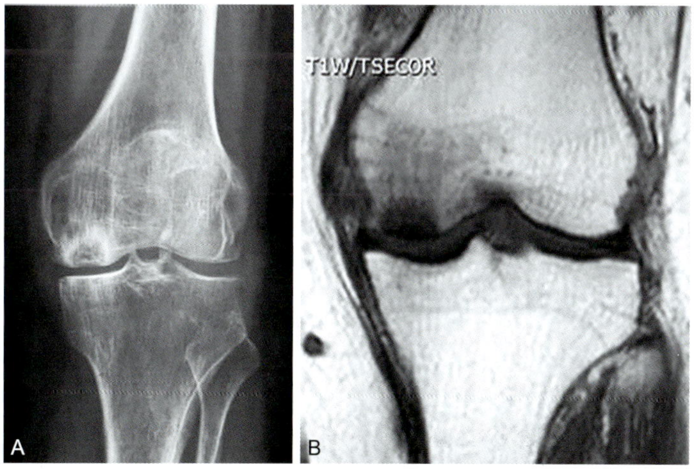

图 2-36　膝关节特发性骨坏死的影像学表现。A. X 线片示股骨内侧髁负重区局灶性透光区，关节面塌陷，周围由边界清楚的硬化骨包绕；B. T1WI 示负重区股骨髁脂肪组织高信号被软骨下区域局灶低信号所取代，边界清楚

（3）初步对患者局部及全身情况进行整体评估，包括膝关节局部条件、皮肤是否有破损以及近期是否有关节腔注射、小针刀等有创操作或治疗史；既往手术切口状况；患者全身评估包括一般情况、营养状况，是否有并存疾病以及并存疾病控制状态、用药情况；是否存在手术禁忌证。

（4）若具备手术指征、患者及家属有手术意愿者，详细向患者及家属介绍病情，使患者了解自己的病情及治疗选择方式，知晓单髁置换的优缺点，以及是否有替代治疗方式和各种替代治疗的优缺点，使其明白自己在治疗计划中所发挥的重要作用。

（5）入院后进行术前筛查，常规检查心电图、血尿常规、肝肾功能、胸片、ESR、CRP、凝血功能等。有低蛋白血症和（或）贫血者，术前应加强营养，给予高蛋白、高热量、高维生素饮食，并及时纠正贫血、低蛋白血症；贫血患者予以铁剂、叶酸、维生素 B_{12} 等。

（6）患者肌力、心肺功能评估与预康复。UKA 术前在相应评估基础上积极进行预康复，如股四头肌收缩练习、踝泵运动、直腿抬高运动及踝关节抗阻屈伸运动等。还应同时进行心肺功能康复，深呼吸、咳嗽、行走锻炼，提高机体功能储备。

（7）术前患者炎性指标高者，应排除肺部、口腔、泌尿生殖道潜在感染。存在非关节部位感染病灶者，应进行抗感染治疗，经抗感染治疗感染控制后才能进行手术。类风湿关节炎、强直性脊柱炎等免疫系统疾病患者，是单髁置换手术禁忌，需要注意排除。

（8）术前预防性镇痛。包括疼痛宣教、评估，合理选择预防性镇痛药物，可以选择不影响血小板功能的药物，如塞来昔布、帕瑞昔布等。

（9）心理支持与睡眠改善。改善患者睡眠质量，合并抑郁、焦虑时应积极处理。

（10）使用抗凝及抗血小板药物的患者，若是血栓事件低危而预防性服用阿司匹林、氯吡格雷的患者，给予停药；若是血栓事件中高危患者，治疗性应用阿司匹林，桥接为低分子量肝素。停用阿司匹林或氯吡格雷 5~7 天后手术（图 2-37）。

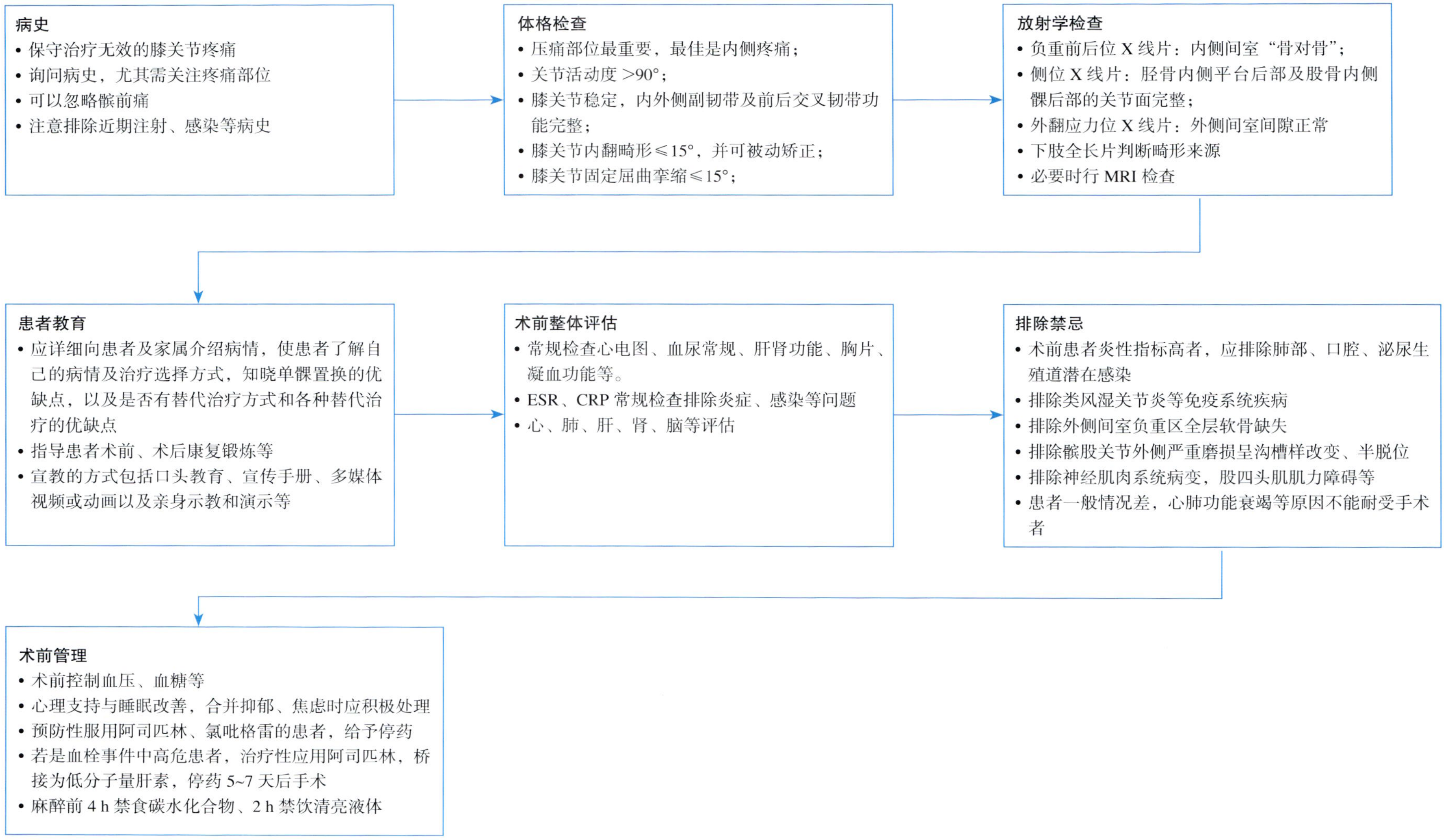

图 2-37　中日友好医院对单髁置换患者术前评估流程

参考文献

[1] Hurst JM, Berend KR, Morris MJ, et al. Abnormal preoperative MRI does not correlate with failure of UKA. The Journal of Arthroplasty, 2013, 28(9 Suppl): 184-186.

[2] Zhang Q, Yue J, Wang W, et al. FTFA change under valgus stress force radiography is useful for evaluating the correctability of intra-articular varus deformity in UKA. Archives of Orthopaedic and Trauma Surgery, 2018, 138(7): 1003-1009.

[3] Swamy N, Wadhwa V, Bajaj G, et al. Medial meniscal extrusion: Detection, evaluation and clinical implications. European Journal of Radiology, 2018, 102: 115-124.

[4] Berend KR, Lombardi AV, Jr., Jacobs CA. The combination of preoperative bone marrow lesions and partial-thickness cartilage loss did not result in inferior outcomes after medial unicompartmental knee arthroplasty. The Journal of Arthroplasty, 2017, 32(10): 3000-3003.

[5] Sharpe I, Tyrrell PN, White SH. Magnetic resonance imaging assessment for unicompartmental knee replacement: a limited role. The Knee, 2001, 8(3): 213-218.

[6] Hunter DJ, Guermazi A, Lo GH, et al. Evolution of semi-quantitative whole joint assessment of knee OA: MOAKS (MRI Osteoarthritis Knee Score). Osteoarthritis and cartilage, 2011, 19(8): 990-1002.

[7] Tanaka T, Hiranaka T, Anjiki K, et al. MRI-determined preoperative lateral meniscus degeneration is not associated with adverse mid-term clinical results after mobile-bearing unicompartmental knee arthroplasty. The Knee, 2020, 27(4): 1279-1284.

第3章　单髁关节置换假体设计及选择

本章内容

第一节　单髁关节置换的假体分类

1. 单髁关节置换的假体设计分类有哪些？

目前的膝关节单髁假体设计可大致分为如下几类：

- 按照骨面准备及假体安装方式，分为嵌入式（Inlay）和镶嵌式（Onlay）设计。
- 按照假体是否采用骨水泥固定，分为骨水泥固定和非骨水泥固定设计。

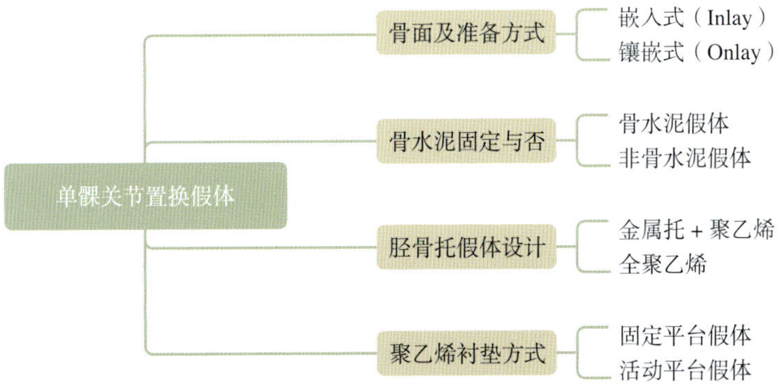

- 按照胫骨平台设计的差别，分为胫骨金属托＋聚乙烯设计和全聚乙烯胫骨平台设计。
- 按照聚乙烯衬垫固定方式，分为固定平台和活动平台设计。

2. 单髁假体嵌入式设计和镶嵌式设计的区别是什么？各自的代表假体有哪些？

单髁假体设计分为嵌入式（“Inlay”或“Inset”）和镶嵌式（Onlay）设计两大类。

嵌入式（“Inlay”或“Inset”）设计，是通过铣削进行骨面准备，单纯去除磨损的软骨而保留软骨下骨的形态，通过最小化截骨，假体嵌入在软骨下骨内。嵌入式假体优势在于，最大化保留骨量，可最大限度地覆盖铣削后的骨面，而不需要繁杂的手术器械[1]。代表 Inlay 技术的假体包括 St. Georg Sled 假体、第一代 Marmor 假体和 Repicci 假体。St. Georg Sled 假体最早出现于 1969 年，由一个固定的、表面平坦的全聚乙烯胫骨假体和一个双凹面的金属股骨假体组成。股骨假体曲面设计与股骨内侧髁表面形态相匹配，而胫骨平台是平坦的全聚乙烯。St. Georg Sled 平面对曲面对合的设计初衷是将限制性最小化，允许股骨假体在胫骨假体上的运动自由度增加。尽管该假体系统接触应力施加于很小的表面面积上，但 Anasari 等报道称，该假体 10 年的生存率为 87%[2]。Repicci 假体是对 Marmor 假体的改良，通过增加立柱和龙骨结构来改善假体的固定。Repicci 采用了一种独特的钴铬股骨设计，包括一个较大的中心立柱和一个矢状鳍。在冠状面，曲率半径调整以减少全聚乙烯胫骨假体的边缘磨损。在胫骨侧全聚乙烯胫骨假体厚度增加，下表面横纹路以改善骨水泥固定。这种假体比 St. Georg Sled 假体更符合要求，增加股骨-胫骨表面积，减少接触压力。虽然这两种设计都需要最小的骨切除，但 Repicci 设计的独特之处在于，远端股骨采用磨钻研磨，而不是进行骨切割[3]。

镶嵌式（Onlay）技术类似于全膝关节置换技术，需要截骨导向器仔细准备骨面，以匹配假体的内部尺寸，假体“镶嵌”在截骨后的骨面上，镶嵌式假体试图最大限度地覆盖胫骨截骨表面。胫骨假体的设计形状应接近其所替代的胫骨截骨面的轮廓，最大程度覆盖截骨面，但避免假体悬出，这将降低假体下沉或松动的可能性。Onlay 设计的优点是对于大部分全膝关节置换的外科医生而言更为熟悉，可以使用髓内定位系统进行股骨远端截骨，胫骨截骨使用髓外定位系统引导进行。代表性 Onlay 技术的假体包括 PCA 多孔涂层解剖假体、Miller-Galante 假体及 Oxford 活动型单髁假体（图 3-1）。

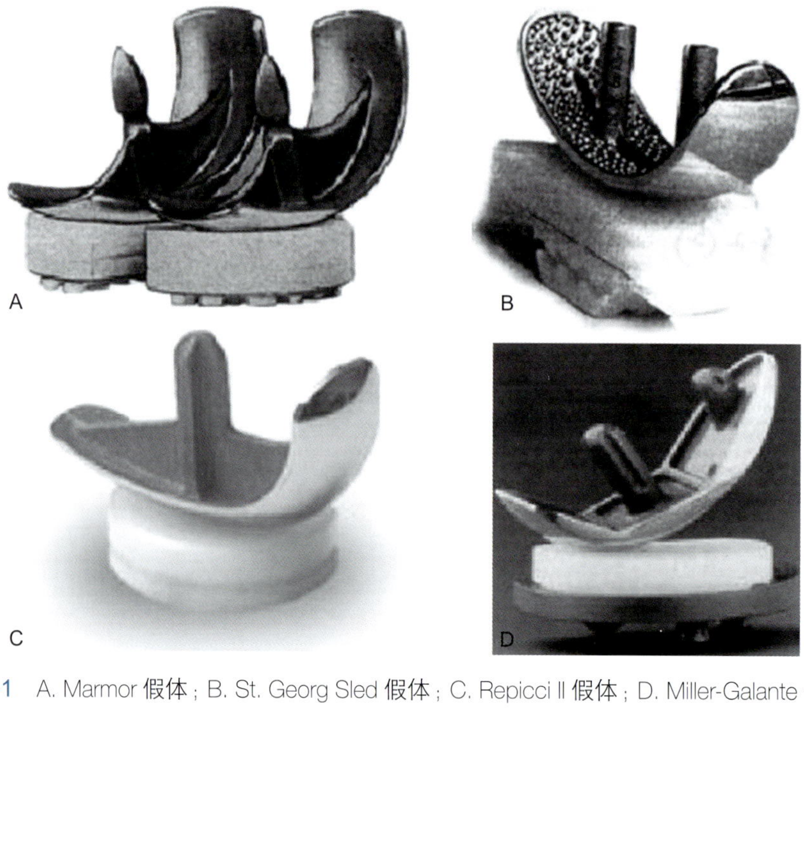

图 3-1 A. Marmor 假体；B. St. Georg Sled 假体；C. Repicci Ⅱ假体；D. Miller-Galante 假体

PCA 假体是在 20 世纪 80 年代推出的，股骨假体采用单柱设计，以复制天然的股骨轮廓，胫骨假体采用凹面设计，关节的接触面积较小。金属托胫骨假体还需要搭配一个薄的聚乙烯垫片，早期的时候垫片需要热处理，造成脆性增加，PCA 假体容易出现点状磨损和分层，报道称术后 26 个月失败率高达 20%。Miller-Galante 假体由钴铬股骨假体、金属托胫骨假体和聚乙烯垫片设计组成。这种假体代表了现代固定平台单髁假体设计的理念，包括曲面对平面的关节面特征，使得关节限制性最小。与 PCA 相比，Miller-Galante 胫骨假体更平坦，关节限制性减少，生存率更优异。Argenson 等报道了他们在 1989 年至 1997 年间对 62 例（70 膝）接受 Miller Galante 假体的 20 年随访，14 例（20%）翻修，5 例单独更换聚乙烯，20 年 Kaplan-Meier 生存率为 74%。Berger 等报道 Miller-Galante 假体 10 年 Kaplan-Meier 生存率为 98% ± 2%，13 年生存率为 95.7% ± 4.3%[4]（图 3-2、图 3-3）。

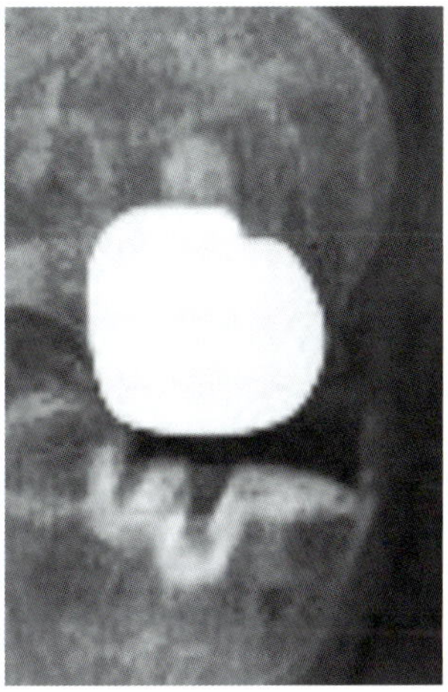

图 3-2　全聚乙烯嵌入式（“Inset”或“Inlay”）胫骨假体

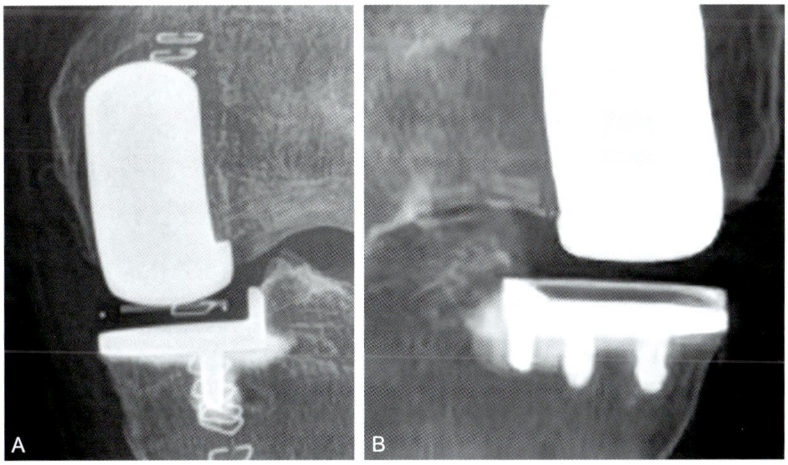

图 3-3　A. 带有龙骨的镶嵌式(Onlay)胫骨假体（活动平台）；B. 带龙骨和栓柱组合的镶嵌式(Onlay)胫骨假体（固定平台）

第二节 单髁关节假体的设计原理

1. 固定平台单髁假体设计原理是什么？

20 世纪 50 年代，Duncan Mckeever 作为先行者提出了膝关节部分置换的理论基础，并和 MacIntosh 设计了一款用于胫骨平台表面置换的金属胫骨假体，该款假体奠定了单间室置换的临床基础。1969 年，Fank Gunston 在英国 Wrightington 医院求学期间，受到髋关节置换先驱 Jhon Charnley 的启发设计了一款膝关节内外侧间室假体，这是一款内外侧分开的、股骨侧金属假体为多曲率凸面型的限制性假体，在结构和形态上能够看到现代 UKA 假体的雏形。

1972 年，UKA 之父 L. Marmor 在 Gunston“雪橇式”假体的基础上，发明了组配式单髁假体“Marmor Modular Knee”，这是现代 UKA 假体的原型。“Marmor Modular Knee”是一款非限制性假体，由全聚乙烯胫骨假体和单柱窄幅股骨假体组成。随后 L. Marmor 于 1972 年开始使用 Marmor Knee 进行全膝关节置换术，并很快意识到 Marmor Knee 在治疗内侧和外侧单间室疾病的价值，随后一直致力于膝关节单间室置换临床研究。L. Marmor 在 20 世纪 80 年代中期为 Marmor 假体设计了金属底座，以消除聚乙烯假体存在的冷蠕变问题。

Engelbrecht 在 Gunston 假体设计理念的影响下，在 1969 年设计完成了第一代 Link® Sled 单髁假体，这款假体股骨侧具有较宽的前后径，胫骨部分为全聚乙烯，表面平坦；第一代 Link® Sled 金属雪橇式假体适应股骨髁的波状中心形状，在关节运动过程中，股骨和胫骨假体间都有一个小的椭圆形接触面，关节运动时滑动面的横半径为 18 mm，在保留的韧带控制下运动。股骨假体的矢状面多曲率设计特点一直延续，然而胫骨平台假体的发展变化较大，从 1969 年只有一个型号的组配式假体开始，逐渐研究设计出不同型号，并改良胫骨假体形状模拟胫骨截骨块形状，使得假体和骨之间更好地嵌合，置换术后稳定性更好，松动率下降。1976 年一款解剖型设计的 Link® Sled 单髁假体诞生，这款假体因为拥有标准尺寸的厚度、宽度和长度，保证截骨量最小化，先装胫骨假体，然后植入股骨假体，有助于避免术中的一些技术问题。第二代 Link® Sled 单髁假体诞生于 1981 年，是在第一代 Sled 单髁假体基础上发展而来，是目前临床上常用的一款假体，这种假体有长、宽、横径均不相同的 4 种股骨假体，股骨髁组件接近股骨的解剖曲率，可以达到最佳的匹配及覆盖；曲面设计的股骨假体对应平面的胫骨平台，专为高屈曲度设计；矢状面的曲率设计，保证有着安全的运动范围；股骨假体两个平行的圆形固定柱，方便植入，保留骨质，同时在翻修时容易移除，术中有更少的创伤操作，保留骨量及周围韧带以恢复更多自然的膝关节功能及状态（图 3-4~ 图 3-6）。

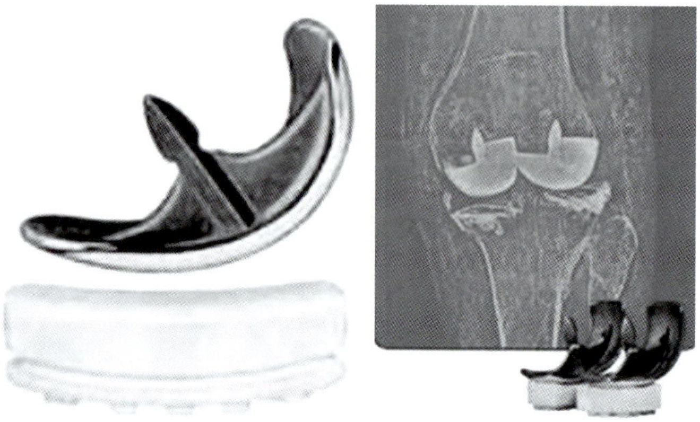

图 3-4 Marmor 假体

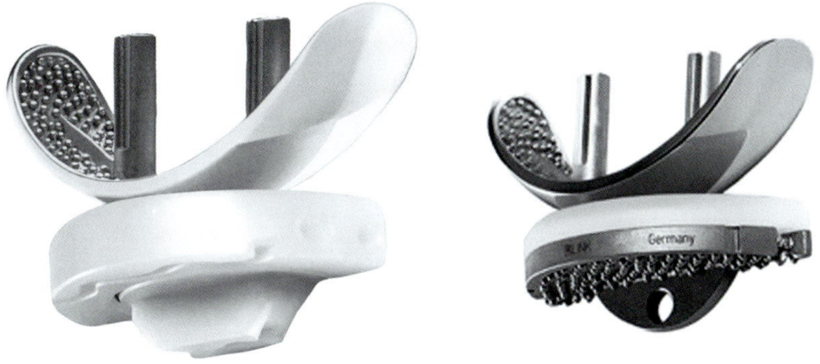

图 3-5 Link® Sled 单髁假体

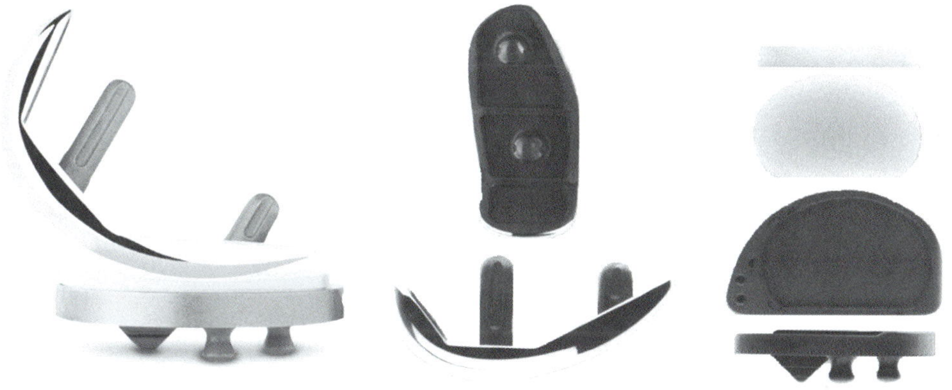

图 3-6 Miller-Galante 单髁假体

ZUK 假体：1987 年由 Zimmer 公司与 Jo Miller、Jorge Galante 和 Gunnar Anderson 共同开发的 "Miller-Galante Unicompartmental Knee System（M/G Uni）" 单髁膝关节置换系统，是单髁置换术发展中的重要里程碑。M/G Uni 股骨假体固定桩改为双柱设计，具有更强的抗旋转和稳定性。解剖型的股骨假体设计具有更宽的内外侧（M/L）半径，其轮廓比大多数单髁股骨假体更宽，能提供更好的骨覆盖。骨水泥预涂层技术可以加强假体固定。组配式胫骨假体设计可以提供多种厚度的聚乙烯垫片，便于进行软组织平衡。M/G Uni 提供 125° 的屈曲角度，拥有 7 个股骨假体尺寸，5 个胫骨假体尺寸，增加的假体尺寸和相对扁平的关节几何特征有助于复制正常的膝关节运动。

2004 年，首个高屈曲度设计的单髁膝关节假体 Zimmer Unicompartmental Knee（ZUK）上市，ZUK 假体传承自 M/G Uni 单髁膝关节系统的临床成功优良结果并且加以改进。ZUK 假体在不多截骨的情况下能够提供 155° 安全的高屈曲度，允许 +/–8° 内外翻，更符合股骨力学的固定桩设计。宽度变窄的股骨假体和增加了聚乙烯垫片内外侧的宽度，容许在膝关节伸曲时更大的滑移范围，用于更高的股骨容许度。改进的锁定机制能有效避免微动，减少背侧磨损。ZUK 假体加强了 MIS 微创手术技术，设计了 3 种 MIS 固定定位系统：髓内定位（IM）、髓外定位（EM）和间隔块定位，提供不同的截骨方式，使切口暴露面积更小，将复杂程度降至最低的同时重新界定了灵活性，截骨水平和植入物安放更精确，手术结果可重复，术后结果更好（图 3-7）。

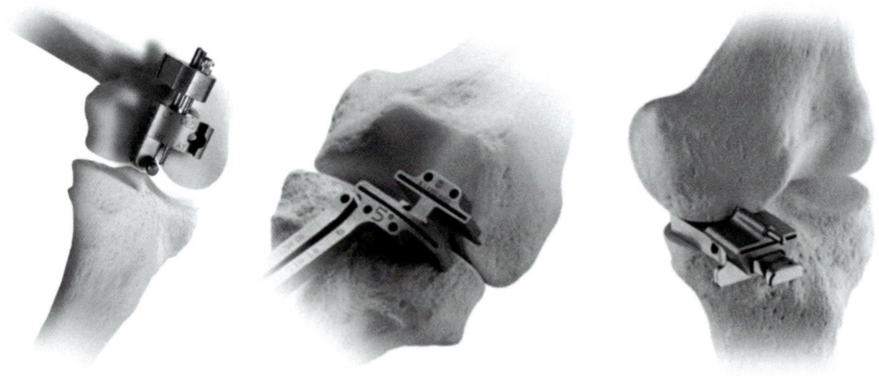

髓内定位　　　　髓外定位　　　　间隔块定位

图 3-7　ZUK 假体有 3 种定位系统：髓内定位（IM）、髓外定位（EM）和间隔块定位

2. 活动平台单髁假体设计原理是什么？

活动平台单髁假体以牛津单髁假体为代表。牛津膝关节模拟半月板机械力学的特点，即半月板 - 股骨界面（球 - 臼）允许屈伸运动，半月板 - 胫骨界面（平面 - 平面）允许水平运动，并且两个界面的水平和屈伸运动可产生轴向旋转。聚乙烯半月板衬垫传导负荷的方式不同于自然半月板，但两者功能相似，这种半月板假体衬垫将不适配的界面转化为适配的界面，使负荷传导获得最大接触面，而没有对关节活动限制，不会阻碍软组织、肌肉以及韧带所需要的运动，可以恢复自然的运动和功能。这种设计实现了类似半月板的功能——既保证关节的功能又缓冲了关节的磨损。正因如此，牛津膝被称作“活动半月板假体”。牛津假体是第一个活动半月板假体，随后，在其理论基础上又出现了一些其他活动半月板假体，如 AMC 膝假体（Uniglide）是利用一个完全活动的半月板，恢复膝关节韧带自然张力；然而，其股骨假体形状与牛津膝不同，股骨假体的半径到屈曲 45° 都保持不变，到股骨后髁部分减少（图 3-8、图 3-9）。

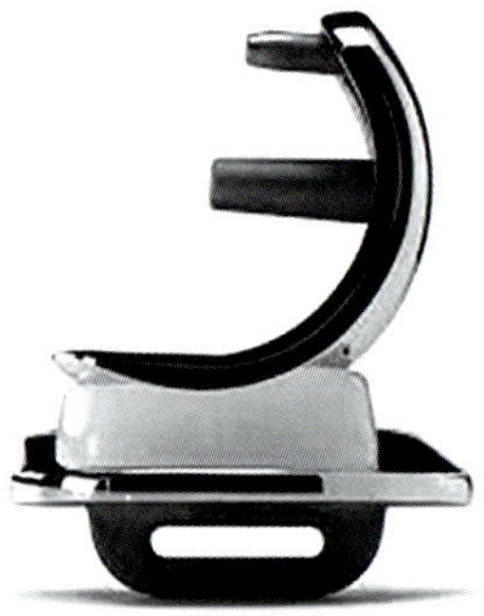

图 3-8　牛津（Oxford）假体

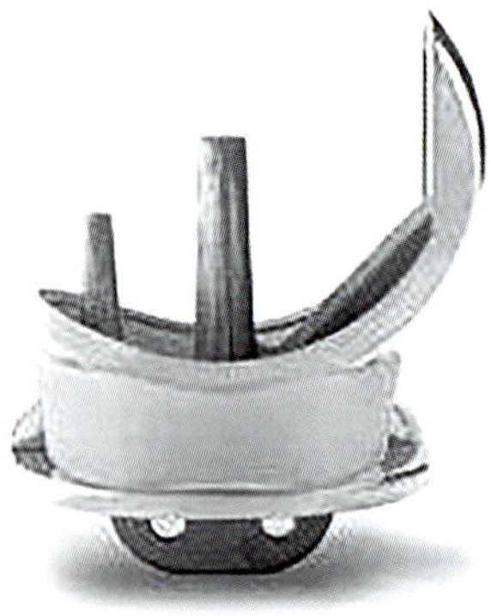

图 3-9　Uniglide 假体

牛津活动半月板型单髁关节置换假体设计初衷在于降低聚乙烯磨损和保留关节自然运动功能。它具有一个球形股骨假体和一个平面的胫骨假体（均由钴铬合金所制），一个非限制性活动平台衬垫夹于上述两个假体之间，衬垫上表面是与股骨相匹配的球形凹面，而衬垫下表面是与胫骨相匹配的平面。活动平台在所有膝关节屈曲位置中都是匹配的。设计原则通过植入假体替代关节磨损面，填充了关节间隙从而恢复软组织的自然张力而提供关节的限制性。活动半月板衬垫适配度高，可以容许聚乙

烯和假体间接触面积最大化，均匀分散应力，减少聚乙烯磨损。在体外实验中，数据显示平均线性磨损率为每年 0.03 mm，若膝关节功能正常而无撞击，磨损率甚至更低（每年 0.01 mm）[5, 6]。这种高适配的假体还可以使前交叉韧带和内侧副韧带在膝关节屈曲活动的整个范围中保持自然生理张力。半月板衬垫在压应力下可以允许滑动和滚动，减少假体 - 骨界面剪切力，从而减少假体松动（图 3-10）。

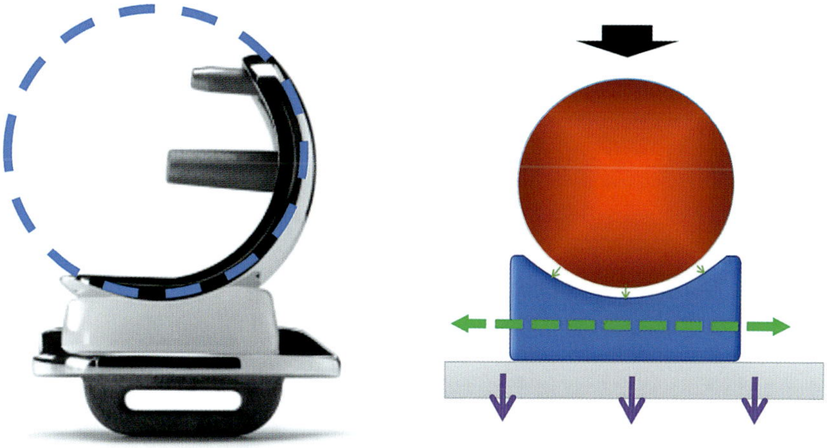

图 3-10　牛津半月板的仿生学示意图

3. 几代活动型牛津单髁假体的设计有哪些改变?

20 世纪 70 年代，Goodfellow 和 O'Connor 提出了人工关节领域的 4 条设计理念，即关节约束、活动范围、假体 - 骨界面应力以及软组织稳定 [4]。要满足这些条件，就要寻求一个平衡，一方面需要将接触面积最大化以减少聚乙烯磨损，另一方面要减少关节的限制性来减少无菌性松动的发生。基于这些原则，他们设计了第一代活动半月板假体，由扁平的胫骨托、球面股骨假体和活动的聚乙烯衬垫组成，该假体允许膝关节的平移、旋转和屈伸活动。其设计使聚乙烯的上表面在所有屈曲角度上都与球形股骨假体完全一致，以模拟可移动的半月板。聚乙烯的下表面是平坦的，与平坦的胫骨平台假体接触，实现平移和轴向旋转运动 [4]。虽然活动型单髁假体及操作器械几经改进，但是原理没变。

1988 年，第二代活动型单髁关节置换假体问世，股骨假体部分改变成一个内凹球面，股骨表面处理采用研磨钻围绕研磨栓转动研磨。新的器械更好地解决了因屈伸间隙不平衡造成垫片脱位这一常见的问题。手术操作医生可以以 1 mm 的增量磨削股骨远端，直到伸直间隙与屈曲间隙相匹配 [7]。

第三代牛津单髁假体于 1998 年问世，通过小切口植入假体。其增加了股骨假体型号选择，胫骨假体分左右侧，以及无须外翻髌骨的微创器械。随后出现了双柱设计、非骨水泥假体。非骨水泥假体内表面增加了一层涂有羟基磷灰石的多孔钛。双柱设计，股骨假体有两个柱以增加旋转稳定性；中心柱在骨水泥设计中是圆锥形的，在非骨水泥设计中是圆柱形的，以利于初始固定。股骨假体的前后缘也被延长，以获得更好的假体 - 骨界面接触面积，这为前柱提供了额外的稳定性，并允许在深屈曲时更好的假体 - 骨接触。为了使手术准确率更高，2011 年推出了 Microplasty（MP）操作器械 [8-12]（图 3-11）。

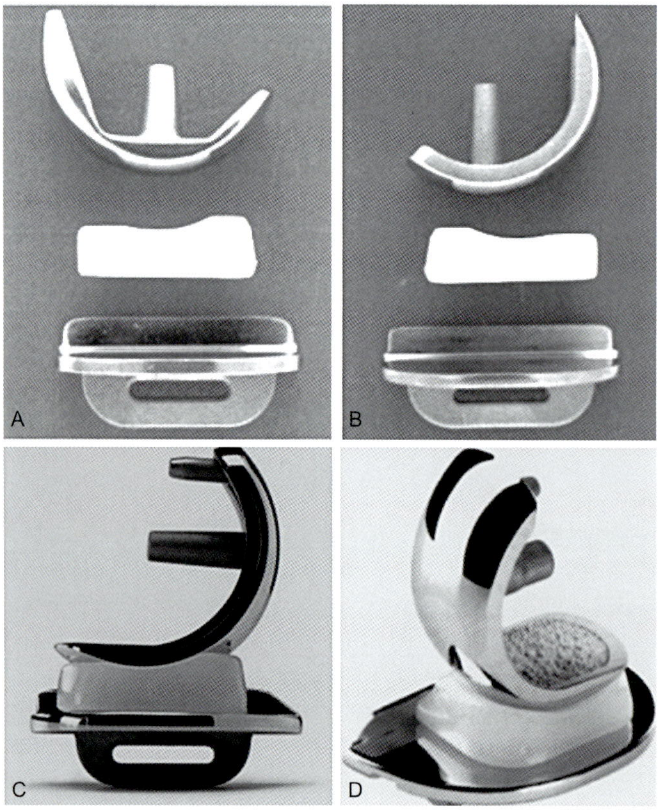

图 3-11 A. 第一代牛津单髁假体；B. 第二代牛津单髁假体；C. 第三代双柱牛津单髁假体；D. 非骨水泥牛津单髁假体

4. 什么是牛津单髁MP(microplasty)技术？它有什么优势？

MP（microplasty）技术的发明旨在胫骨截骨量最小化并简化股骨的定位，胫骨采用髓外定位，水平截骨的 MP 器械组成由股骨匙勺、髓外定位杆、G 形夹连接而成。股骨匙勺以股骨后髁为参考，辅助判断股骨假体大小及内侧间隙松弛度，使得截骨更精确，降低了再次胫骨平台截骨的需要。3 号或 4 号 G 形夹为预期置入的垫片厚度做参考，辅助胫骨截骨深度的判断。MP 技术股骨的对线靠髓内定位完成，连接杆连接髓内定位杆及股骨钻孔向导，辅助精确地钻孔定位。此外，MP 技术可以一次性去除前方的骨赘且无须像第三代器械那样手动挖槽和反复进行完全伸直位下的前方撞击试验（图 3-12）。

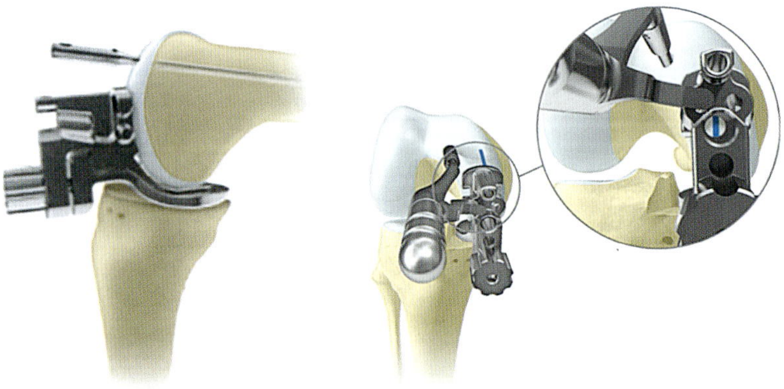

图 3-12 MP 技术示意图

第三节　单髁关节置换的假体选择

1. 假体选择活动平台还是固定平台?

使用活动平台还是固定平台是单髁假体选择的一个最主要的问题。活动平台支持者认为，活动平台假体减少了聚乙烯垫片上下表面的压力，更好地模拟正常半月板的运动学，并减少了股骨外侧髁在股骨后滚时的剪切力。然而，固定平台支持者认为活动平台由于在韧带平衡和对线技术方面操作难度更高，且增加了脱位和撞击的风险，而固定平台 UKA 手术技术简单，无脱位风险[13]。

固定平台和活动平台之争亦是系统评价和 meta 分析的热点。Smith 等的 meta 分析纳入 5 项随机和非随机的临床对照试验，没有发现二者在临床功能评分（包括 KSS、OKS、WOMAC、SF-36）方面有显著差异，也没有发现二者在无菌松动、持续性疼痛、其他间室退变的加重、术中骨折、胫骨平台下沉的相对危险度以及翻修率方面有显著差异[14]。最近 Cao 等纳入 15 项研究的 meta 分析共 1841 人 1951 膝，显示二者在功能评分（KSS、WOMAC）、并发症、翻修率方面并无显著差异，但是活动平台发生翻修的时间要短于固定平台[15]。从上面的翻修率及翻修时间的数据来看，活动平台单髁关节置换所具有的降低聚乙烯磨损的优势并未体现，这可能与聚乙烯灭菌和制造工艺的改进有关，工艺改进后疲劳机制造成的问题不再那么棘手，而颗粒磨损成为假体失效的主要原因，它不一定会因界面的顺应性提高而降低。

运动学方面，Li 等使用立体放射影像测量分析（roentgen stereogrammetric analysis，RSA）技术研究二者的活体负重运动学，结果显示活动平台在屈曲过程中的胫骨内旋明显大于固定平台（屈膝 90° 时 9.5° *vs*. 4.2°），而前后的平移量明显小于固定平台（2 mm *vs*. 4.2 mm）[16]。在关节稳定性方面，即相对于中立位的前后和旋转移位，二者是相似的[17]。

因此，目前临床数据来看，固定平台和活动平台各有优缺点，但是临床效果和生存率差异不大。

2. 假体选择骨水泥固定还是非骨水泥固定?

单髁关节置换的固定方式分为骨水泥固定、非骨水泥固定和混合固定（多为股骨采用非骨水泥固定、胫骨采用骨水泥固定）[18]。目前，骨水泥固定依然占据主流地位。与骨水泥技术相比，非骨水泥 UKA 技术在主观感觉上会比较难，技术要求高，截骨需要精确才能更好地实现假体初始稳定，对于经验较少的外科医生使用时有较大的失败风险。对于骨水泥假体，假体 - 骨水泥 - 骨界面的无菌性松动是造成单髁关节置换翻修的常见原因，而单髁关节置换一方面对手术技术要求高，且接受单髁关节置换的患者往往对活动要求更高，这些原因都可能增加骨水泥失效发生的可能性，因此非骨水泥固定方式受到一定关注（图 3-13）[18]。

相比全膝关节置换，单髁关节置换使用非骨水泥固定也有着一些好处，因为单髁关节置换通过垫片的撑开作用恢复了内侧副韧带张力，假体 - 骨界面的剪切力很小，且假体 - 骨界面的压力载荷正好有助于骨长入。而全膝关节置换要进行软组织松解，需要使用凸轮结构或者蝶形垫片增加胫股关节的约束，这会增加假体 - 骨界面的剪切力，使假体容易发生无菌性松动。此外，非骨水泥型假体也可以减少不必要的翻修，因为缺乏经验的外科医生可能将骨水泥界面出现的“生理性”透亮线误诊为无菌性松动[19]。

采用现代骨水泥型设计、改进的器械并且严格地筛选病例，骨水泥固定的临床效果和假体生存率都是不错的。据报道，内侧牛津单髁假体在 10 年内生存率高达 98%[20]。然而，骨水泥固定相比于非骨水泥固定的劣势在于，其增加了手术时间，术中清理后方骨水泥存在一定困难，且骨水泥颗粒可能会造成第三体磨损，在 X 线片上表现为透亮线增加[21]。

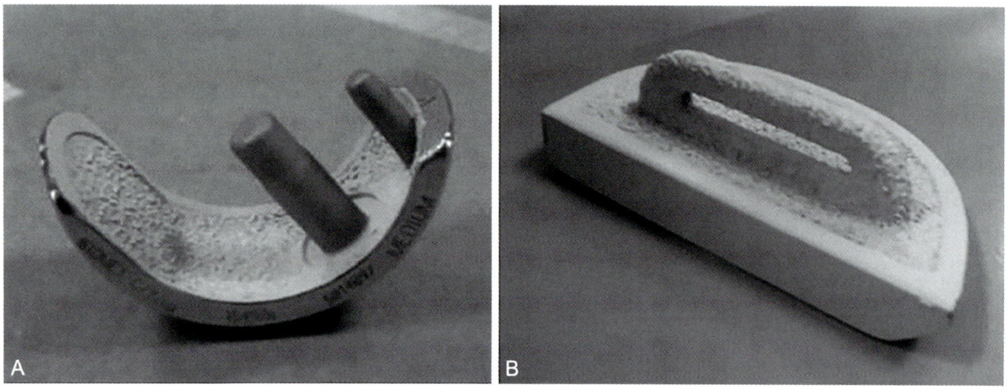

图 3-13 A. 非骨水泥股骨假体；B. 非骨水泥胫骨假体

非骨水泥假体曾经生存率较差，以前有文献报道其早中期失败率高达 12%~20%[22, 23]。然而最新的设计，多孔钛表面实现骨长入以及假体表面的生物活性涂层（如羟基磷灰石），已显著地改善了其临床效果和生存率。由羟基磷灰石涂层的多孔钛组成的非骨水泥假体的 10 年生存率为 94%[22]。此外，与骨水泥固定以无菌性松动为翻修的主要原因不同，非骨水泥假体翻修的最主要原因是其他间室 OA 的进展（32%）和垫片脱位（25%），无菌性松动仅占非骨水泥固定单髁关节置换翻修的 13%[24]。牛津第三代假体使用骨水泥和非骨水泥假体的前瞻性RCT显示，5年随访时，二者的OKS评分无显著差异，而 KSS 功能评分的差异有统计学意义（非骨水泥亚组 92.0 ± 12.7 *vs*. 骨水泥亚组 78.8 ± 18.4）[25]。

目前发表的关于非骨水泥 UKA 结果通常都是短期的，骨水泥型和非骨水泥型假体的功能结果和生存率都很好。非骨水泥假体的设计可能在缩短手术时间方面比骨水泥假体有微弱的优势。但是，非骨水泥 UKA 技术要求更高。要证明非骨水泥假体比骨水泥假体有显著优势，还需要更长时间的随访和更多的研究来评估，尤其是经验较少的外科医生所报道的非骨水泥 UKA 结果。

3. 胫骨假体，选择全聚乙烯还是金属托?

胫骨假体根据材料不同分为全聚乙烯型和金属托型（图 3-14）。

最初，在 20 世纪 70 年代，胫骨假体为全聚乙烯设计。全聚乙烯平台假体，聚乙烯厚度可以比较厚，相对应的，胫骨截骨量不需要很多，但一旦聚乙烯平台固定，其厚度将无法再进行调整，据报道 10 年生存率为 88%~96.1%[26]。然而其早期的设计无菌松动率很高，Marmor 在 10~13 年的随访中发现假体失败率为 30%[27]。胫骨假体的无菌性松动是全聚乙烯假体翻修的主要原因，有文献报道 140 例全聚乙烯胫骨假体单髁关节置换，15 年随访时 10.2% 因胫骨假体无菌性松动而翻修[28]。

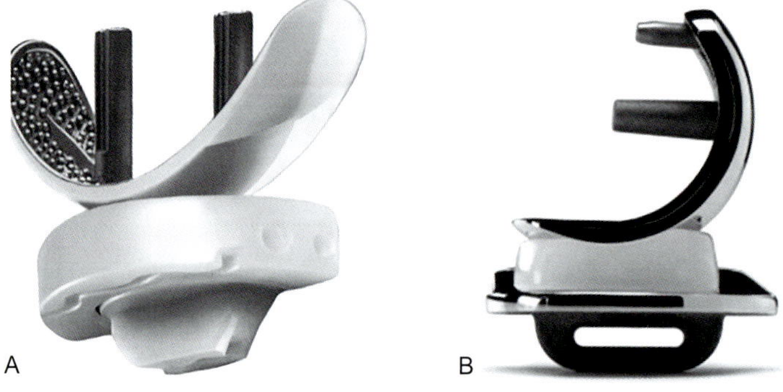

图 3-14 A. 全聚乙烯胫骨假体；B. 金属托胫骨假体

金属托假体，也就是在聚乙烯平台下方附加金属底托，可有效防止聚乙烯蠕变，使胫骨截骨面承受的应力分布更加均匀，减少胫骨假体下沉。金属胫骨托组合聚乙烯假体在库存管理、术中灵活调整和未来可能需要的翻修等方面，都显示出优势。因此金属托和聚乙烯组合式假体受到欢迎。然而，几十年来，用于关节假体的聚乙烯最薄厚度要求为 6 mm，这意味着组合式金属托假体厚度（聚乙烯加金属）需要达到 9 mm 或 10 mm。因此，其缺点是胫骨截骨量比较多。同样截骨量的情况下，使用金属托需要牺牲 2~3 mm 的聚乙烯厚度，假体的耐磨性受到影响。随着聚乙烯和冶金技术的进步，使得固定垫片设计的最小组合材料厚度可以为 7 mm，活动型垫片单髁假体的最小组合厚度为 6 mm。文献报道金属托假体的随访结果相对理想，Miller-Gallante 假体的 10 年生存率为 90%~98%，牛津半月板假体的 10 年生存率为 97%。

从翻修成本的角度看，理论上来讲，金属托假体由于切骨量大，胫骨侧骨缺损往往比较多，可能在翻修时需要内侧加强块，从而增加了翻修成本。然而临床报道并不一定支持这一点。Aleto 等回顾了连续 32 例单髁关节置换翻修为全膝关节置换的病例，发现最常见的失败模式是内侧平台塌陷（47%），其中 87% 都是全聚乙烯假体。这些病例中将近一半都在初次单髁关节置换术后 16 个月以内失败，并需要更复杂的翻修重建[29]。

第四节　单髁关节置换不同假体的临床结果

1. 不同假体的临床结果差异如何？

不同类型假体，结果略有不同，失败原因也有差别。表 3-1 为目前文献报道假体的归纳总结。Ashraf 报道 79 例 88 膝 St. Georg sledge 假体平均 10 年生存率为 83%。15 例进行翻修，翻修原因主要是关节炎进展（9 膝）、松动（6 膝）、假体磨损（4 膝）、其他（4 膝），另有 6 例在随访中出现中重度疼痛。Steele 等对 203 例 St. Georg sledge 单髁关节置换随访，16 例进行翻修，其中 2 例因两种或以上原因翻修，翻修原因主要是关节炎进展（7 膝）、松动（4 膝）、假体磨损（3 膝）、股骨假体骨折（2 膝）、感染（2 膝）。Argenson 等报道 147 人 171 例 Miller-Galante 单髁关节置换进行 Kaplan-Meier 分析，10 年生存率为 94%，翻修原因为髌股关节炎进展（2/147）、对侧间室 OA 进展（1/147）、假体磨损（2/147）。Pennington 等在 1988 年至 1996 年对 41 人 46 膝行 Miller-Galante 假体单髁关节置换，平均随访 11 年，Kaplan-Meier 生存分析 11 年生存率为 92%，3/45 膝翻修，翻修原因分别为 2 例假体磨损、1 例持续膝关节疼痛并假体松动。Squire 在 1975 年至 1982 年对 103 人 140 例应用 Marmor 假体行单髁关节置换，20 年生存率为 84%，其中 10.4%（14 膝）进行了翻修，4.4%（6 膝）因为松动，5.1%（7 膝）因为 OA 进展，0.7%（1 膝）因为疼痛。Murray 研究 143 例 Oxford 单髁关节置换，10 年假体生存率为 98%（95% CI 93%~100%），其中 5 例进行翻修，翻修原因分别为外侧 OA 进展伴疼痛（1 膝）、术后疼痛（3 膝）、感染（1 膝）。Svard 和 Price 报道 124 例 Oxford 假体 10 年生存率为 95%，6 膝进行了翻修，翻修原因分别为假体磨损脱位（3 膝）、术后疼痛（2 膝）、感染（1 膝），其中 5 膝翻修为全膝关节置换，1 膝为磨损假体更换。

虽然每种 UKA 假体各有特点，整体而言，只要正确选择患者，加上准确的手术技术，常常能获得不错的临床结果。

表 3-1 单髁关节置换手术结果一览表

作者	假体类型	平均年龄（岁）	随访时间（年）	研究例数（膝）	生存率	翻修
Ashraf 2002	St.Georg Sled	69	9（2~21）	88	10 年生存率为 83%	15 例：9 关节炎进展、6 松动、4 假体磨损、4 其他
Steele 2006	St.Georg Sled	67	14.8（10~29.4）	203	20 年生存率为 85.9%，25 年生存率为 80%	16 例：7 关节炎进展、4 松动、3 假体磨损、2 股骨假体骨折、2 感染
Argenson 2002	Miller-Galante	66	5.5（3~9.3）	171	10 年生存率为 94%	3 关节炎进展，2 假体磨损
Pennington 2003	Miller-Galante	54	11（5.6~13.8）	46	11 年生存率为 92%	3 膝：2 假体磨损、1 疼痛并假体松动
Cartier 1996	Marmor	65	12（10~18）	207	12 年生存率为 93%	9 膝
Squire 1999	Marmor	70.9	18（15~22）	140	20 年生存率为 84%	14 膝：6 松动，7 病变进展，1 疼痛
Murray 1998	Oxford	70.7	7.6	143	10 年生存率为 97%	5 膝：1 关节炎进展、3 疼痛、1 感染
Svard 2001	Oxford	69.6	12.5	124	10 年生存率为 95%	6 膝：3 假体磨损脱位、2 疼痛、1 感染

参考文献

[1] Jamali A A, Scott R D, Rubash H E, et al. Unicompartmental knee arthroplasty: past, present, and future[J]. American Journal of Orthopedics (Belle Mead, N.J.), 2009, 38(1): 17-23.
[2] Ansari S, Newman J H, Ackroyd C E. St. Georg sledge for medial compartment knee replacement. 461 arthroplasties followed for 4 (1-17) years.[J]. Acta orthopaedica Scandinavica, 1997, 68(5): 430-434.
[3] Dehaven K E. Repicci Ⅱ unicompartmental knee arthroplasty[J]. Arthroscopy, 2003: 117-119.
[4] Berger R A, Meneghini R M, Jacobs J J, et al. Results of unicompartmental knee arthroplasty at a minimum of ten years of follow-up[J]. The Journal of Bone and Joint Surgery, American volume, 2005, 87(5): 999-1006.
[5] Psychoyios V, Crawford R W, O'Connor J J, et al. Wear of congruent meniscal bearings in unicompartmental knee arthroplasty: a retrieval study of 16 specimens[J]. J Bone Joint Surg Br, 1998, 80(6): 976-982.
[6] Price A J, Short A, Kellett C, et al. Ten-year in vivo wear measurement of a fully congruent mobile bearing unicompartmental knee arthroplasty[J]. J Bone Joint Surg Br, 2005, 87(11): 1493-1497.
[7] O'Connor J J, Goodfellow J W, Dodd C A, et al. Development and clinical application of meniscal unicompartmental arthroplasty[J]. Proceedings of the Institution of Mechanical Engineers. Part H, Journal of Engineering in Medicine, 2007, 221(1): 47-59.
[8] Stempin R, Kaczmarek W, Stempin K, et al. Midterm results of cementless and cemented unicondylar knee arthroplasty with mobile meniscal bearing: A prospective cohort study[J]. The Open Orthopaedics Journal, 2017, 11: 1173-1178.
[9] White S H, Roberts S, Jones P W. The Twin Peg Oxford partial knee replacement: the first 100 cases [J]. The Knee, 2012, 19(1): 36-40.
[10] Hurst J M, Berend K R, Adams J B, et al. Radiographic comparison of mobile-bearing partial knee single-peg versus twin-peg design[J]. The Journal of Arthroplasty, 2015, 30(3): 475-478.
[11] Stancil R, Summers N, Van Citters D, et al. Two pegs are better than one: rare mode of femoral component failure in unicompartmental arthroplasty requiring revision to total knee arthroplasty[J]. Arthroplasty Today, 2018, 4(2): 153-157.
[12] Reiner T, Schwarze M, Panzram B, et al. The influence of the twin peg design on femoral Interface temperature and maximum load to failure in cemented Oxford unicompartmental knee arthroplasty[J]. Clinical Biomechanics (Bristol, Avon), 2018, 55: 23-27.
[13] Psychoyios V, Crawford R W, O'Connor J J, et al. Wear of congruent meniscal bearings in unicompartmental knee

arthroplasty: a retrieval study of 16 specimens[J]. The Journal of Bone and Joint Surgery, British volume, 1998, 80(6): 976-982.

[14] Abu Al-Rub Z, Lamb J N, West R M, et al. Survivorship of fixed vs mobile bearing unicompartmental knee replacement: A systematic review and meta-analysis of sixty-four studies and National Joint Registries[J]. The Knee, 2020, 27(5): 1635-1644.

[15] Cao Z, Niu C, Gong C, et al. Comparison of fixed-bearing and mobile-bearing unicompartmental knee arthroplasty: A systematic review and meta-analysis[J]. The Journal of Arthroplasty, 2019, 34(12): 3114-3123.

[16] Li M G, Yao F, Joss B, et al. Mobile vs. fixed bearing unicondylar knee arthroplasty: A randomized study on short term clinical outcomes and knee kinematics[J]. The Knee, 2006, 13(5): 365-370.

[17] Becker R, Mauer C, Stärke C, et al. Anteroposterior and rotational stability in fixed and mobile bearing unicondylar knee arthroplasty: a cadaveric study using the robotic force sensor system[J]. Knee Surgery, Sports Traumatology, Arthroscopy, 2013, 21(11): 2427-2432.

[18] Mohammad H R, Bullock G S, Kennedy J A, et al. Cementless unicompartmental knee replacement achieves better ten-year clinical outcomes than cemented: a systematic review[J]. Knee Surg Sports Traumatol Arthrosc, 2021, 29(10): 3229-3245.

[19] Curtin B, Malkani A, Lau E, et al. Revision after total knee arthroplasty and unicompartmental knee arthroplasty in the medicare population[J]. The Journal of Arthroplasty, 2012, 27(8): 1480-1486.

[20] Murray D W, Goodfellow J W, O'Connor J J. The Oxford medial unicompartmental arthroplasty: a ten-year survival study[J]. The Journal of Bone and Joint Surgery, British volume, 1998, 80(6): 983-989.

[21] Akan B, Karaguven D, Guclu B, et al. Cemented versus uncemented oxford unicompartmental knee arthroplasty: is there a difference?[J]. Advances in Orthopedics, 2013, 2013: 245915.

[22] Swank M, Stulberg S D, Jiganti J, et al. The natural history of unicompartmental arthroplasty. An eight-year follow-up study with survivorship analysis[J]. Clinical Orthopaedics and Related Research, 1993, 286: 130-142.

[23] Bert J M. 10-year survivorship of metal-backed, unicompartmental arthroplasty[J]. The Journal of Arthroplasty, 1998, 13(8): 901-905.

[24] van der List J P, Sheng D L, Kleeblad L J, et al. Outcomes of cementless unicompartmental and total knee arthroplasty: A systematic review[J]. The Knee, 2017, 24(3): 497-507.

[25] Pandit H, Hamilton T W, Jenkins C, et al. The clinical outcome of minimally invasive Phase 3 Oxford unicompartmental knee arthroplasty: a 15-year follow-up of 1000 UKAs[J]. The Bone & Joint Journal, 2015, 11: 1493-1500.

[26] Bruni D, Gagliardi M, Akkawi I, et al. Good survivorship of all-polyethylene tibial component UKA at long-term follow-up[J]. Knee Surgery, Sports Traumatology, Arthroscopy, 2016, 24(1): 182-187.

[27] Marmor L. Unicompartmental knee arthroplasty. Ten- to 13-year follow-up study[J]. Clinical Orthopaedics and Related Research, 1988, 226: 14-20.

[28] Manzotti A, Cerveri P, Pullen C, et al. A flat all-polyethylene tibial component in medial unicompartmental knee arthroplasty: a long-term study[J]. The Knee, 2014: S20-S25.

[29] Aleto T J, Berend M E, Ritter M A, et al. Early failure of unicompartmental knee arthroplasty leading to revision[J]. The Journal of Arthroplasty, 2008, 23(2): 159-163.

第4章 单髁关节置换手术技术

本章内容

第一节 单髁关节置换手术设计原理

1. 单髁关节置换和全膝关节置换手术技术有何不同？

关节置换手术操作都是通过一系列截骨操作创造一个间隙，以便容许假体植入，实现完美填充，而且要求假体植入关节表面后，膝关节整个运动范围内，周围韧带能保持张力，实现正常运动。单髁关节置换只置换一个间室，通过去除内侧间室病变、植入表面假体，实现内侧间室磨损部位的更换，并且要求金属假体适配未置换间室来获得良好运动，因此吴海山教授称之为“客随主便”，技术要求更高。而全膝关节置换是涉及三间室的全关节面置换，术中会通过截骨和（或）一系列软组织松解，如 Pie-crust（拉花技术）、骨面缩小等，从而实现内外侧间隙平衡、屈伸间隙大小一致，也就是要求韧带适应全膝关节置换术后的稳定要求，吴海山教授称之为“反客为主”（图 4-1）。

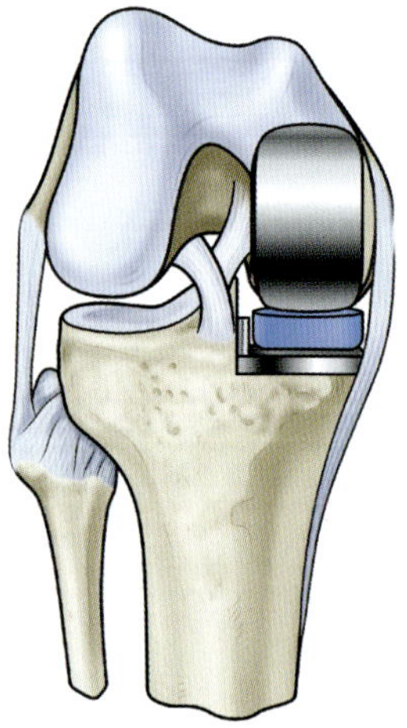

图 4-1 单髁关节置换只置换一个间室，通过去除病变、植入表面假体，适配其他间室而运动

单髁关节置换手术步骤与全膝关节置换手术步骤有很大不同，但实现稳定和韧带平衡的目标没有改变。

单髁关节置换治疗的膝关节前内侧骨关节炎患者的内侧副韧带功能正常，对关节稳定性、下肢力线和半月板垫片的稳定起到了重要作用。因此，单髁关节置换对内侧软组织不进行松解，而单纯通过截骨实现软组织平衡。也就是说，单髁关节置换的软组织平衡，是指完成内侧胫骨平台截骨后，通过对股骨髁远端研磨调整股骨假体相对于股骨解剖放置的位置，获得相等的屈伸间隙，然后选择合适的半月板垫片填充后恢复韧带自然状态。

而在全膝关节置换中，截骨后要求间隙呈矩形，即实现内外侧张力相等。全膝关节置换的“间隙平衡”通常暗含内侧副韧带延长。生理状态下，膝关节内外侧间室的稳定不同，内侧紧、外侧松，差异能达到 5 mm。全膝关节置换时，为获得矩形间隙，内外侧截骨量需要不同，尤其重度内翻膝，需要通过对内侧副韧带松解以达到内侧副韧带与外侧副韧带长度相匹配，从而实现内外侧关节间隙相等及屈伸间隙相等，因此，这并不是一个正常的生理状态关节（图 4-2）。

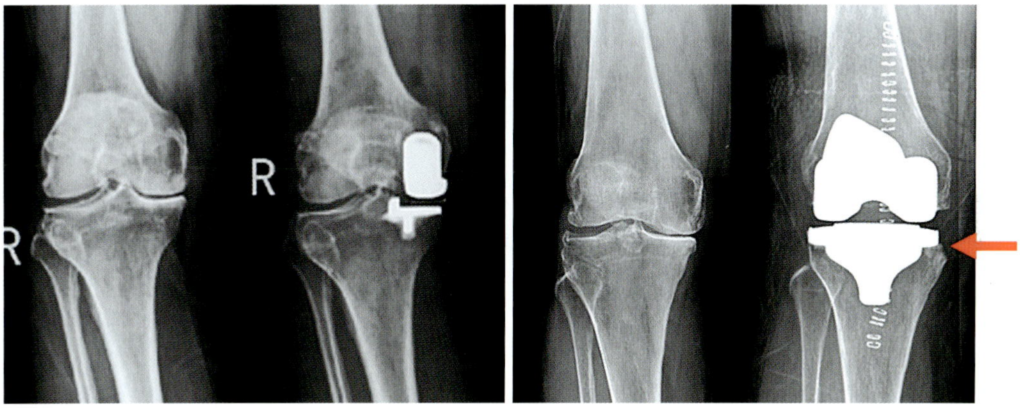

图 4-2 UKA 手术“间隙平衡”只是截骨处理，对内侧不松解。全膝关节置换中“间隙平衡”不仅包含截骨处理，还要内侧组织松解、胫骨内侧缩容（红箭头），从而实现内外间隙平衡，另外，需要对后方松解实现屈伸间隙平衡

2. 牛津单髁关节置换手术设计原理是什么?

做好单髁关节置换，需要理解其设计原理。单髁置换主要适应证是前内侧骨关节炎，对于前内侧骨关节炎，内侧只是软骨磨损，侧副韧带的长度及张力未出现改变，单髁置换就是通过完美的置换填充缺损，恢复到未磨损前的自然状态（图 4-3）。

在正常膝关节，内侧紧、外侧松。膝关节屈曲时，膝关节以“内轴运动”，即股骨内侧髁相对位移很小，而股骨外髁位移较大，股骨外侧不仅存在后滚运动，还存在滑动运动。通过在体成像的方法，对正常膝关节运动的研究发现，正常走路时，股骨外髁会向后移动平均 4.3 mm，而内髁仅平均移动 0.9 mm。在深蹲活动时，股骨外髁向后移动 12.7 mm，而内髁仅仅向后移动 2.9 mm。在进行上、下

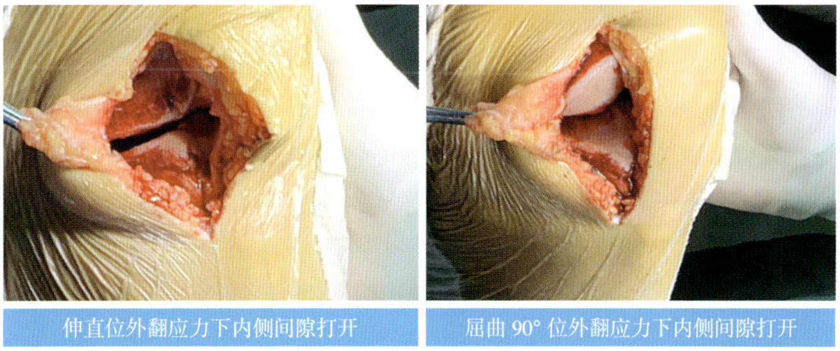

图 4-3 膝关节前内侧骨关节炎，应力下内侧完全可以恢复自然状态。单髁关节置换就是填充缺损，恢复自然状态

楼梯及从椅子上坐起这几个动作时，膝关节的运动学类似，这说明正常膝关节在屈曲过程中股骨外髁发生后滚时，股骨内侧髁移动明显少于外侧，其运动轨迹是以内髁为轴运动。牛津单髁关节置换就是利用上述的内侧间室运动范围小且解剖恒定的特点而设计。依靠韧带的功能完整，术中实现准确的间隙评估及假体安装，进而实现单髁关节置换术后良好的运动学。

提请大家注意并需要理解的是膝关节锁扣机制（screw-home mechanism）。在人体，随着膝关节从屈曲到伸直，在完全伸直位，膝关节由于锁扣机制而“锁定”。此时，正常膝关节大多数韧带纤维及后方关节囊紧张，若不给予韧带拉伸应力，无论是内侧关节间室还是外侧关节间室都不会分离产生间隙。当膝屈曲超过约 20° 时，后方关节囊和外侧副韧带的纤维松弛，内外侧关节间室关节面可产生一个分离的间隙。这个“生理”间隙受膝关节周围其他 3 条韧带制约，即内侧副韧带和前、后交叉韧带。在整个关节的屈曲运动中，这 3 条韧带都有部分纤维保持静息张力和等容积的运动。不过，随着膝关节屈曲度数的增加，内、外侧间室关节间隙的变化却出现了不同。外侧间室在屈曲 90° 时，外侧间室关节间隙增加至约 7 mm（平均 6.7 mm ± 1.9 mm）。而内侧间室关节间隙在整个膝关节屈曲运动中并没有显著增加，屈曲 90° 时，内侧间室关节间隙仅变化约 2 mm（平均 2.1 mm ± 1.1 mm）。

屈膝时，外侧副韧带和后关节囊处于松弛状态，而内侧间室关节间隙在除完全伸直以外的其他屈曲角度范围内恒定不变，这也就说明在膝关节整个屈曲运动中，主要是内侧副韧带和前、后交叉韧带的等容积运动的结果。单髁关节置换后充分填充术前软骨磨损恢复膝关节自然状态，也是这种等容积运动来获得膝关节的稳定和活动半月板垫片的稳定（图 4-4）。

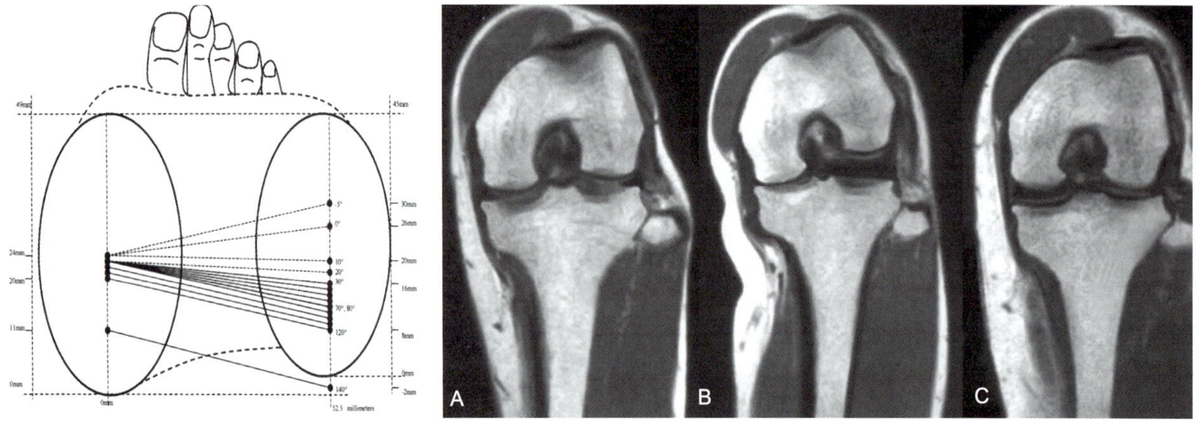

图 4-4　膝关节 MRI。左图示意膝关节“内轴运动”。右图为 MRI 扫描示意“内侧紧、外侧松”，其中：（A）中立位、（B）被动内翻位、（C）被动外翻位（引自 Tokuhara Y, Kadoya Y, Nakagawa S, Kobayashi S, Takaoka K. The flexion gap in normal knees an MRI study. J Bone Joint Surg. Br 2004: 861133–6）

膝关节前内侧骨关节炎的内侧副韧带和前、后交叉韧带均保持完整，功能正常。然而，有些患者后关节囊却发生挛缩，导致固定屈曲畸形。这些因素降低了内侧间室关节间隙，以至于在接近完全伸直时，内侧间室关节间隙就降低为零。牛津单髁关节置换选择将屈曲 20° 位的关节间隙作为伸直间隙进行评估，以保证后关节囊松弛。单髁关节置换的手术适应证要求屈曲畸形小于 15°。选择屈曲 20° 的间隙作为伸直间隙的评估，理论上是合乎逻辑的。屈曲超过 20° 后，因为有正常的内侧副韧带和交叉韧带的牵拉制约，骨关节炎的膝关节内侧关节间室跟正常的膝关节内侧间室一样，内侧间室关节间隙变化规律没有改变。

牛津单髁关节置换设计及操作特点就是基于上述的解剖特征，先基于屈曲位正常的解剖特征建立屈曲间隙，然后根据屈曲间隙大小建立伸直间隙，最后实现“间隙平衡”。手术器械的设计也是基于屈曲间隙去调整伸直间隙，而不改变屈曲间隙。

第二节 单髁关节置换假体相关技术原理

(一)牛津单髁关节置换的胫骨假体相关问题有哪些?

1. 胫骨假体尺寸设计特点是什么?

胫骨假体共分为AA、A、B、C、D、E、F七个型号。在所有序列,胫骨假体厚度都是2.8 mm,加上骨水泥厚度后约3 mm。胫骨假体型号每递增一个码,假体长度递增3 mm,宽度递增2 mm。

但是,特殊之处是:①AA与A型号假体长度相同,宽度小2 mm;②A与B型号假体宽度相同,长度小3 mm(图4-5)。

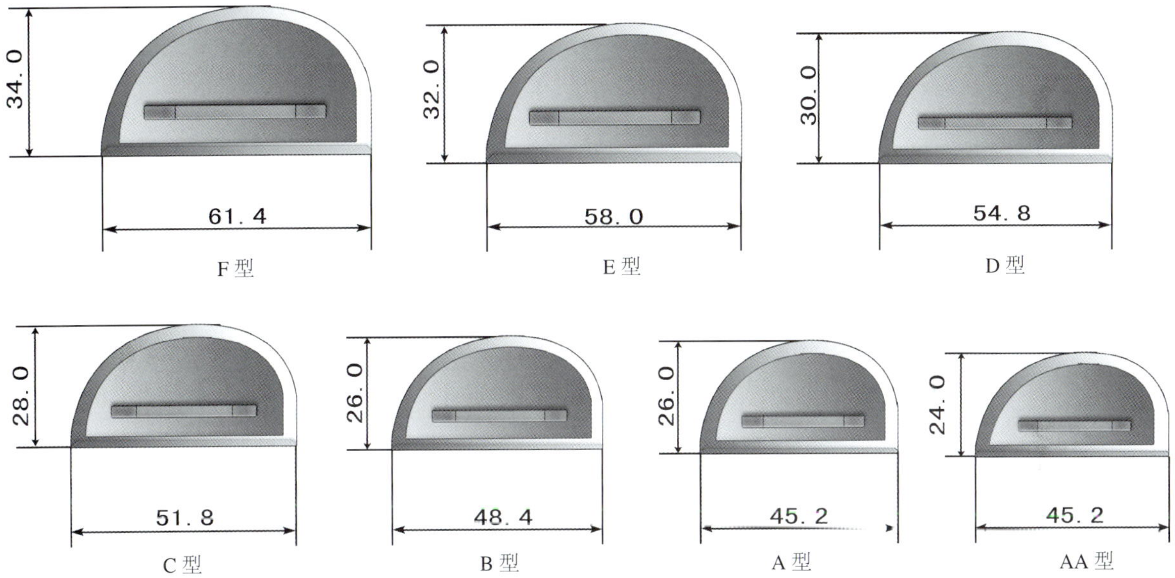

图4-5 胫骨假体型号及尺寸(单位:mm)

2. 如何确定胫骨截骨深度?

胫骨髓外定位截骨向导用于指导水平截骨。胫骨截骨水平的高低同时影响伸直和屈曲两个间隙。手术是先行屈曲位截骨,屈曲位通过胫骨截骨建立屈曲间隙。这个间隙约7 mm,也就是能承纳胫骨假体和聚乙烯垫片的厚度,因为常用的半月板垫片厚度为4 mm,胫骨托及骨水泥厚度为3 mm,二者合计为7 mm。

胫骨截骨量: 截骨量取决于骨关节炎的磨损程度和计划安装的聚乙烯垫片厚度。如上述,若计划使用半月板垫片4 mm,截骨后应建立7 mm的屈曲间隙。若计划使用半月板垫片5 mm,截骨后应建立8 mm的屈曲间隙。

操作方法: 胫骨截骨前,首先进行关节间隙张力和关节磨损程度的评估。通过插入股骨匙勺充分撑起内侧间室,恢复内侧软组织自然状态的张力,从而评估关节间隙张力和关节磨损程度,匙勺厚度分别为1 mm、2 mm、3 mm。通常,1 mm的匙勺即可以保证韧带正常张力,但是偶尔由于胫骨磨损较深或韧带松弛，会用到 2 mm 或 3 mm 的匙勺。由于截骨目标是距离股骨髁远端关节面下产生 7 mm 的间隙，当插入厚的匙勺后，胫骨截骨就会相应减少。一旦股骨匙勺大小确定，连接 G 形夹持器及胫骨截骨向导。

G 形夹也有辅助截骨深度确定的作用。G 形夹可根据期望的放置半月板垫片厚度选择相应的型号，如3号或4号。3号G形夹适用于计划3 mm聚乙烯垫片，4号G形夹适用于计划4 mm聚乙烯垫片。4 号 G 形夹相比 3 号 G 形夹会增加 1 mm 胫骨截骨量。为实现准确胫骨水平截骨，除特别瘦小的患者使用 3 mm 聚乙烯垫片，一般常使用 4 mm 聚乙烯垫片。推荐在刚开始开展单髁置换手术时用 4 mm 聚乙烯垫片，因为这样容易操作，上下调整（增厚或减薄垫片）都有余地。为了创造 4 mm 聚乙烯垫片和 3 mm 胫骨托的屈曲间隙，胫骨截骨应该是在距离股骨后髁关节面 7 mm 水平，这时内侧副韧带刚好处于紧张状态。股骨假体安装在原始关节面上，中间置入 4 mm 聚乙烯垫片，刚好保持原始的韧带紧张度。

注意事项：胫骨截骨不足，术中可能需要反复截骨。截骨量太多，会导致内侧间室间隙过大，需要厚的半月板垫片植入填充，甚至可能没有足够厚的半月板垫片可供植入。截骨太多同时会造成胫骨平台支撑减弱而容易出现骨折、塌陷、松动（图 4-6~ 图 4-10）。

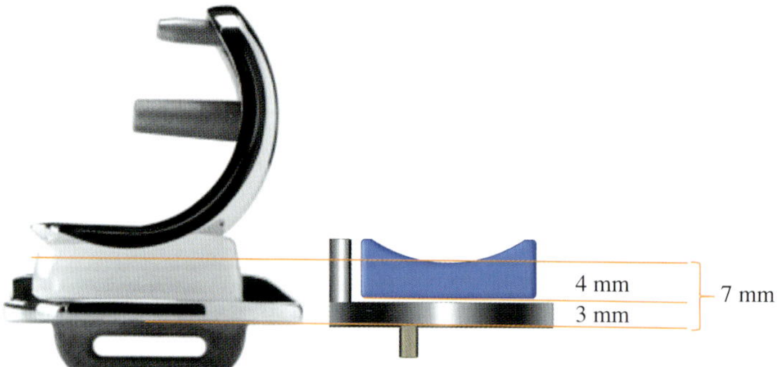

图 4-6 胫骨截骨量取决于计划安装的聚乙烯垫片厚度，若计划使用 4 mm 半月板垫片，截骨后应建立 7 mm 的屈曲间隙

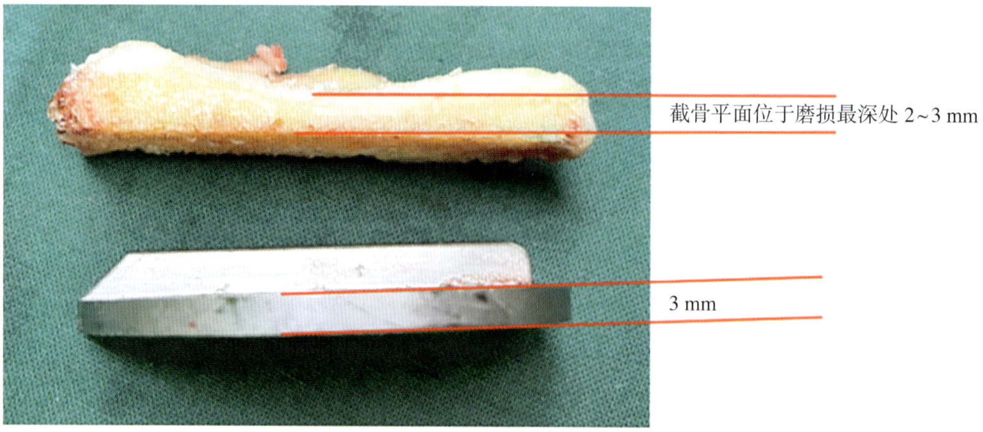

图 4-7 胫骨水平截骨通常在胫骨磨损最深处 2~3 mm

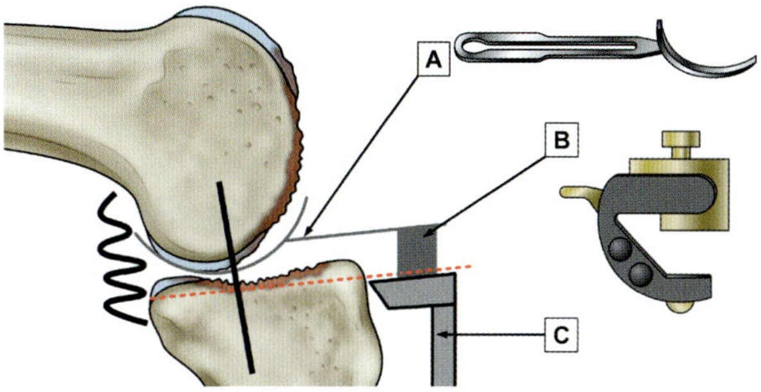

图 4-8 胫骨截骨水平及参考面。A. 股骨匙勺测量大小；B. Oxford G 形夹；C. 胫骨髓外定位截骨向导

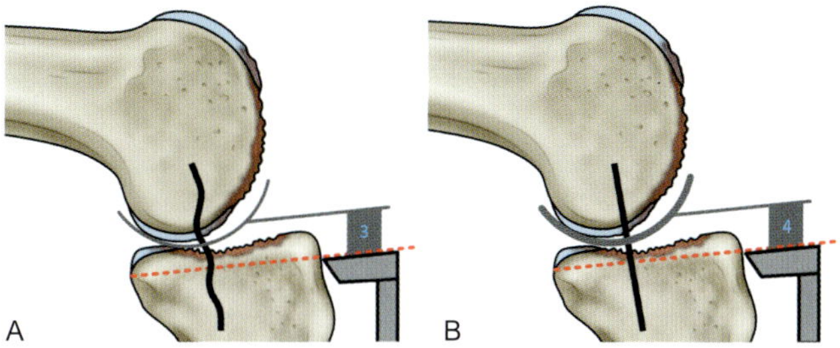

图 4-9 插入恰当的股骨匙勺，撑起 MCL。当插入厚的匙勺后，胫骨截骨就会相应减少

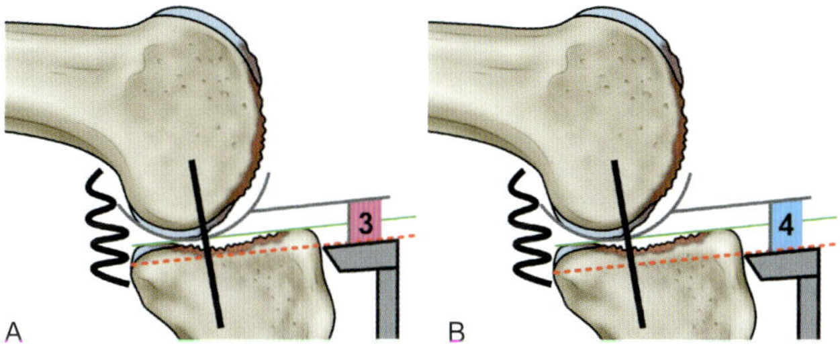

图 4-10 A. 3号G形夹适用于3 mm聚乙烯垫片；B. 4号G形夹适用于4 mm聚乙烯垫片，自股骨后髁关节面（关节线）向下截骨 7 mm，以安装 4 mm 聚乙烯垫片及 3 mm 胫骨平台，相比 3 号 G 形夹会增加 1 mm 截骨

3. 如何准确进行胫骨平台假体大小选择？

胫骨平台假体要尽可能多地覆盖于截骨平面上，以增大负荷向下传递的面积，进而减少并发症，如疼痛、松动、骨折等。胫骨平台截骨后，将胫骨平台截出的骨片截骨面与对侧胫骨平台模板背面相对比，可以帮助假体大小选择（图 4-11）。

胫骨平台假体大小选择原则：①胫骨平台假体应该覆盖胫骨截骨面后侧皮质上；②假体内侧边缘必须达到胫骨截骨面的内侧骨皮质。

胫骨假体后缘要覆盖胫骨平台后侧骨皮质。因为膝关节屈曲时，半月板垫片向后滑行甚至滑出胫骨平台后缘，所以胫骨平台截骨面的后方全覆盖很重要。除此以外，膝关节屈曲时，大部分负荷主要经后部向下传递，这时也更需要胫骨后侧骨皮质做支撑。

胫骨平台假体内侧边缘必须达到胫骨截骨平面的内侧骨皮质。覆盖不足，假体下的骨松质支撑能力不足，容易出现早期的假体松动。但是假体悬出也不好，若假体悬出超过 2 mm，会造成周围软组织激惹引起疼痛。事实上，过多的悬出也没有必要，因为小一型号的胫骨假体宽度会小 2 mm。但

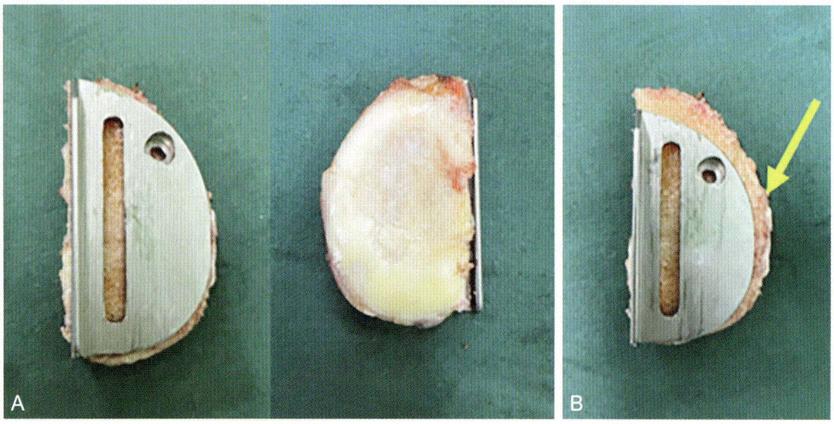

图 4-11 将胫骨平台截出的骨片截骨面与对侧胫骨平台模板背面相对比，可以帮助评估假体大小

若选胫骨假体不能完全覆盖截骨面时，可以选择稍大一型号的假体（图 4-12、图 4-13）。

有时，假体为了满足上述两条要求，即内侧缘到达胫骨截骨面内侧骨皮质、后侧到达后侧骨皮质，经常会出现胫骨前侧小部分截骨面未被覆盖。但若胫骨前侧截骨面未被覆盖超过 3 mm，可以向外移重复垂直截骨，这样外移增加 2 mm，就可以使用大一型号假体。大一型号的假体宽度增加 2 mm、前后径增大 3 mm。

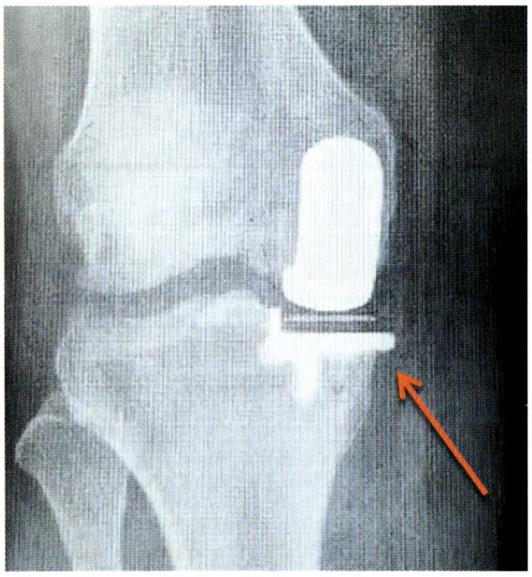

图 4-12 假体悬出超过 2 mm，会造成周围软组织激惹引起疼痛

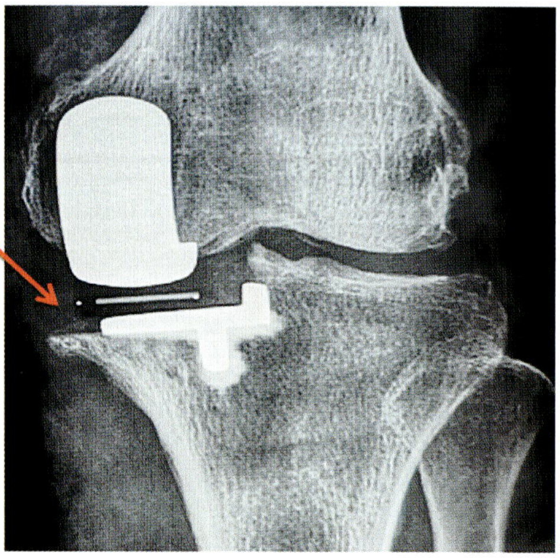

图 4-13 假体覆盖不足，假体下的骨松质支撑能力不足，容易出现早期的假体松动

4. 胫骨假体后倾的设计如何？

在矢状面上，内侧胫骨平台有平均 7° 的自然后倾，范围在 0°~15°。牛津单髁关节置换假体没有考虑膝关节解剖差异，胫骨截骨导向器的后倾都设为 7°，也就是平均的后倾 7°。牛津单髁关节置换假体设计及操作特点是基于屈曲位正常的解剖特征建立屈曲间隙，然后根据屈曲间隙大小再建立伸直间隙，该运动区域是单半径假体设计，适配关节韧带运动，因此，牛津单髁假体设计者认为胫骨后倾的影响自动在关节间隙平衡时而消除。

但是，后倾明显影响生物力学及临床结果。我们前期建立了 UKA 有限元模型并研究后倾角度改变对应力改变的影响，发现增大胫骨假体后倾可使胫骨后内侧皮质及松质骨应力逐渐增加，且增大了外侧间室载荷和软骨接触应力，而胫骨前倾使胫骨前内侧皮质应力明显增加。另外，过大的后倾角可能增加假体松动甚至前交叉韧带（ACL）断裂风险。另有学者报道，发现术前术后内侧平台后倾角差别大于 2.19° 会增加垫片脱位的风险[1]。因此，我们推荐后倾角度要个体化，当然对于大多数人适用于后倾 7°。若是患者胫骨平台术前的后倾较小，建议单髁置换手术时适当调整减少后倾角度（图 4-14、图 4-15）。

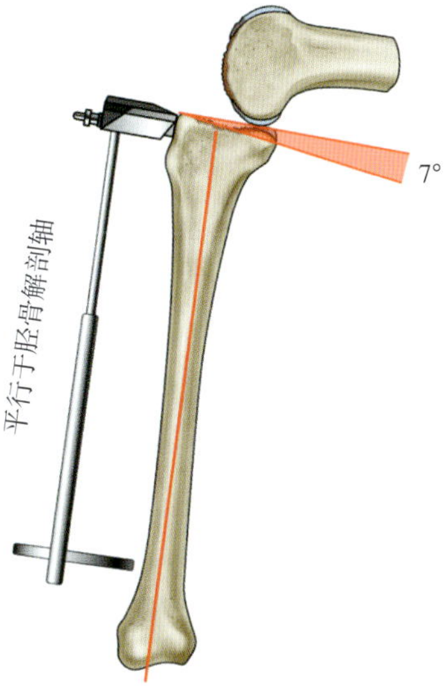

图 4-14 内侧胫骨平台后倾 7° 截骨

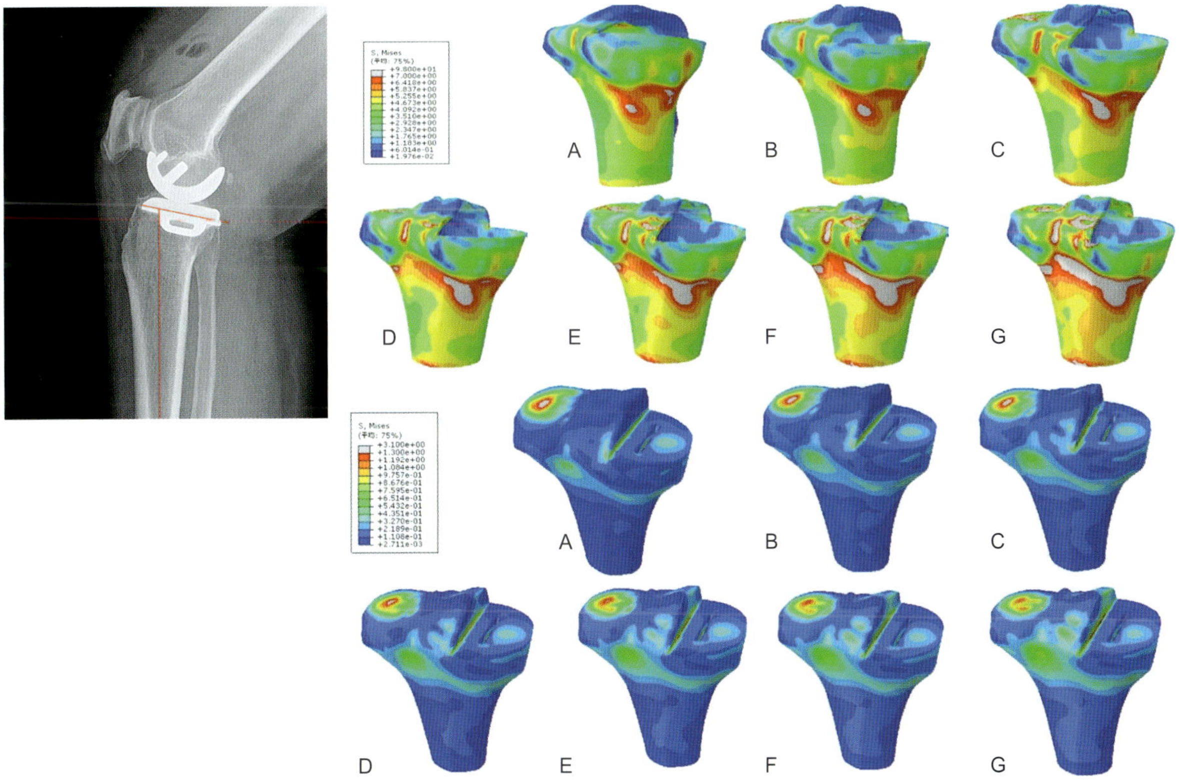

图 4-15 后倾角度过大，使胫骨后内侧骨质应力增加，增加假体松动甚至前交叉韧带断裂风险。图示不同后倾角度单髁膝关节置换模型皮质骨、松质骨的 Von Mises 应力分布（注：A 为前倾 2°，B 为后倾 0°，C 为后倾 3°，D 为后倾 5°，E 为后倾 7°，F 为后倾 9°，G 为后倾 11°）：胫骨后侧及后内侧皮质应力随后倾角度的逐渐增大而增大，而前内侧皮质应力逐渐减小

5. 如何确定胫骨假体内翻–外翻?

胫骨水平截骨的目标是制备出与机械轴垂直的截骨面，也就是与地面平行的平面，这样才能使负荷传递均匀。胫骨截骨利用胫骨的髓外定位截骨向导来辅助截骨，由此实现胫骨平台假体安装在冠状面上与胫骨长轴呈 90° 的目标。牛津单髁置换虽然容许胫骨假体 ±5° 以内的成角偏移，但是建议避免胫骨假体内外翻。生物力学研究显示胫骨假体内外翻角影响膝关节运动学和骨支撑力。当胫骨假体内翻角逐渐增加，关节面向内侧倾斜，加速聚乙烯内衬磨损和碎裂的风险。同时胫骨假体内翻放置时，股骨和胫骨假体接触点相应内移，内侧边缘接触应力逐渐增大，外侧边缘接触应力逐渐减小，不仅增加胫骨内侧平台骨折的风险，而且可能导致胫骨内侧因应力过大而疼痛（图 4-16~ 图 4-18）。

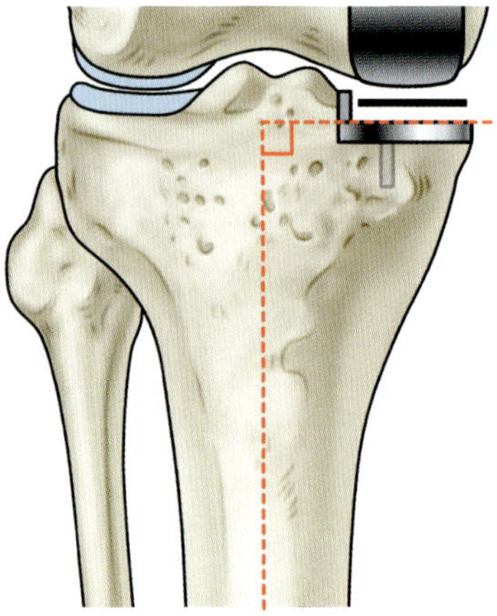

图 4-16 胫骨假体正位位置（假体与胫骨轴成角 90°）

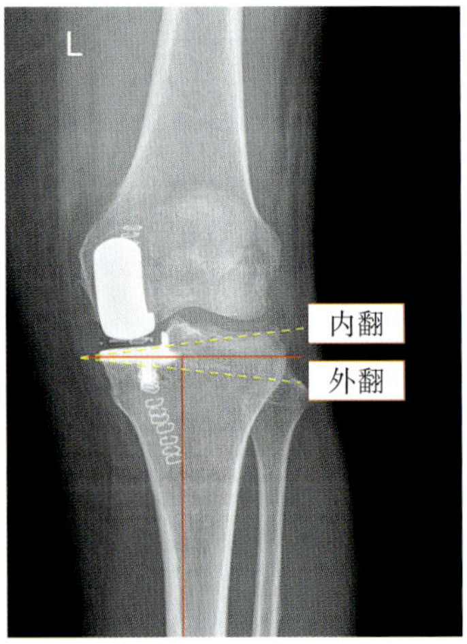

图 4-17 胫骨假体内外翻

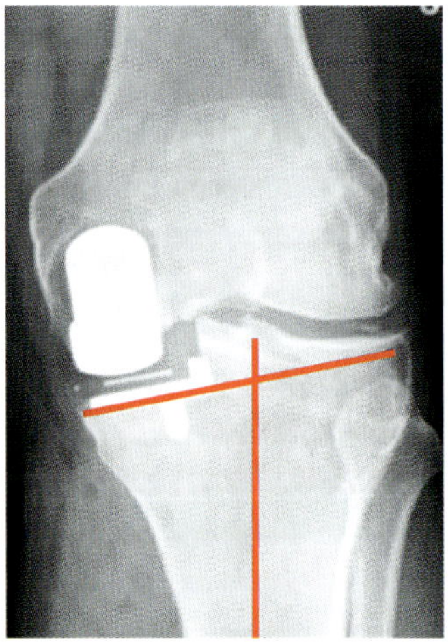

图 4-18 胫骨假体过大的内翻，内侧皮质应力和剪切应力增大，加速聚乙烯内衬磨损

6. 如何确定胫骨垂直截骨的位置及方向?

胫骨平台假体的外侧竖壁（靠近胫骨平台髁间嵴的那一侧）的放置位置及方向是由胫骨平台垂直截骨决定。屈膝位，对胫骨平台髁间棘进行垂直截骨，锯片要靠近胫骨髁间嵴的内侧，指向同侧髂前上棘（ASIS）。这个截骨方向也就是在膝关节屈伸平面上，与活动半月板垫片的前后运动方向大致相同。

胫骨垂直截骨特别重要：不仅影响胫骨假体的大小，而且影响后续股骨假体的安装及术后半月板垫片的运动轨迹。

存在的问题：

（1）垂直截骨过度偏向外侧：损伤交叉韧带止点，胫骨假体偏大且中心线外移，与股骨中心线间距过大而存在半月板旋转脱位的风险。

（2）垂直截骨过度偏向内侧：胫骨假体偏小，股骨假体或垫片撞击，胫骨平台骨折等。

（3）垂直截骨过度内旋：膝关节从屈曲到伸直时，垫片可能会存在伸直位撞击。

（4）垂直截骨过度外旋：膝关节从屈曲到伸直时，垫片在完全伸直位存在过度悬出、撞击内侧组织而导致疼痛，深屈曲位垫片撞击竖壁。

特别提醒的是，任何不良的撞击都会导致胫骨或股骨假体的不稳定或垫片脱位，从而出现假体松动、移位和失效等。

7. 为什么胫骨垂直截骨要做稍内旋截骨?

在牛津单髁设计者的专著（*Unicompartmental Arthroplasty with the Oxford Knee*）中，胫骨垂直截骨方向有所不同，在第一版中是指向股骨头中点（centre of hip），在第二版中指向髂前上棘（ASIS）（图 4-19）。这提示，即使设计者，也对这个指向存在不确定性。一方面是因为个体差异较大，另一方面，现实中手术操作时也存在很多问题，比如体位摆放、无菌单覆盖导致解剖参考难以确定，甚至定位失误等。

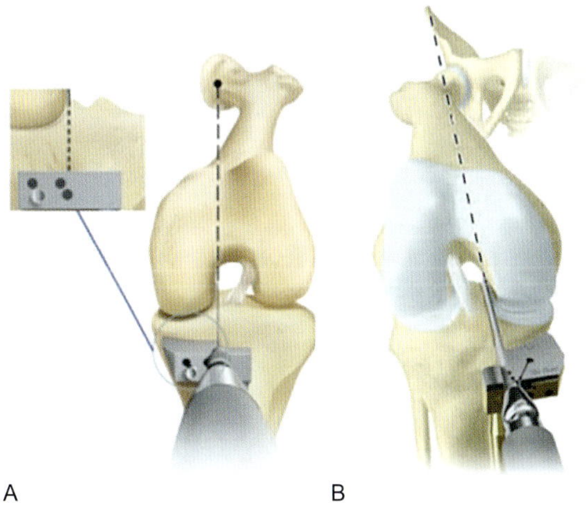

图 4-19 胫骨垂直截骨方向。A. 第一版是指向股骨头中点；B. 第二版指向髂前上棘

虽然参照髂前上棘相对容易，但考虑膝关节的锁扣机制，在临床手术操作时，我们倾向轻度内旋截骨。我们在触摸到髂前上棘的参考下，足踝处于中立位，保持锯片长轴与足踝方向一致，轻度内旋 5°～10° 进行垂直截骨。原因是，单髁置换垂直截骨是在屈曲位进行，随着膝关节被动伸直，由于膝关节锁扣机制的存在，胫骨会相对外旋 10°～15°，由此术后完全伸直站立时，胫骨假体处于标准的中立位，膝关节中立位拍片也更标准。另外，更为重要的是，由于膝关节锁扣机制的存在，在牛津单髁置换，半月板垫片随着股骨假体而运动，股骨假体相对胫骨会在最后伸直的阶段存在旋转，采用胫骨轻度内旋截骨，可以保证股骨与胫骨之间的良好运动协调，而不至于导致半月板衬垫旋转过度出现撞击、脱位等问题（图 4-20、图 4-21）。

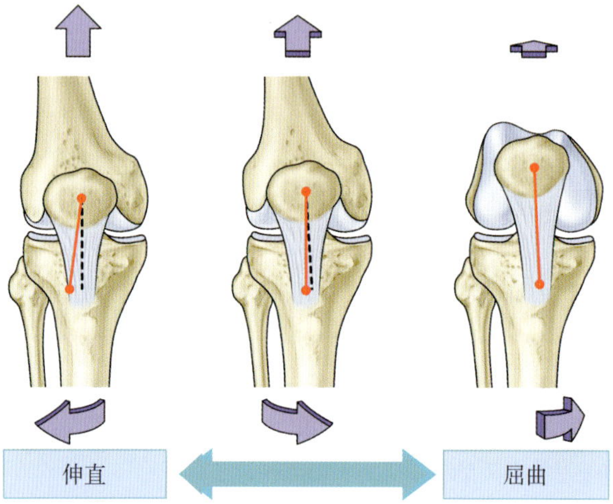

图 4-20 膝关节锁扣机制

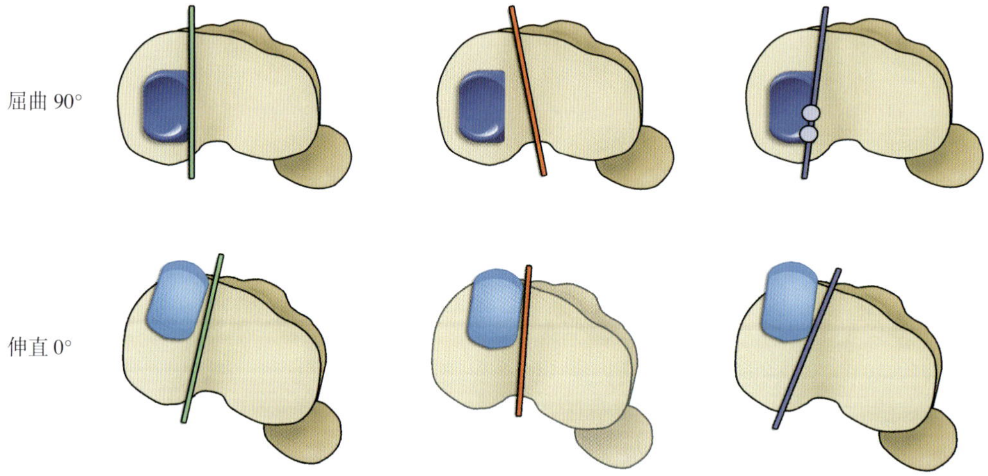

图 4-21 轻度内旋进行胫骨垂直截骨。原因是单髁置换垂直截骨是在屈曲位进行，由于膝关节锁扣机制，从屈曲到完全伸直，胫骨相对外旋 10°~15°。半月板垫片随股骨假体而运动。胫骨垂直截骨稍内旋，可以获得更好的半月板运动轨迹，而不至于旋转过度，同时术后中立位拍片也会更标准

（二）牛津单髁关节置换的股骨假体相关问题有哪些?

1. 股骨假体设计特点是什么?

牛津单髁关节置换股骨假体设计为球面假体，源于股骨矢状面近球面的解剖特征。解剖学上，在矢状平面中，股骨内侧髁呈弧形，屈膝关节面（FF）及伸膝关节面（EF）均为半径不同的圆，平均半径为 22 mm。后角关节面（PHF）的半径很小，仅在膝关节极度屈曲时接触内侧半月板的后角，并不与胫骨平台接触。膝部向前延伸为前角关节面（AHF），在完全伸直时与胫骨前缘接触（图 4-22）。

牛津单髁关节置换股骨假体设计利用上述解剖特征，在矢状面上的设计是单半径圆形的，这使得大部分接触面可以模拟膝关节内轴运动，虽然假体前部关节面不能与原来关节面相一致，但是二者相近。牛津单髁关节置换的股骨后髁进行等量截骨，保证假体安装后与未发生病变前膝关节一致，

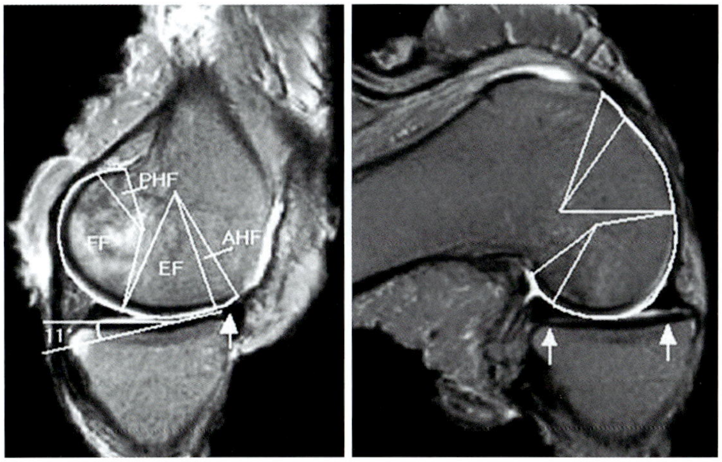

图 4-22　股骨内侧髁解剖特征。AHF（anterior horn facet）：前角关节面；PHF（posterior horn facet）：后角关节面；EF（extension facet）：伸膝关节面；FF（flexion facet）：屈膝关节面。箭头所指为半月板［引自 Martelli S, Pinskerova V. The shapes of the tibial and femoral articular surfaces in relation to tibiofemoral movement[J]. J Bone Joint Surg Br, 2002, 84(4): 607-613.］

远端应用筒型钻研磨截骨塑造球面。这种巧妙的设计，一方面方便了操作，另一方面，也巧妙利用屈曲位解剖正常的特点做参考，使得截骨精确。股骨假体植入前，去除假体前缘骨质，可以更好适配膝关节完全伸直时运动，避免假体前缘造成撞击。近年来出现了双柱假体，容许大约屈曲 10°~20° 植入，假体相应延伸大约 17°，接触面增大，降低了高屈曲时聚乙烯垫片前后缘应力（图 4-23、图 4-24）。

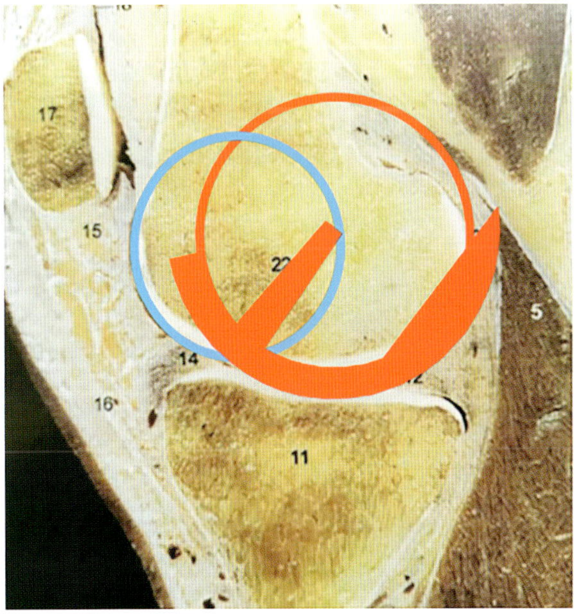

图 4-23　牛津单髁关节置换股骨假体是单半径设计，以匹配股骨内侧髁圆形设计

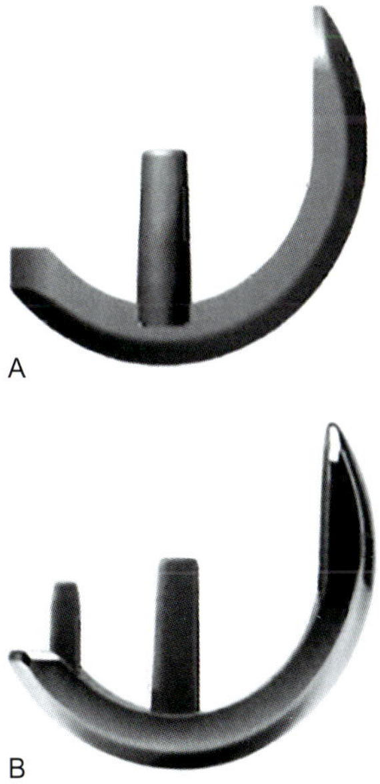

图 4-24　Oxford 股骨假体。A. 单柱；B. 双柱

2. 股骨假体尺寸大小设计如何？

股骨假体有 5 种型号，分别是超小号（Extra Small）、小号（Small）、中号（Medium）、大号（Large）、超大号（Extra Large）（表 4-1）。型号不同，半径不同，因此手术时对应的配套器械有 5 盒。股骨假体后髁实行等量截骨的原则，以保证关节线不变，因此，股骨后髁的截骨量因股骨假体型号不同而不同。根据不同假体型号半径不同，股骨后髁截骨厚度从 5.50 mm（超小号）到 7.45 mm（超大号）不等。另外，由于股骨尺寸的不同，各个型号之间半径不同、钻孔深度不同，这也造成不同型号之间相互更换比较困难（图 4-25）。

表 4-1　股骨假体型号及尺寸

股骨假体型号	半径尺寸（mm）	后髁厚度（mm）
超小号（Extra Small）	20.3	5.45
小号（Small）	22.0	5.91
中号（Medium）	23.8	6.4
大号（Large）	25.7	6.9
超大号（Extra Large）	27.5	7.4

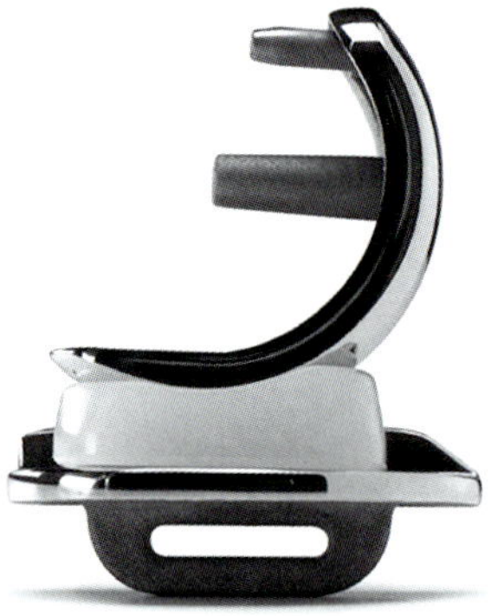

图 4-25　单髁关节置换假体

3. 股骨假体型号如何选择？

股骨假体型号的选择有以下三种方法：

（1）**匙勺术中测定**：匙勺可以用于确定股骨假体大小型号。与股骨假体型号相对应，匙勺也分为 5 种型号：超小号（Extra Small）、小号（Small）、中号（Medium）、大号（Large）、超大号（Extra Large）。国外患者常用中号，而我们东方人体型相对较小，更多使用的是小号，偶尔体型大的患者使用大号。匙勺确定股骨假体大小型号的方法是：屈曲位，沿着膝关节内侧间隙插入匙勺，匙勺大小要跟股骨髁原始大小相似，与磨损后的股骨硬化骨关节面有 3~5 mm 的间隙（图 4-26）。

股骨大小测量

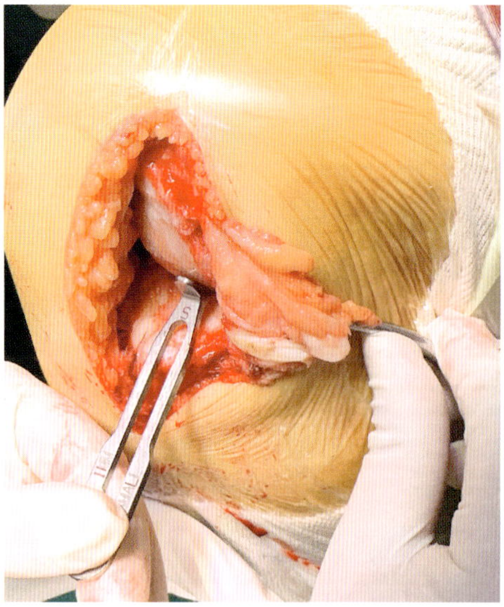

图 4-26　匙勺用于确定股骨假体大小型号。匙勺大小跟股骨髁原始大小应相似，与磨损后的硬化骨关节面有 3~5 mm 的间隙

（2）**根据患者身高、性别来选择：**在进行手术之前，股骨假体的型号可根据患者身高、性别来判断（表 4-2）。手术时，可以根据股骨假体大小和胫骨假体大小进行适当调整。

表 4-2 基于身高、性别、胫骨假体大小的股骨假体大小型号选择

女			男		
身高	股骨	匹配胫骨	身高	股骨	匹配胫骨
＜155 cm	超小号	AA，A，B	＜160 cm	小号	A，B，C
155～165 cm	小号	A，B，C	160～175 cm	中号	C，D
165～175 cm	中号	C，D	175～185 cm	大号	E，F
＞175 cm	大号	E	＞185 cm	超大号	F

对体型较小的女性，使用小号的股骨假体比较合适，而对体型较大的男性，则需要使用大号的股骨假体。超大号的股骨假体很少在中国人使用。由于中国女性普遍体型偏小，超小号有时候会用到。

假体型号不确定时候，可以采用“趋中”原则。如果假体尺寸介于小号和中号之间，或者大号和中号之间难以确定时，则采用中号股骨假体比较合适。同样，如果尺寸介于超小号和小号之间难以确定时，则采用小号的股骨假体；若介于超大号和大号之间难以确定时，则采用大号的股骨假体。实际上，牛津单髁关节置换第一代和第二代假体只有一个型号，即中号，当时手术所使用的唯一型号就是中号，长期随访结果也不错，所以提出“趋中”原则。

（3）**X 线片模板测量：**在既往的手术中，还可以用术前 X 线片模板来选择股骨假体的型号。这对 X 线片要求比较高，需要一个标准的侧位片来进行模板测量。摄片时，应使胶片盒贴在膝关节外侧，而 X 线球管距离膝关节内侧 100 cm。这样产生的 X 线影像放大约 5%，如此方法摄片，标记为 105% 的模板就可以准确临摹使用。X 线胶片采用 100% 的比例打印作模板使用。将模板的轮廓紧贴 X 线片的股骨内侧髁，单柱股骨假体的中央栓柱应与股骨干的长轴平行。因此，理想的股骨假体是假体后关节面伸展到股骨后髁关节面的上沿，但不超出。考虑到股骨后髁关节软骨的保留，完整厚度约 3 mm，股骨后髁模板轮廓的外表面超出 X 线片大约 3 mm（图 4-27）。

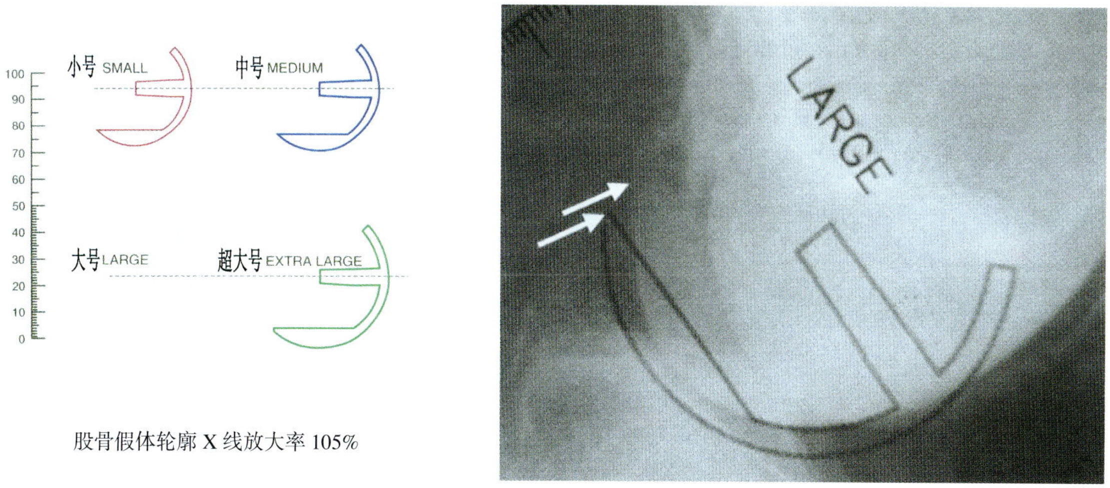

图 4-27 X 线片模板测量

4. 股骨侧定位如何确定?

股骨侧定位准确才能进行准确的股骨截骨。股骨侧的第一步定位是股骨远端关节面钻孔。股骨侧钻孔是应用股骨钻孔向导来辅助操作。

股骨假体有 5 个型号，因此配套的器械有 5 盒。相对应的是，有 5 种型号的股骨钻孔向导、股骨后髁截骨向导、股骨髁远端研磨钻。

股骨远端钻孔定位方法：屈膝位，安放股骨钻孔导向器，其底部贴紧内侧股骨后髁关节软骨，前面贴紧股骨髁远端关节面的硬化骨。连接股骨髓内定位杆，确保截骨力线。

股骨远端钻孔的位置：位于股骨髁远端关节面正中线上，垂直胫骨截骨面的中心线。

应用限深钻头通过股骨钻孔导向器在股骨上钻孔。钻孔的方向平行于股骨钻孔导向器的底部，股骨钻孔长轴与股骨钻孔导向器底部的距离即是股骨假体的半径，钻孔的深度就是股骨研磨栓的长度（图 4-28）。

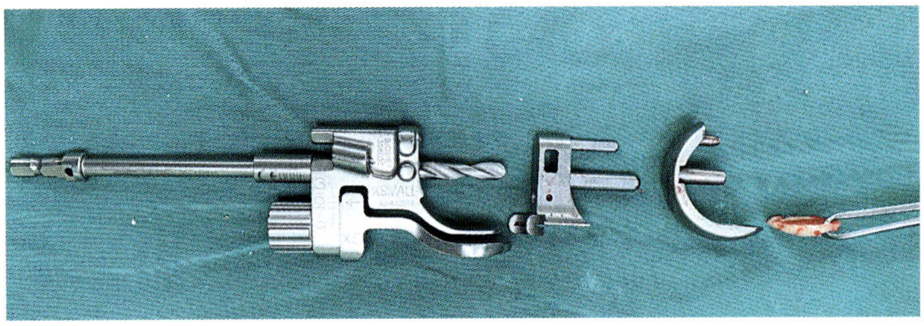

图 4-28 股骨截骨系列向导

注意：股骨远端钻孔的位置位于股骨髁远端关节面正中线上，是垂直胫骨截骨面的中心线，或者说是屈伸运动轨迹线，而不是解剖面长轴线。股骨远端钻孔的位置不准确，会影响假体的安装及半月板轨迹。

5. 股骨后髁截骨是如何设计的?

将股骨后髁截骨导向器插入前述所钻的孔道中，引导进行股骨后髁截骨，应用摆锯截除股骨后髁骨组织及软骨。理想的状态是，股骨后髁截骨厚度要与假体后部的金属厚度相等，也就是等量截骨，这样就保证了屈曲位关节线不变。

股骨假体型号不同，半径不同。股骨钻孔导向器 6 mm 孔和股骨后髁金属托的距离与股骨假体半径相对应。因此，股骨假体型号不同，股骨后髁的截骨量不同（图 4-29~ 图 4-31）。

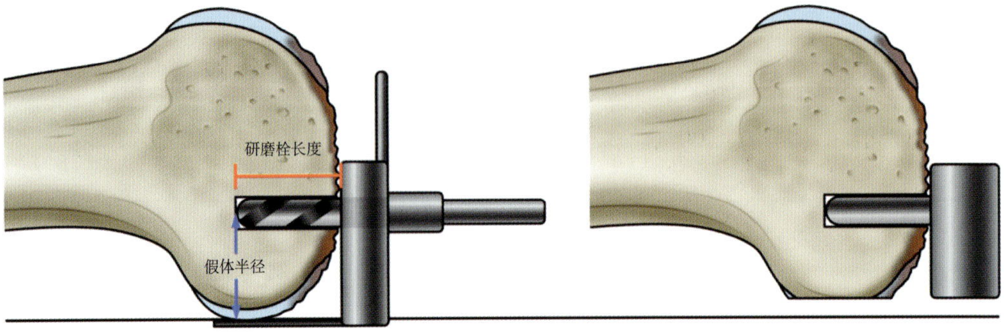

图 4-29 股骨后髁截骨平面

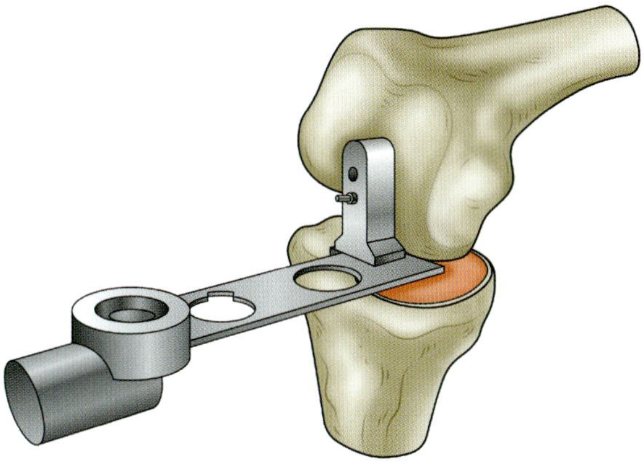

图 4-30　股骨后髁截骨

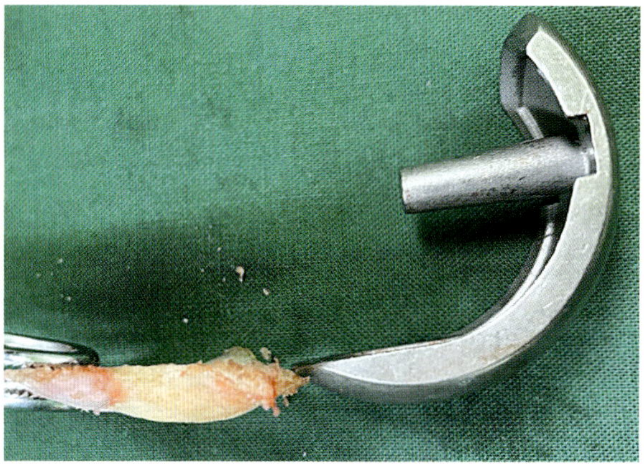

图 4-31　股骨后髁等量截骨

6. 如何进行股骨髁远端研磨截骨?

钻孔插入研磨栓，将股骨筒形磨钻插入研磨栓上，围绕研磨栓通过旋转研磨来进行股骨髁远端研磨截骨。研磨的同时进行塑形以使其与股骨假体内面相匹配。股骨髁远端研磨截骨塑造的是伸直间隙，由此适应匹配前一步骤建立的屈曲间隙（图 4-32）。

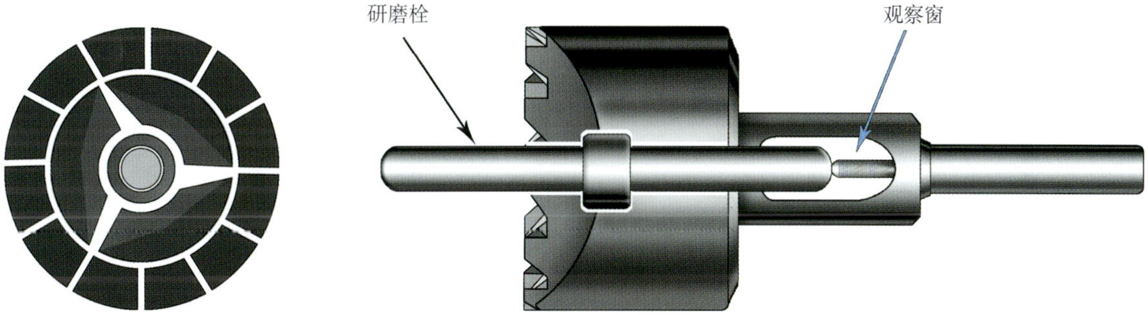

图 4-32　透过筒形磨钻视窗，看见研磨栓柄触及停止栓，研磨即完成

研磨栓型号从 0 号到 7 号共 8 个型号，型号大小是靠颈领的厚度来限制的。从 0 号到 7 号，研磨栓对应中间限深颈领的厚度则以 1 mm 的阶差按型号递减，这样磨钻在股骨内侧髁的截骨量就相对应的以 1 mm 增加。颈领作为研磨过程中限深的一个标记，在研磨到骨面贴近颈领时，磨钻即停止继续深入研磨。从 0 号到 7 号，研磨栓的总长度都是一样的。研磨栓两边的栓柄对称，长度相等，因此使用哪边插入孔道中都行。研磨栓的栓柄有多长，插入孔道中的深度也就有多长。插入孔道后，研磨栓也就分成了两部分：股骨髁外面的部分和插入孔道中的部分。

第一次研磨通常使用 0 号的研磨栓（颈领最厚）对股骨表面进行塑形，以便后面安装股骨试模。这样就如研磨栓的型号所提示，建立起研磨的零点，以方便后续屈伸间隙平衡。安装假体试模后，测量屈伸间隙的差异，从而进一步研磨远端建立伸直间隙，以适应已经建立的屈曲间隙。

膝骨关节炎的股骨髁远端软骨及骨磨损，变得平坦，失去了正常形态，第一次研磨使用 0 号的研磨栓研磨截骨通常主要集中在股骨髁的周边和前方，中间几乎没有骨量的去除。第一次研磨后，常常伸直间隙比屈曲间隙小，所以还需要进一步对股骨远端研磨加大伸直间隙来实现屈伸间隙平衡。第一次研磨后测量屈伸间隙的差异，插入需要进一步研磨对应型号的研磨栓，对股骨远端第二次研磨截骨就可以实现屈伸间隙平衡（图 4-33）。

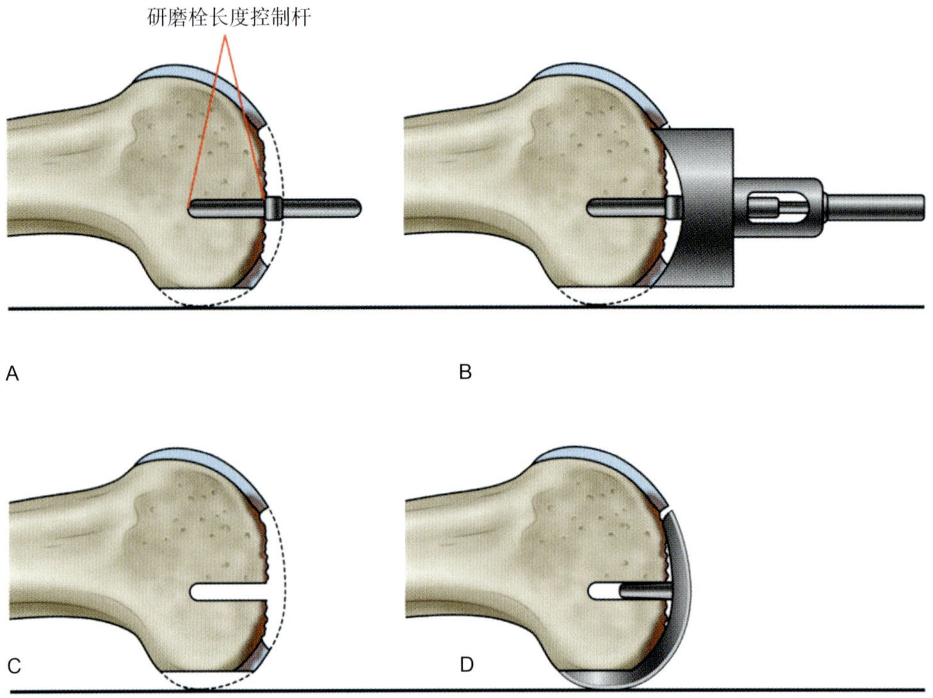

图 4-33 第一次研磨

7. 股骨假体冠状面方向如何放置?

股骨假体涉及三维六自由度，影响半月板垫片的运动轨迹，因此安装准确非常重要（图 4-34~图 4-37）。

（1）**冠状面上**，股骨假体的内外方向的位置控制着胫骨平台上半月板垫片的内外方向位置。冠状面包括屈曲位截骨时的冠状面和伸直位的冠状面。屈曲位，股骨假体冠状面方向是由股骨髁远端钻孔方向决定的，尤其是双柱假体出现后，股骨假体完全由两个孔的方向决定。

注意：股骨假体 6 mm 的主柱应该放置在股骨内侧髁的中央。股骨假体的内外位置及胫骨垂直截骨影响半月板垫片与胫骨竖壁距离。股骨假体相对胫骨放置过度偏内，半月板垫片距离胫骨竖壁就会比较大，这种情况的风险是胫骨假体竖壁对半月板垫片阻挡作用可能失效，出现半月板垫片旋转和脱位。相反，若二者距离太近，半月板垫片可能会撞击胫骨竖壁。

（2）**伸直位的冠状面上**，股骨假体的力线涉及内外翻。股骨假体安装的理想位置是处于机械轴线上。受股骨钻孔方向的控制，股骨钻孔向导连接于髓内定位杆，相对解剖轴线外翻 7°，也就是与机械轴一致。原因是，生理上，股骨机械轴线与股骨解剖轴线大约呈 7° 角。股骨侧采用髓内定位，股骨髓内杆代表股骨解剖轴线，连接杆为 7° 外翻设计。髓内杆非常细，受钻孔插入方向影响，出现 3°~5° 的误差很常见。但是由于股骨球面设计，所以对结果影响不大。股骨假体内外方向的位置，需要在钻孔时手工控制，这是最容易出现错误的地方，因此推荐使用我们改进的对位对线方法进行股骨钻孔定位。

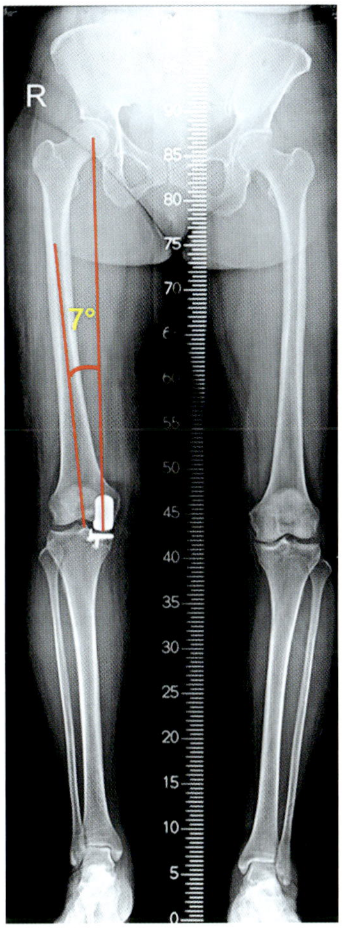

图 4-34 伸直位股骨假体冠状面内外翻方向。股骨假体力线与机械轴一致，与股骨解剖轴呈 7° 角

提醒：为了更准确地安装股骨假体并保证股骨与胫骨良好的对位对线，中日友好医院骨科团队改良股骨定位技术，采用运动学对位对线方法确定股骨假体中心线，由胫骨截骨面来确定股骨假体位置，根据股骨假体中心线及假体机械轴线进行股骨钻孔定位，从而使得股骨假体中心线与胫骨中心线保持一致，半月板垫片运动轨迹满意，半月板垫片靠近胫骨竖壁而不至于间隙过大，实现了半月板垫片的稳定，避免发生过度旋转，降低脱位风险。

（3）**屈曲位的冠状面上**，股骨假体的关节面是球面的一部分，圆心在研磨栓的顶端，当围绕半球中心旋转时，其球面位置不会改变。即使股骨轻度倾斜，关节面的有效接触面积仍然有保证，因此 ±10° 以内的冠状面力线不良不影响临床结果。

8. 股骨假体矢状面的方向及旋转如何?

矢状面上，新一代牛津单髁股骨假体设计为高屈曲放置（相对解剖轴线屈曲 10°），是为了增加深屈曲时股骨与半月板垫片接触面。屈伸平衡由过去的 90° 测量改为 110° 测量，这是为了不受后关节囊的影响。伸直间隙仍然是在屈膝 20° 测

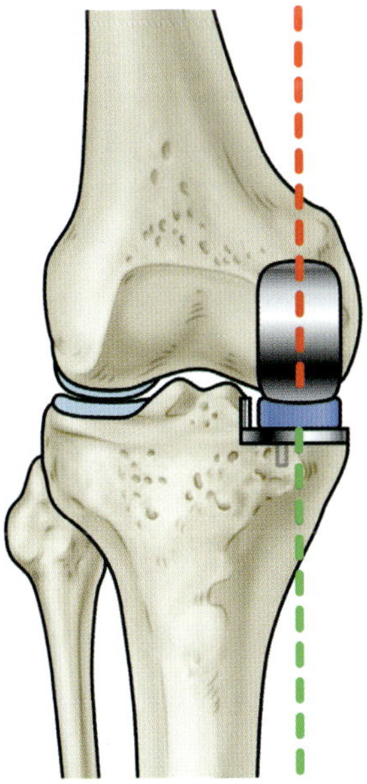

图 4-35 股骨假体的内外方向的位置控制着胫骨平台上半月板垫片的内外方向位置。股骨假体的中心线与胫骨平台中心线一致

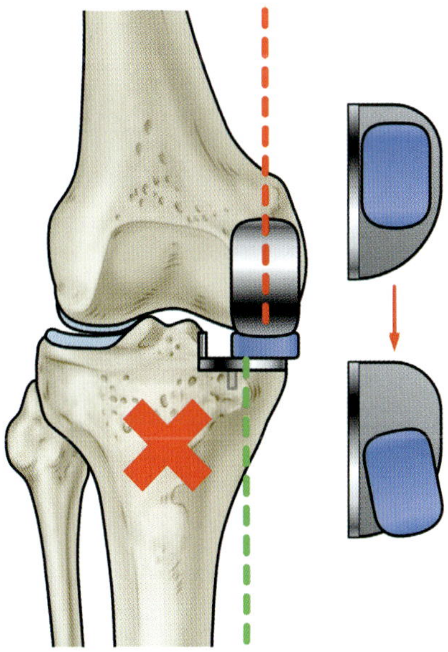

图 4-36 胫骨垂直截骨太偏向外侧或者股骨假体偏内安置，胫骨与股骨中心线间距过大而存在半月板旋转脱位的风险

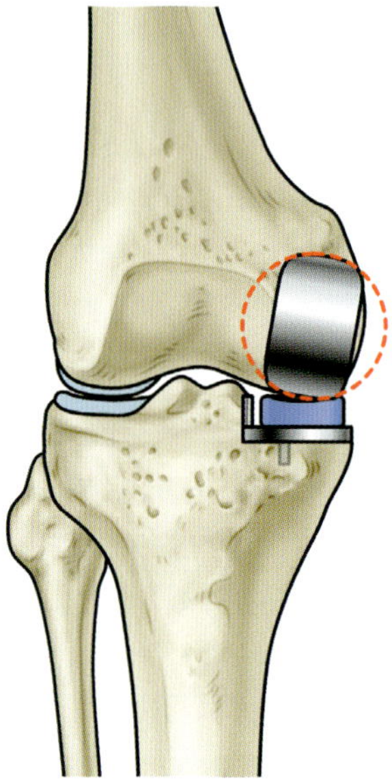

图 4-37 股骨假体力线 ± 10° 以内的力线偏差可以接受

量，屈曲间隙变成 110° 测量。股骨双柱假体屈曲间隙在 110° 屈曲位建立，伸直间隙参考屈曲间隙在后续操作中调整以适应屈曲间隙（图 4-38）。

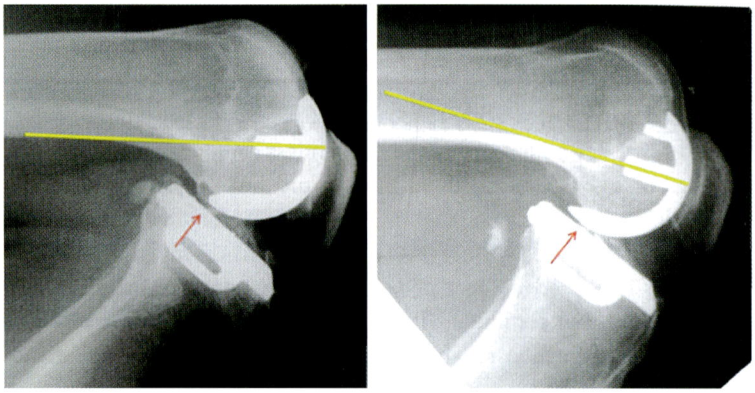

图 4-38 影像学显示，股骨假体屈曲位，增加屈曲接触面积

（三）牛津单髁关节置换的半月板垫片设计相关问题有哪些？

1. 半月板垫片设计特点是什么？

半月板垫片共 7 个型号，厚度从 3 mm 至 9 mm 不等。但是，国内市场上厂家很少备货 8 mm、9 mm 两个型号。目前可安全使用的最薄的聚乙烯半月板垫片型号是 3 号，实际上该型号的半月板垫片最薄处的厚度是 3.5 mm。推荐：除小号（Small）及超小号（Extra small）之外，所有患者尽可能使用 4 mm 聚乙烯半月板垫片。

半月板垫片随股骨假体运动，在胫骨平台上存在前后滑动及旋转运动。股骨假体相对于胫骨平台，在前后方向上移动幅度最大。在前后方向上，活动半月板垫片随股骨前后、内外运动而被动前后、内外运动。半月板垫片虽然在各个方向上活动自由，不受限制，但股骨髁的前后运动及内外运动受周围韧带制约。具有正常韧带张力的膝关节，股骨髁假体在内外方向上的活动度很小，因此半月板垫片只需要很小的活动度就可以匹配它。半月板垫片不受限制，关节面压应力（垂直关节面）与软组织牵张力就可结合在一起沿关节向下传递。这样，骨与假体接触面的剪切力就会降低，从而降低磨损，这也是牛津活动型单髁假体最大的优点。如果半月板垫片活动受限，例如，与骨赘、骨水泥或胫骨假体外侧缘发生撞击，股骨和（或）胫骨的骨假体接触面剪切力增加，就可能导致假体松动、半月板垫片脱位以及膝关节疼痛。

胫骨平台假体平坦，前后缘均无凸起的边缘，对垫片前后方向的运动无限制，也不会影响周围软组织。屈膝时，膝关节后方关节囊松弛，半月板垫片滑向后方。高屈曲时，后缘甚至可以超出胫骨平台后缘。伸膝时，膝关节前方关节囊松弛，半月板垫片移向前内侧。但是由于膝关节最后伸直15°范围的膝关节“锁扣”机制的存在，半月板会存在内旋的现象，半月板垫片前内侧可以超出胫骨平台前缘甚至悬空。若半月板垫片轨迹不良，可以引起膝关节完全伸直时过度悬出胫骨平台前缘撞击内侧软组织，而引起疼痛。另外，轨迹不良可引起过大的旋转，容易出现脱位（图4-39）。

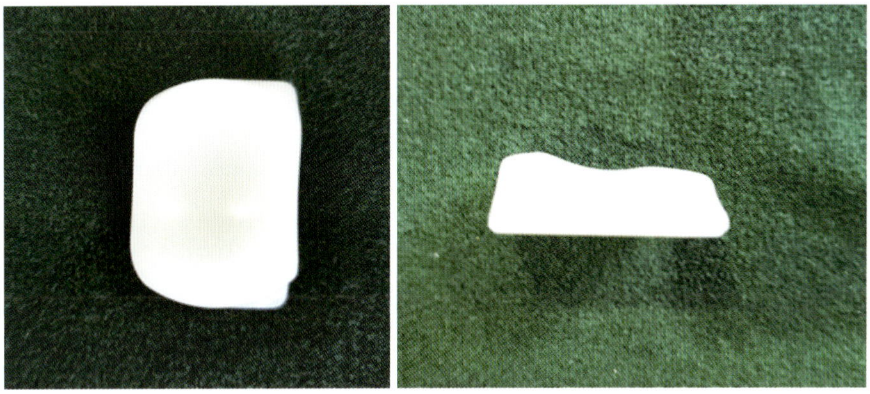

图4-39　半月板垫片

2. 半月板垫片的旋转和稳定特点是什么？

半月板垫片随股骨假体运动。随着膝关节被动伸直，股骨相对胫骨被动内旋20°。随着膝骨关节炎前内侧磨损加重，“罗圈腿”加重，内翻畸形伴股骨外旋，屈曲度数增加，加之软组织畸形，内/外旋的力量增加。股骨假体相对胫骨假体的轴向旋转，也就是股骨假体和半月板垫片接触面上的自旋运动，进而转化为胫骨假体和半月板垫片接触面上的前后平移和旋转运动。股骨假体和半月板垫片接触面呈球-窝结构，胫骨假体和半月板垫片接触面是平面-平面结构，一旦股骨假体旋转，半月板垫片的上下面都会发生旋转。但若其中一个面旋转过度，另一个面的旋转因胫骨假体竖壁而会受到限制，阻止半月板垫片的过度旋转。牛津单髁关节置换假体就利用了这个特点，保证半月板垫片最大限度地被稳定，而不至于旋转过度。若旋转超过90°，稳定性降低，容易前方脱位或后方脱位。为降低脱位风险，股骨假体的位置安放准确非常重要。

3. 如何实现半月板垫片运动轨迹良好？

牛津单髁关节置换的半月板垫片为活动型，术后膝关节的运动轨迹更多地是指半月板垫片相对于胫骨平台假体的轨迹。第三代牛津单髁关节置换假体采用了解剖型的半月板垫片设计，通过钝化前内侧角试图减少撞击和脱位风险。但技术因素相关的半月板垫片轨迹异常，仍然可能导致术后半月板垫片脱位的并发症，甚至导致假体生存率下降。

为获得满意的半月板垫片稳定和良好的运动轨迹，根据中日友好医院骨科经验，建议单髁关节置换每一步都要做到精确，具体细节如下：

（1）应高度重视胫骨侧垂直截骨，它直接影响胫骨侧假体旋转、胫骨假体大小、胫骨假体外侧壁（又称竖壁）- 垫片间距，并进而影响单髁关节置换运动轨迹。我们常常轻度内旋 5° 截骨，以适应膝关节伸直时的“锁扣”机制。

（2）重视股骨假体安装精确，股骨假体中心线与胫骨中心线要保持一致，我们推荐采用运动学对位对线的方法进行股骨钻孔定位，股骨、胫骨假体之间良好的对位对线，可以获得良好的半月板垫片运动轨迹（详见后述）。

（3）若是采用股骨髓内定位的方法，股骨侧开髓点要精准，髓内杆的方向影响股骨钻孔方向，进而影响股骨假体冠状面与矢状面力线。

（4）注意胫骨假体竖壁与半月板垫片间距不宜过大，胫骨假体过度偏外或股骨假体过度偏内都会造成二者间距过大，间距过大会引起半月板垫片的旋转控制机制失效，一般建议间距控制在 1~3 mm。

（5）防止撞击。一定要注意去除残留骨水泥及周边引起撞击的骨赘，避免术后产生撞击导致半月板垫片旋转而脱位（图 4-40、图 4-41）。

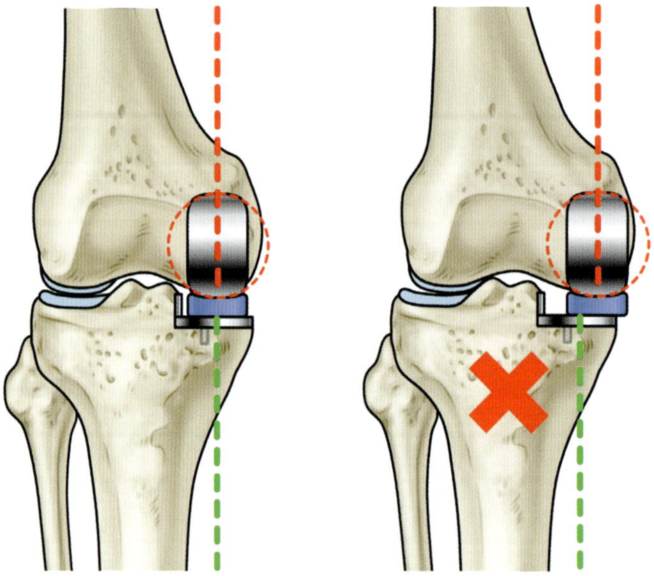

图 4-40 股骨假体中心线与胫骨中心线一致

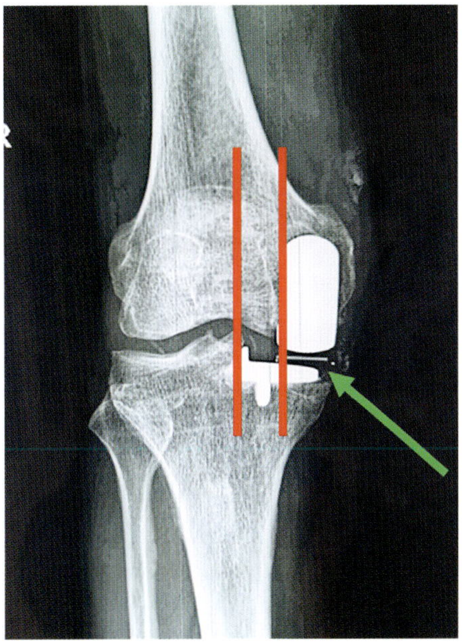

图 4-41 胫骨假体竖壁与半月板垫片间距建议控制在 1~3 mm。胫骨假体竖壁与半月板垫片间距不宜过大，过大会导致半月板垫片的旋转控制机制失效

（四）牛津单髁关节置换如何实现屈伸间隙平衡？

牛津单髁关节置换手术步骤与全膝关节置换手术步骤有很大不同，但屈伸间隙平衡的原则没有改变。牛津单髁关节置换首先建立的是屈曲间隙，然后根据屈曲间隙大小再建立伸直间隙。屈曲间隙是指屈膝 110° 时的间隙，而伸直间隙则是测量屈膝 20° 时的间隙。

同全膝关节置换一样，不同部位的截骨量影响不同的间隙大小：

（1）内侧胫骨平台近端截骨量，同时影响屈曲间隙和伸直间隙。

（2）内侧股骨髁远端研磨截骨量，影响伸直间隙。

（3）内侧股骨髁后髁截骨量，影响屈曲间隙。

若是增加内侧股骨髁远端研磨，增加的是伸直间隙。增大内侧胫骨平台后倾截骨及增加内侧股骨髁后髁截骨量，影响屈曲间隙。

1. 单髁关节置换实现屈伸间隙平衡的设计原理是什么?

手术时先屈曲位截骨，屈曲位通过胫骨截骨首先创造出屈曲间隙，这个间隙是容纳胫骨平台及半月板垫片的厚度，大小约 7 mm。处理完屈曲间隙，然后处理伸直间隙。进行伸直间隙处理之前，先对股骨后髁等量截骨容纳股骨假体后髁部分。然后，对股骨髁远端插入 0 号研磨栓进行第一次研磨塑形以便于后续股骨试模安置。插入股骨和胫骨试模，使用塑料间隙测量插片测量屈曲间隙（屈膝约 110°），然后将膝关节伸展至膝屈曲 20° 进行伸直间隙测量。屈曲间隙与伸直间隙的差值，就是需要从股骨髁远端关节面继续研磨截骨的厚度，通过进一步研磨后就获得屈伸间隙平衡。即：股骨髁远端进一步研磨截骨的量等于屈曲间隙减去伸直间隙的差值（图 4-42）。

举例来说，屈曲间隙为 4 mm，伸直间隙为 1 mm，若要实现屈伸平衡需要对伸直间隙截骨 3 mm，也就是对股骨髁远端研磨 3 mm，这样就能获得屈伸间隙平衡。因此，将 3 号研磨栓插入股骨 6 mm 孔道中进行第二次研磨，远端去除 3 mm 就实现了屈伸间隙平衡。其中，3 号研磨栓与 0 号研磨栓相

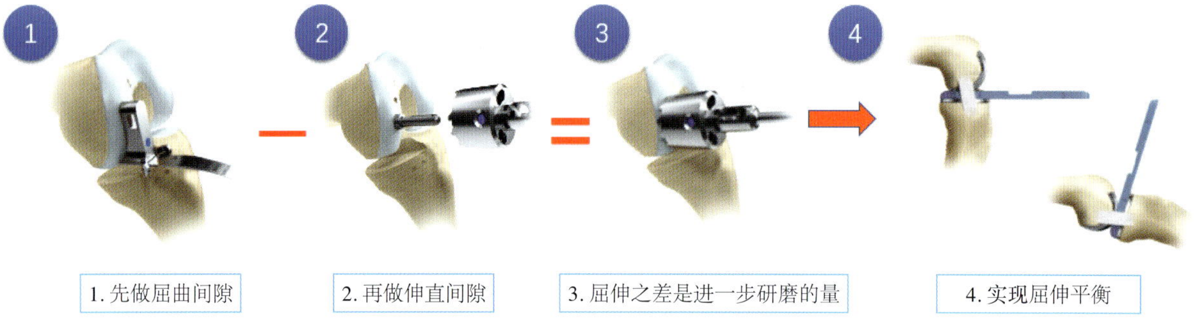

图 4-42 单髁置换软组织平衡的原理

比，其颈领薄 3 mm，所以推进研磨，可以增加股骨髁远端研磨截骨 3 mm。再次安装股骨和胫骨试模，第二次测量屈曲间隙与伸直间隙大小，通常即实现屈伸间隙平衡。

第二次研磨后再进行间隙测量时，偶尔伸直间隙仍小于屈曲间隙，为达到平衡，还需要继续对股骨髁研磨截骨一次，多去除一些股骨髁远端骨组织以创造更大的伸直间隙。为增加 1 mm 伸直间隙，将大一号的 4 号股骨研磨栓插入孔道中（4 号股骨研磨栓颈领比 3 号研磨栓薄 1 mm），进行第三次研磨，增加 1 mm 截骨。如此反复，直到屈伸间隙平衡。

使用 3 号研磨栓研磨后，在研磨栓颈领的下方有一圈骨组织在第二次研磨中没有磨到，这圈骨组织在安装试模前、测量屈伸平衡时要去除，然后才能安放股骨假体试模，否则会影响假体贴服。不过，去除了中间那圈骨组织之后，第三次研磨就失去了研磨栓颈领作为参照点。此时，可以以栓柱底部作为参考点进行第三次研磨。注意，研磨栓插入孔道底部，不能锤击，否则会破坏研磨深度（图 4-43、图 4-44）。

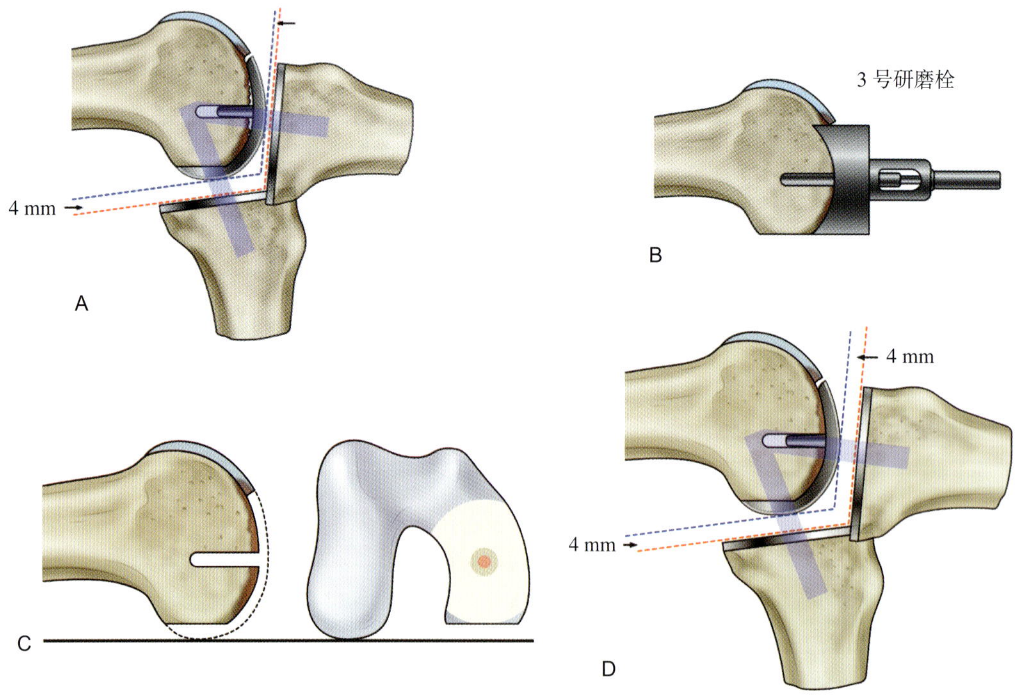

图 4-43 A. 初次间隙测量；B. 二次研磨；C. 骨面成形；D. 二次间隙测量

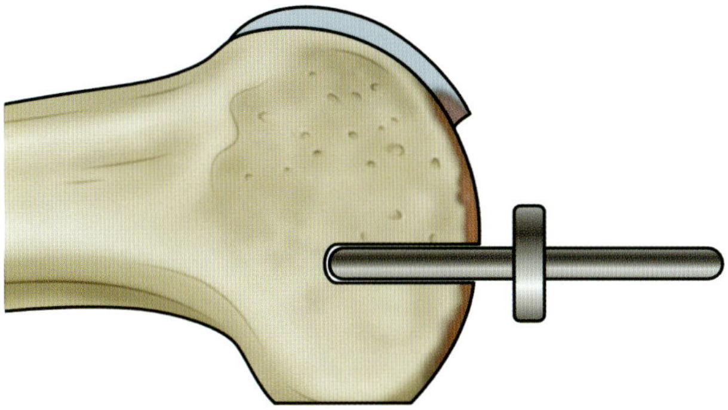

图 4-44　第三次研磨

2. 单髁关节置换屈伸间隙平衡中，哪些情况需要处理？

（1）**屈曲和伸直间隙均紧**：减小半月板垫片厚度。若是半月板垫片已经是最小号 3 号，则需要增加胫骨截骨，因为胫骨对两个间隙均有影响。

（2）**屈曲和伸直间隙均松**：使用加厚的半月板垫片。但是，要避免垫片过厚而过度填充，使力线外翻。

（3）**屈曲间隙松、伸直间隙紧**：应用研磨钻对股骨髁远端进一步研磨，增加股骨髁远端研磨截骨增加伸直间隙。

（4）**屈曲间隙紧、伸直间隙松**：这种情况最难处理，这与股骨髁远端研磨过度有关，因此建议要循序渐进，避免股骨远端研磨过度。此种情况的处理方法有：①加大胫骨平台的后倾，但是，过大的后倾会增加后侧应力负荷，导致失败的风险增大；②增加后髁截骨：使用小一号股骨假体，但是改变股骨假体的大小比较麻烦，涉及重新钻孔定位等步骤；③股骨假体远端栓孔内少许填骨，使假体不直接接触截骨面，股骨髁远端加厚骨水泥充填，但通常骨水泥厚度不能超过 2 mm。

（五）牛津单髁关节置换的关节线是如何设计的？

单髁关节置换假体关节水平线是指股骨假体与聚乙烯垫片之间的接触面水平线，膝关节的屈伸运动就是在这个平面上进行的。手术目的是通过对股骨髁和胫骨平台截骨使内侧间室产生一个分离间隙，然后植入恰当的关节假体。为了保证内侧副韧带和交叉韧带的动力功能，假体安装后，在整个膝关节屈伸运动中，假体关节线应保持与原始解剖学关节线相一致，也就是与股骨髁未被疾病破坏前的关节线相一致。股骨髁远端和后方的截骨非常关键，因为它们影响着关节线高低，所以这两处的截骨必须要精确。

膝关节前内侧骨关节炎的股骨髁远端关节面磨损，失去了正常的参考，但是后髁关节面的关节软骨正常。因此，手术先在屈曲位操作，以屈曲位作参考，股骨后髁截骨厚度与股骨假体的金属厚度相等，即等量截骨，这样假体安装后，关节线就能保持与原始解剖学的关节线相一致。因为，屈曲位，对膝关节前内侧骨关节炎而言，膝关节胫骨平台后部、股骨后髁和相对应的周围韧带都是正常的。这些韧带在屈伸运动中是等长运动，只要屈伸间隙相等，假体的关节线与解剖学上的关节线就相一致。股骨假体的设计为非原始关节面的形状，股骨髁远端研磨截骨后仅增加伸直间隙，屈曲位股骨后髁截骨保证了关节线不变，建立好的屈曲间隙作为参考基础，再进行远端研磨截骨就有了参考，最后就保证了膝关节屈伸时关节线不变。

胫骨截骨对关节线的影响不大。若截骨过多，屈伸间隙会同时增加，为获得关节的稳定，需要使用厚一些的聚乙烯垫片，但这不影响关节线水平高度。胫骨截骨过少，可以增加胫骨再次截骨，或增加股骨后髁截骨来获得屈曲间隙。但是，若采用增加股骨后髁截骨的处理方式，常常伴随关节线升高。但我们发现关节线升高<3 mm，不影响临床结果（图 4-45、图 4-46）。

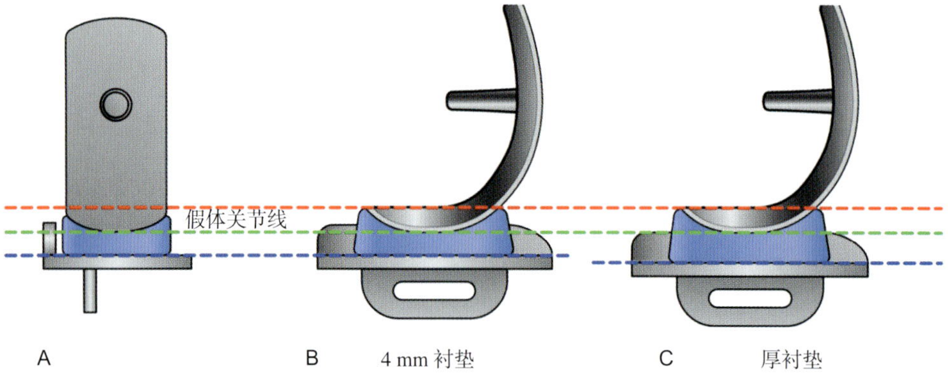

图 4-45　假体关节线

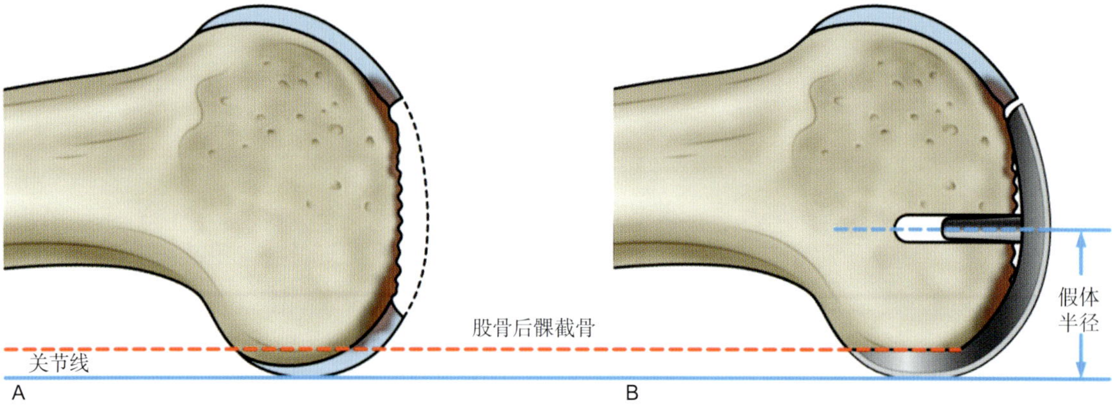

图 4-46　后方关节解剖线

第三节　单髁关节置换技术要点

（一）牛津单髁关节置换的入路及体位如何?

1. UKA如何选择入路?

消毒

UKA 通常选择膝关节内侧微创切口，即髌旁内侧切口，近端起自髌骨上缘，远端至胫骨结节内侧缘。打开关节腔，切除部分髌下脂肪垫，以方便显露。

切口及去除骨赘

沿髌骨内侧缘顶点向关节线远端 3 cm 处做内侧旁切口，远端止于胫骨结节内侧。切口关节线以上占 2/3，关节线以下占 1/3（2~3 cm）。临床医生若是刚开始做 UKA 手术，可以切口稍大一些，从髌骨上缘开始。辨清髌骨内侧边缘，沿髌骨及髌腱内侧缘切开关节囊，暴露股骨内侧髁前部。若是暴露困难，在关节囊上端切口延长 2~3 cm，进入股内侧肌少许。切除部分髌下脂肪垫，去除内侧半月板前部的部分组织，暴露胫骨前部（图 4-47）。

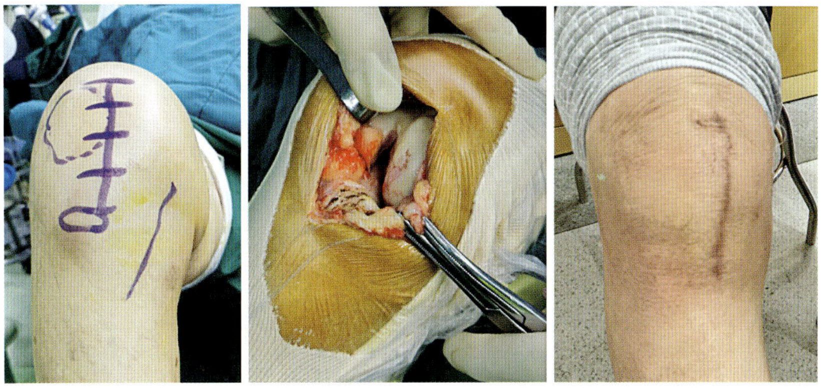

图 4-47　单髁关节置换的入路及术后切口

检查前交叉韧带、外侧间室、髌股关节状态。若发现前交叉韧带损伤，应用肌腱探钩拉一下检查韧带完整性，因为前交叉韧带功能缺失是单髁关节置换的手术禁忌。若发现前交叉韧带功能缺失，则须放弃单髁关节置换，改用全膝关节置换术。外侧间室内侧面软骨溃疡及髌股关节骨外露可以忽略不管。

2. 是否必须悬空下肢?

《牛津单髁置换操作手册》推荐使用下肢固定架将腿悬空，患肢大腿根部安装止血带，大腿中远段置于大腿支架上，使髋关节屈曲约 40°，轻度外展，小腿自然下垂，悬垂时膝关节屈曲约 110°。膝关节所处位置必须能自由屈曲至少 135°。大腿支撑架不能压迫腘窝处，因为这样会增加腘窝血管神经损伤的风险。

中日友好医院进行单髁关节置换时用的是常规手术床，患者平卧位，但在间隙测量时由助手将腿抬起悬空而恢复韧带自然张力。这样一方面便于单髁关节置换更换为全膝关节置换操作，另一方面便于麻醉医师处理。患者平卧位，应用一个挡板挡在大腿止血带水平，以固定体位。足下放置一个硅胶软垫，将足放在软垫之上时，膝可屈曲 90°；当足放在软垫之下时，膝能屈曲 110°（图 4-48）。

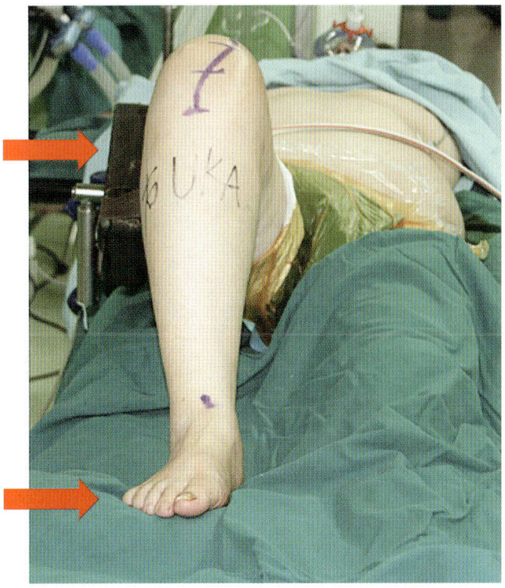

图 4-48　中日友好医院手术体位，采用普通手术床，患者平卧，挡板辅助稳定，足下放置一个硅胶软垫固定下肢能屈曲在 90° 位置。但在间隙测量时由助手将腿抬起悬空而恢复韧带自然张力

（二）内侧副韧带的相关问题有哪些？

1. 单髁关节置换时候，内侧副韧带可以松解吗？

单髁关节置换不允许对侧副韧带进行松解。因为膝关节稳定性、下肢力线和半月板垫片的稳定都是靠内侧副韧带（MCL）的完整性来维持。单髁关节置换的间隙平衡，是指通过手术截骨，调整股骨假体相对于股骨解剖结构放置的位置，获得相等的屈伸间隙，从而实现屈伸状态良好的填充。这个过程是不进行软组织松解的，并且需要注意保护内侧副韧带。需要提醒大家的是，术前评估内侧副韧带的功能是否完整很重要。这是保证单髁关节置换成功的必要条件。建议术者可以在进行手术之前，通过外翻应力做辅助评估。

2. UKA手术中内侧副韧带何种情况下容易损伤？

（1）**胫骨水平截骨**。胫骨水平截骨使用摆据摆动过程中容易损伤MCL，为避免摆据造成损伤，插入一个MCL拉钩保护MCL免受损伤。另外，胫骨水平截骨过深，也容易损伤MCL，因此胫骨截骨要避免过多。

（2）**去除胫骨内侧骨赘**。胫骨内侧骨赘不需要专门去除，在截骨时常常随胫骨截骨的截骨片而去除。内侧胫骨平台的后缘常有骨赘，其使得胫骨平台截骨后骨片取出比较困难，甚至粘连，强行或电刀去除的时候，偶有损伤内侧组织的情况发生。这时候变换体位，伸直位的间隙会更大，观察会更清晰，可使得取出变得容易。

（3）**股骨后髁截骨**。股骨后髁截骨也需要使用摆据，为避免摆据造成损伤，插入一个MCL拉钩保护MCL免受损伤。另外，股骨内侧髁后方的骨赘有时很大，撑起后关节囊，在去除后会影响部分伸直间隙判断，所以提醒大家要加以注意。

（4）**切除半月板**。内侧半月板与MCL深层相连，过度向内侧边缘切除，容易损伤MCL。内侧半月板切除时，自上而下垂直切除，可以保留少许边缘内侧软组织。

（三）牛津单髁关节置换的哪些地方需要去除骨赘？

膝关节骨关节炎在胫骨、股骨关节面边缘常常出现骨赘，这是由于韧带牵拉等因素导致的继发性改变。存在于关节外侧和髌股关节周围的骨赘并不意味着这些间室的负重面损害。外侧间室边缘的骨赘在前面讲述中也提到并不是UKA禁忌。

术中，需要注意将一些特定位置的骨赘去除，原因有二：①防止骨赘对周围组织造成撞击等继发损伤；②便于术中的显露及评估，方便术中操作。

需要去除的骨赘：

（1）**股骨髁间窝两边缘的大型骨赘，均需去除**。去除髁间窝的骨赘，即髁间窝成形，防止后期与前交叉韧带撞击，否则撞击会导致前交叉韧带损伤或疼痛。

（2）**胫骨髁间嵴骨赘需要去除**。前交叉韧带止点前方的骨赘在伸膝时可能撞击股骨，并可能阻止完全伸直，引起屈曲畸形，这种骨赘去除后，固定屈曲畸形很大程度会纠正。另外一个作用，防止前交叉韧带撞击损伤，即“砧板”效应。骨赘在屈伸过程中反复撞击前交叉韧带，可能造成其损伤甚至断裂。

（3）**胫骨前后缘的骨赘需要去除**。前缘骨赘影响胫骨截骨导向器的安放。后缘骨赘，包括股骨后缘骨赘，撑起后关节囊，是造成屈曲畸形的重要原因。在侧位片可以辅助评估它们。内侧胫骨平台的后缘骨赘常使得平台截骨后取出时很困难。另外，这些骨赘在深屈膝时还可能撞击半月板垫片，造成脱位。

（4）**股骨髁内侧骨赘需要去除**。一方面是恢复股骨内侧髁轮廓便于假体准确安装，另一方面是恢复内侧副韧带和关节囊的相对长度，允许膝内翻畸形被动矫正。内侧胫骨平台内缘的骨赘不要刻意去除，常常随胫骨截骨的截骨片而去除，专门显露出来进行去除反而可能会损伤 MCL。

（5）**髌骨内侧缘大的骨赘需要去除**。这样利于切口显露，但是髌骨关节面形态需要保留。如果髌骨不能向外半脱位，暴露困难，可以向近端关节囊或肌肉适当延长切口。髌骨上下缘的骨赘可以在手术时候方便去除，但是外侧缘的骨赘不必强行去除，因为外侧只有翻转髌骨才能显露，这样过度牵拉会损伤伸膝装置（图 4-49~ 图 4-52）。

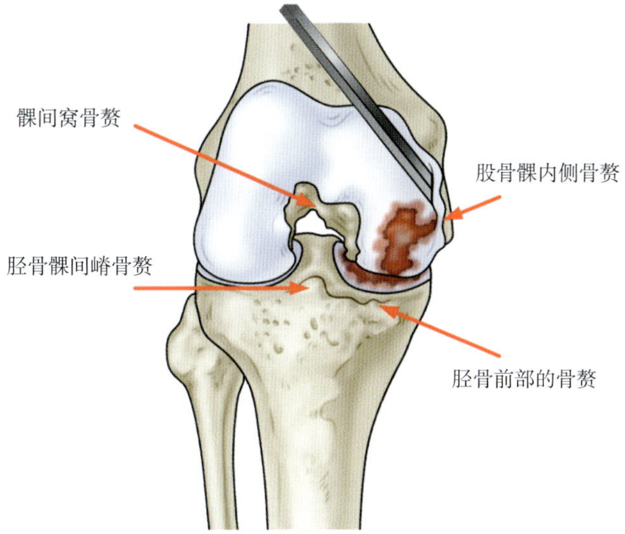

图 4-49　需要去除的骨赘

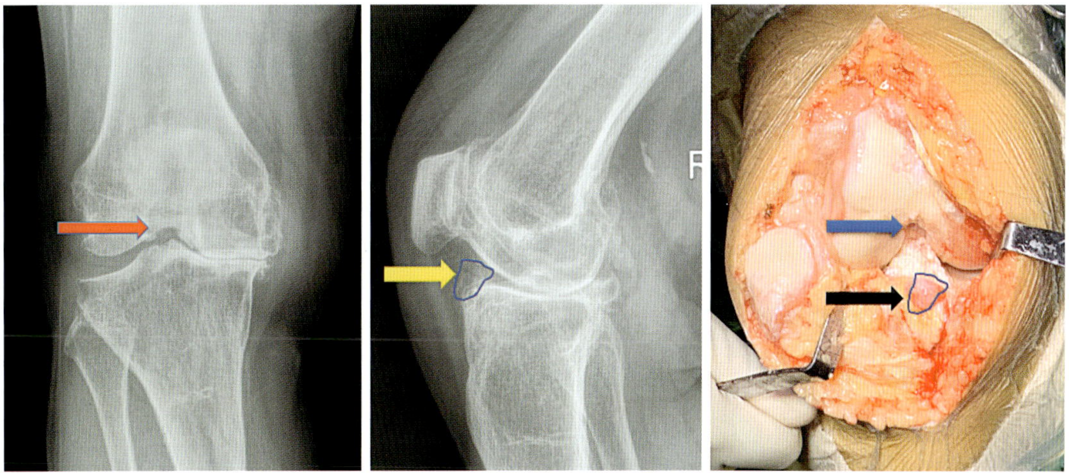

图 4-50　胫骨髁间嵴骨赘需要去除，尤其是前交叉韧带止点前方的骨赘在伸膝时可能撞击股骨，并可能阻止完全伸直，引起屈曲畸形，这种骨赘去除后，固定屈曲畸形很大程度会纠正。另外一个作用，防止前交叉韧带撞击损伤，即“砧板”效应。骨赘在屈伸过程中反复撞击前叉韧带，可能造成其损伤甚至断裂

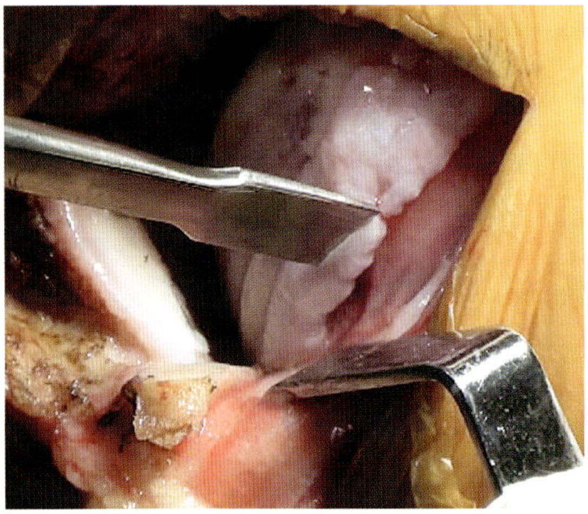

图 4-51 去除内侧边缘骨赘

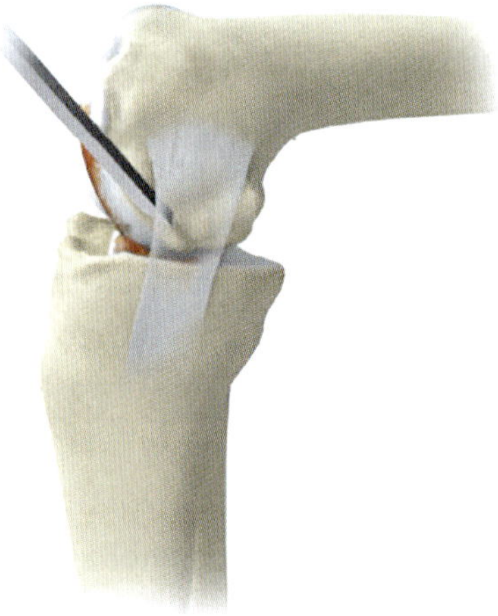

图 4-52 去除内侧副韧带下方股骨骨赘

胫骨截骨（水平截骨和垂直截骨）

（四）如何做好胫骨截骨?

牛津单髁关节置换手术步骤是先进行胫骨截骨，包括垂直截骨与水平截骨。

1. 如何确定胫骨截骨平面和截骨量?

胫骨截骨前，首先进行关节间隙紧张度的确定。通过插入匙勺，充分撑起内侧间室，恢复内侧副韧带和关节囊自然状态的张力，从而判读评估内侧间室间隙大小，匙勺厚度分别为 1 mm、2 mm、3 mm。

屈膝 110°，先用股骨匙勺确定股骨假体型号，即股骨大、中、小型号。通过检查股骨匙勺前方和硬化骨之间的关系，确认股骨假体大小。理想的是，恢复骨关节炎发生之前的状态，大约在软骨磨损后的表面之上 3~5 mm。选择好型号后，依次插入不同厚度的股骨匙勺测量关节间隙情况。要求股骨匙勺把手大致与股骨长轴平行。去除拉钩，摇晃股骨匙勺感受韧带张力，应该在两个方向晃动 20° 的角度。通常 1 mm 厚的股骨匙勺即可达到恰当的韧带张力。如果偏松弛，可以更换厚一点的，直到韧带张力恢复。一旦股骨匙勺大小确定，连接 G 形夹持器及胫骨截骨向导。胫骨截骨向导要求在矢状面和冠状面两个平面上均与胫骨长轴平行。胫骨截骨向导自带 7° 后倾。安放 0 号截骨垫片。G 形夹持器可根据期望的放置半月板垫片厚度选择相应 3 mm 或 4 mm 型号（图 4-53~ 图 4-55）。

胫骨截骨使用髓外定位，截骨向导远端固定于踝部，其轴线指向踝关节中心稍内侧。调整胫骨近端截骨向导确定截骨水平，胫骨截骨水平通常在胫骨磨损最深处以下 2~3 mm，截骨后以建立 7 mm 的屈曲间隙。在这一步骤，内侧副韧带深层的远端附着点可作为截骨深度的一个解剖标志。胫骨截骨不足，术中可能需要反复截骨；截骨水平过低，即截骨量过大会导致内侧间室间隙过大，需要厚的半月板垫片植入填充，甚至可能没有足够厚的半月板垫片可供植入（最厚半月板垫片为 9 mm），截骨太多同时会造成胫骨平台支撑减弱而容易出现骨折。

胫骨截骨可以采用槽内截骨，也可以采用槽外截骨。截骨垫片有 0 号、+2 mm 的不同供选择，以调整胫骨截骨高度。常用的是 0 号截骨垫片。

通常，3 号 G 形夹常与超小号、小号股骨假体配合使用，4 号 G 形夹可以用于其他所有型号的股骨假体。不过，医生在刚开始进行单髁关节置换手术时，最好使用 4 号 G 形夹。

确认屈膝 110°，调整胫骨截骨向导上端，外侧推紧使其侧方缺口容纳髌腱。用 G 形夹连接匙勺

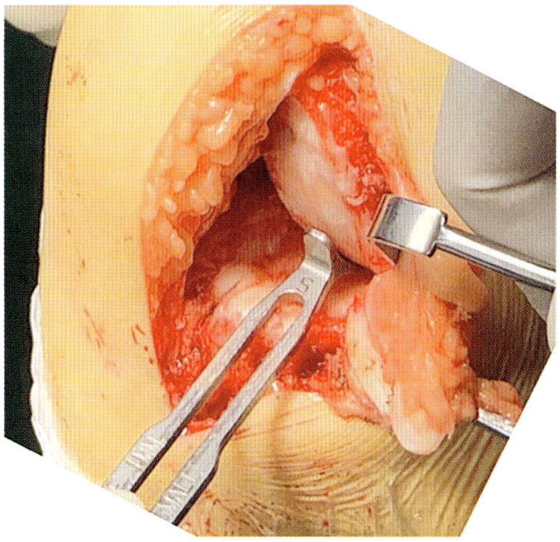

图 4-53　股骨大小型号匙勺

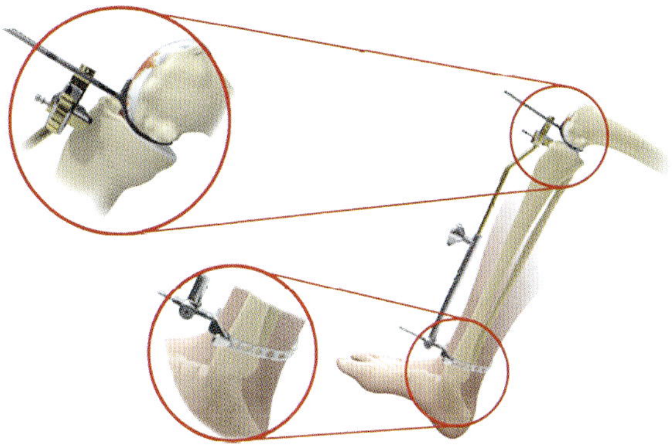

图 4-54　胫骨截骨向导

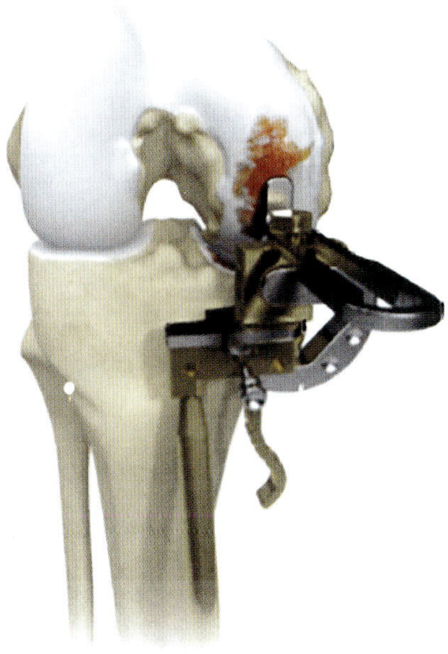

图 4-55　股骨大小型号匙勺与胫骨截骨向导通过 G 形夹连接

与胫骨截骨向导近端。向下拉动控制杆，咬合凸轮，将三个部件锁定在一起，用大头钉通过中央孔或外侧孔将胫骨截骨向导固定在位。松开 G 形夹，并将其与股骨匙勺一起取下。

2. 如何进行胫骨垂直截骨?

屈膝位，应用往复锯在前交叉韧带附着点的内侧缘进行胫骨垂直截骨，尽量靠近胫骨髁间嵴，但注意不要损伤交叉韧带。锯片应指向髂前上棘，并顺着屈伸平面。锯片必须到达胫骨平台后部，并略微超出一点。使用钝头的往复锯片，减小对后方血管神经组织损伤的可能。需要注意的是，胫骨垂直截骨时，要避免出现往复锯后手抬高，以免后方截骨过深损伤胫骨平台后方皮质。然后用摆据对胫骨进行水平截骨（图 4-56、图 4-57）。

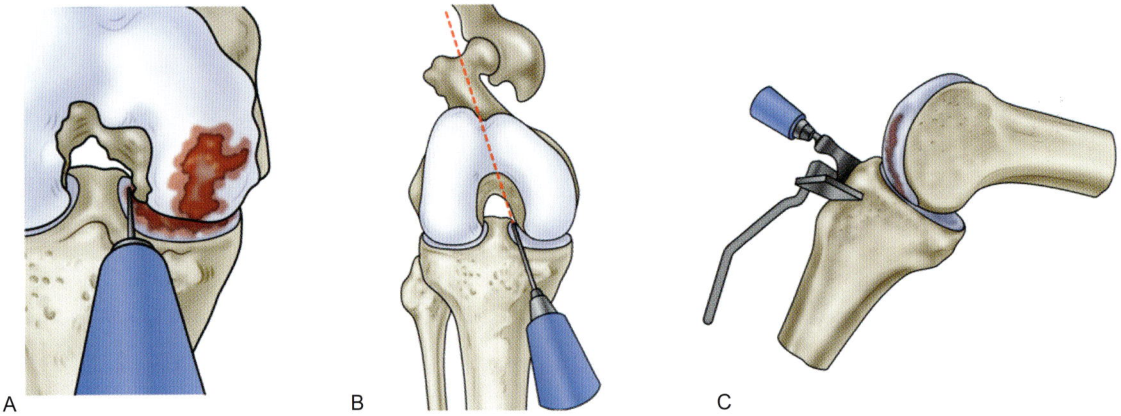

4-56 胫骨垂直截骨。A. 内侧胫骨棘内侧；B. 指向髂前上棘；C. 不能太深

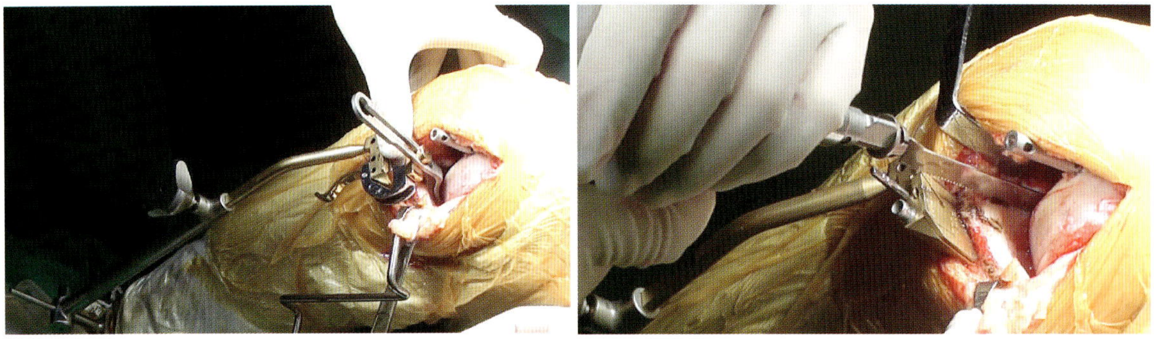

图 4-57 胫骨垂直截骨

3. 如何进行胫骨水平截骨?

胫骨垂直截骨后，用摆据对胫骨进行水平截骨。在进行水平截骨前，移走胫骨截骨向导上的垫块，换上带有锯槽的 0 号垫块。器械厂家提供槽外和槽内截骨两种选择，术者可以依据自己的喜好选择。插入一个 MCL 拉钩（又称 Z 形拉钩）保护内侧副韧带免受损伤。用 12 mm 宽的摆锯对胫骨平台进行水平截骨，锯片上标记有锯深刻度。要确保锯片沿着 MCL 拉钩将内侧胫骨平台完整切除，而不损伤 MCL。为切除后方骨皮质，加深截骨深度直到锯片上的适当标识与前方骨皮质对齐。胫骨平台截骨完成后，截骨片松动，若是不成功，需要重复上述动作。取下截骨向导垫片，用一把宽的骨刀将截骨片撬起并去除，必要时用手术电刀切断其后方附着的软组织，后方的骨赘需要骨刀去除。

切除的胫骨平台骨片，应该具有前内侧骨关节炎的典型病变特征：骨片的前中部软骨及骨磨损，而后部软骨结构保存完好。取出截骨骨片，胫骨平台边缘骨赘保留在截骨片上。

胫骨平台切除后，将胫骨模块背面与胫骨平台截出的骨片背面相贴，以选择合适大小的胫骨假体。如果选择的假体宽度合适，但是假体前后径显得过短，即胫骨平台前方无覆盖的骨面过多（>3 mm），可以考虑向外侧移 2 mm 重复进行垂直截骨，这样就可以增加宽度 2 mm，使用大一号的假体（图 4-58）。

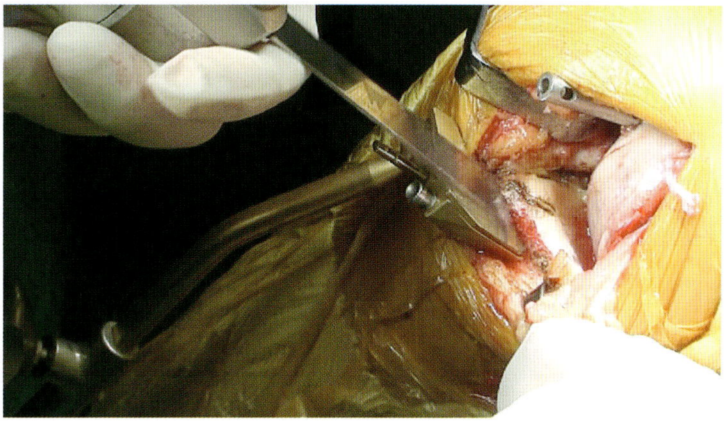

图 4-58 胫骨水平截骨

（五）如何做好股骨截骨？

股骨截骨包括股骨后髁截骨和股骨髁远端研磨截骨，前者是对股骨假体后髁部分的准备工作，后者则是建立伸直间隙。股骨的钻孔、截骨等系列准备工作使用的是髓内定位方法。

1. 如何进行股骨开髓和股骨远端钻孔定位？

股骨截骨采用髓内定位。屈膝位，使用直径 4 mm 钻在股骨上钻孔进入髓腔。5 mm 开口锥扩大钻孔。所钻孔道位于股骨髁间窝前缘前方 1 cm，与内侧壁在同一条线上。插入髓内定位杆，至定位杆肩部贴近骨面上。如果髓内定位杆不能插入，不能使用锤子打击，否则暴力可能导致其穿透骨皮质。碰到这种情况，术者可以扩大开髓孔，开髓孔扩大就便于深入推进髓内定位杆。然后，将膝关节屈曲到 110°，此操作必须轻柔。髌骨内缘紧贴髓内定位杆，髓内定位杆可充当拉钩的作用。使用记号笔或电刀在股骨内侧髁中央画线。股骨远端钻孔的位置位于股骨髁远端关节面正中线上，不是股骨内侧髁解剖面长轴线，而是垂直胫骨截骨面的中心线。股骨远端钻孔的位置不准确，会影响假体的安装及半月板轨迹。

股骨假体轴线定位

股骨髓内定位

再次确认股骨假体与胫骨假体相适配。插入合适型号的股骨髁远端钻孔向导，用双连杆连接股骨髓内定位杆。如果股骨髁远端钻孔向导插入屈曲间隙时候感觉太紧或不能插入，可用骨凿去除股骨后髁 1 mm 关节软骨以增加少许屈曲间隙，这样做，就不需要再继续对胫骨进行重复截骨。连接好股骨髓内定位杆与和股骨髁远端钻孔向导，检查力线与贴服是否良好。同时检查内侧边缘是否悬出，该向导边缘即是假体边缘。若是偏内侧，需要将其向外移一些。然后进行股骨髁远端钻孔，先钻股骨内侧髁上方 4 mm 孔，然后钻 6 mm 孔。检查 6 mm 孔是否位于先前画的中央线上来确认钻孔是否准确，通常要求 6 mm 孔的股骨髁内外两侧骨质宽度相等。一旦股骨髁远端钻孔完成（图 4-59、图 4-60），股骨假体的方向基本上就确定了。去除连接杆和钻孔向导。

股骨钻孔及后髁截骨

2. 如何进行股骨后髁截骨？

将股骨后髁截骨向导插入股骨髁远端关节面 4 mm 孔和 6 mm 孔中，并轻敲到底。注意不要敲击过猛导致偏斜。插入 MCL 拉钩保护 MCL。使用摆锯对股骨后髁进行截骨。注意，股骨后髁截骨时，锯片要稍向下压，保证它紧贴股骨后髁截骨向导，而不出现截骨倾斜。股骨后髁截骨时，操作要小心，以免损伤内侧副韧带和前交叉韧带。使用滑锤移除股骨后髁截骨向导，注意取出时与孔道方向一致，避免损坏或扩大孔道（图 4-61）。取出股骨后髁截骨片，通常股骨后髁截骨片的软骨完整，股

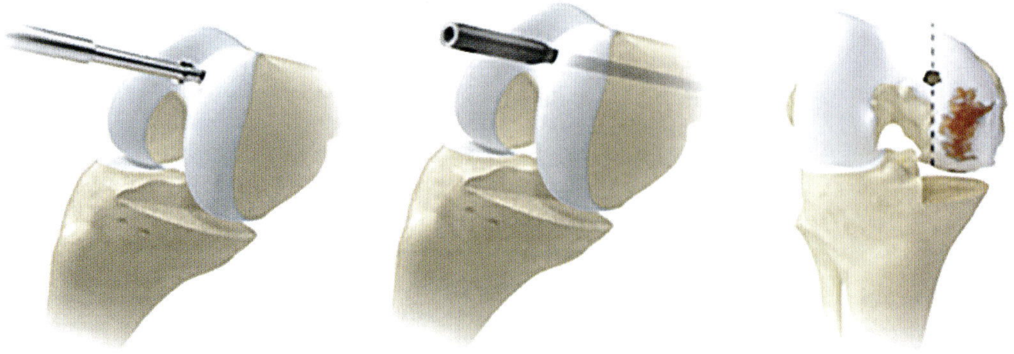

图 4-59 股骨采用髓内定位

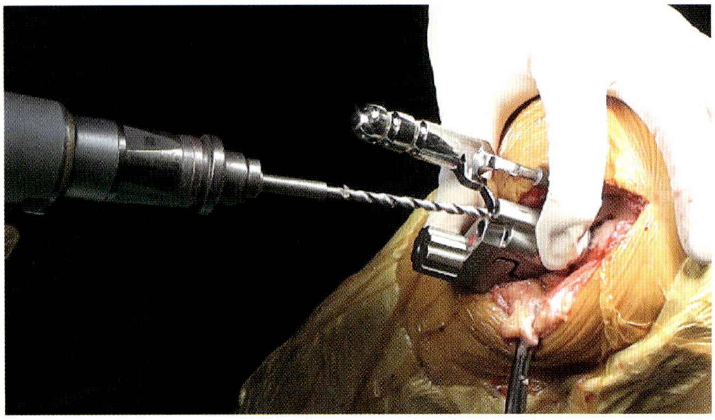

图 4-60 股骨髁远端钻孔

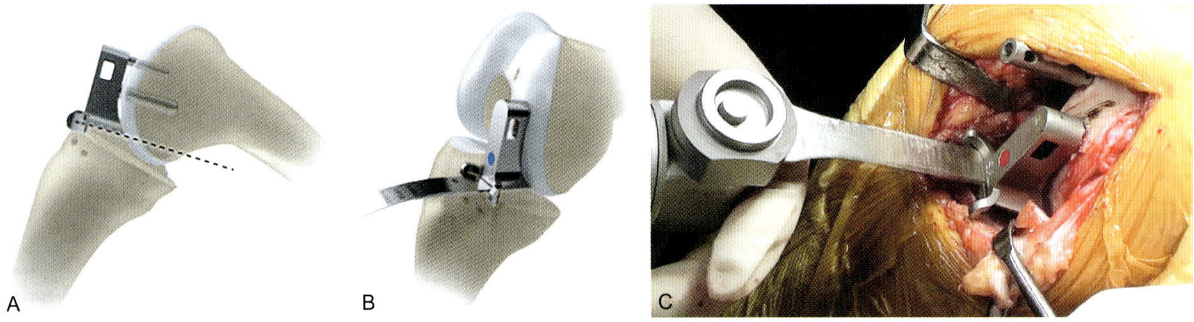

图 4-61 股骨后髁截骨

骨后髁截骨片的厚度及形状与计划安装的股骨假体后髁一致。股骨后髁截骨完成后，屈曲间隙操作空间增大，术者可以很好地进入膝关节后方并去除内侧半月板残留结构。去除内侧半月板时，注意要保留一圈袖套样组织，以保护 MCL 免受损伤。但是，半月板后角需要完全去除，因为任何组织的残留或阻挡都会影响后续的评估和假体安装。

3. 如何进行股骨髁远端研磨截骨?

下一步是股骨髁远端研磨截骨，准备伸直间隙。股骨髁远端研磨截骨分两步走：先用0号研磨栓第一次研磨塑形，然后根据间隙差异进行远端第二次研磨平衡屈伸间隙。

首先，应用0号研磨栓先进行股骨内侧髁第一次远端研磨塑形。0号研磨栓颈领最厚，研磨深度最浅，插入到6 mm股骨钻孔中，并轻打至底，颈领贴在股骨上。孔道底部及股骨髁表面双保险可保证其准确性。拉钩拉开软组织，将球形磨钻安在研磨栓上，深入切口直至锯齿贴在股骨上，然后进行研磨。小心勿带入软组织。当进行研磨时，需沿着股骨研磨栓的方向向前平稳地推进，注意不要使研磨钻倾斜。持续研磨，直至球形研磨钻不能再向前推进为止。如果不知是否到底时，可继续研磨，不存在过度研磨的风险。研磨器上有视窗观察判断研磨深度。移除磨钻和股骨研磨栓，修整股骨球形研磨钻研磨切割齿以外的残留骨组织。使用12 mm骨凿从股骨磨钻后的切线方向去除边角的骨组织，而不要损伤股骨后髁平面截骨面（图4-62）。

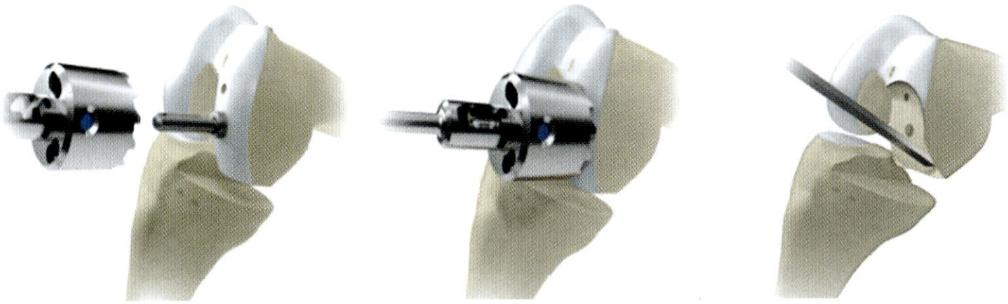

图4-62　股骨远端应用0号研磨栓先进行股骨髁远端塑形。第一次研磨后，去除股骨髁后角

4. 如何进行股骨髁远端研磨来平衡屈伸间隙?

（1）如何测量屈伸间隙?

股骨髁远端研磨塑形后，下一步骤是进一步研磨来实现屈伸间隙的平衡。

首先测量屈曲间隙，先置入胫骨试模，使用单柱股骨假体试模进行测试，用股骨打击器与股骨轴线呈45°轻击到位。屈膝110°，使用塑料间隙测量插片测量屈曲间隙。一种罕见的情况，3 mm塑料间隙测量插片都插不进去，若是这样，说明屈曲间隙不够，则需要重复胫骨截骨。注意，要保持下肢处于自然状态，塑料间隙测量插片插入后，完美填充内侧间室使内侧副韧带处于自然张力状态，此时，术者使用示指和拇指把持塑料间隙测量插片，使间隙测量器能容易地进出，但不会发生倾斜。塑料间隙测量插片的厚度就是屈曲间隙厚度。这个过程要反复核实确认，可以使用上下型号的塑料间隙测量插片插入核实测量是否准确。通常，加厚1 mm感觉紧，而减薄1 mm则感觉松（图4-63、图4-64）。

股骨远端初次研磨塑形

屈伸间隙平衡及股骨防撞击

（2）如何测量伸直间隙?

完成屈曲间隙测量，取出塑料间隙测量插片，伸直膝关节，然后处于屈曲20°位测量伸直间隙。医生持住患者小腿，施加轻柔外翻力量检查MCL是否松弛。使用金属间隙测量插片测量伸直间隙，反复核实伸直间隙无误。若1 mm的金属间隙测量插片感觉紧或无法插入，则伸直间隙定义为0 mm。第一次研磨塑形后，伸直间隙通常小于或等于屈曲间隙。屈曲间隙减去伸直间隙即是需要进一步的截骨量。举例：若是屈曲间隙4 mm，伸直间隙为1 mm，则屈伸间隙差异为3 mm，则对股骨髁远端进一步增加3 mm伸直间隙即可以实现屈伸间隙平衡。

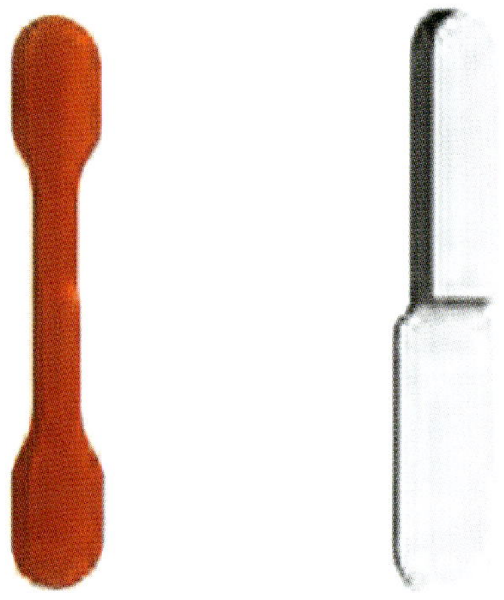

图 4-63　间隙测量器

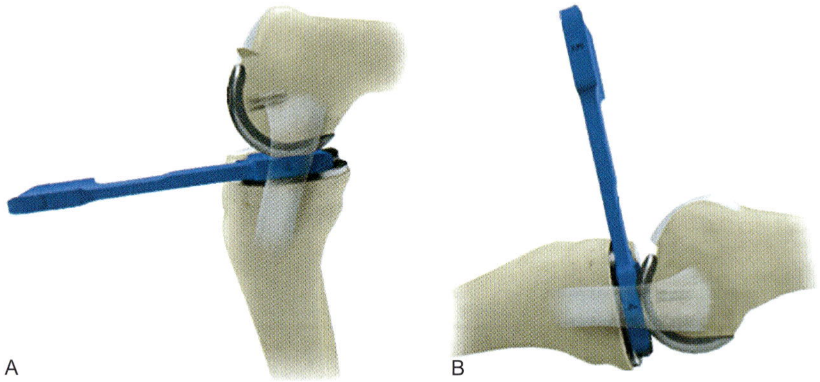

图 4-64　屈伸间隙测量

然后进行第二次研磨。放入恰当的研磨栓（例如上面举例的 3 号），应用球形磨钻对股骨进一步截骨。应用骨凿去除研磨边缘的骨质。研磨后，6 mm 孔周围出现一圈残留的骨组织，可以采用环形骨颈领去除器将其去除。再次插入股骨试模测量间隙。此时，伸直间隙通常等于屈曲间隙，即实现屈伸间隙平衡（图 4-65）。

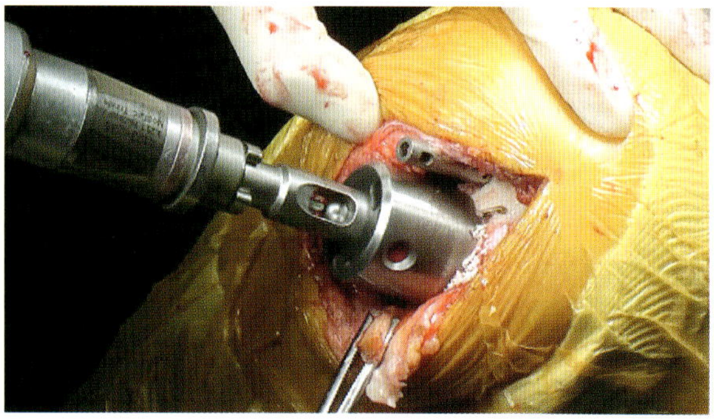

图 4-65　股骨远端研磨平衡屈伸间隙

偶尔，伸直间隙仍小于屈曲间隙，则需要第三次研磨。第三次研磨原理同上，屈曲间隙减去伸直间隙即是需要进一步的截骨量（例如 1 mm）。将第二次研磨的研磨栓型号（例如 3 mm）增加到需要的型号（例如 4 mm），进行第三次研磨截骨。此时放入研磨栓至孔道底部，但不进行锤击，应用球形磨钻对股骨进一步截骨，再评估间隙是否平衡。由于中央小颈领已经磨除，此时研磨栓不会贴到骨面，但是孔道底可以作为控制深度的参考。

需要说明的是，单柱股骨假体的屈曲间隙的测量是在屈膝 90° 位置。

（六）如何做好股骨前后防撞击处理？

股骨截骨后，还需要对股骨假体前缘和后缘进行处理，防止造成撞击。安装牛津单髁关节置换二合一防撞击配套装置，分别在前方磨去部分骨质及去除后方骨赘。磨钻去除股骨假体前方部分骨质，以免伸膝时对半月板垫片造成撞击。弧形骨刀去除股骨假体后方骨赘，以防深度屈曲时造成半月板垫片撞击。取下引导器，使用刮勺清理后关节囊，并清除切下的骨赘。去除骨赘范围包括内侧、外侧、中央骨赘。使用小指触探股骨髁后方，确保骨赘去除（图4-66、图4-67）。

插入胫骨试模、双柱股骨假体试模，选择恰当厚度的半月板垫片试模植入（图4-68）。其中半月板垫片厚度已经在前面步骤测量屈伸间隙时确定。保持假体试模在位，在整个关节活动范围内屈伸膝

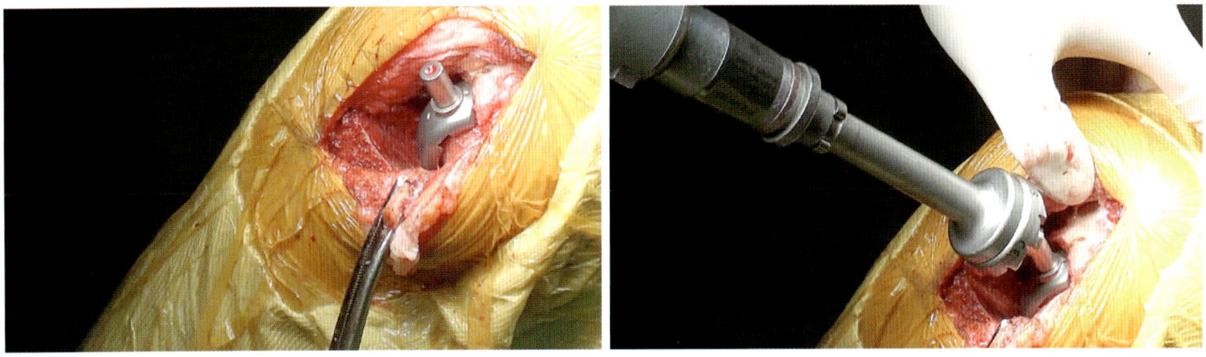

图4-66 做好股骨前后防撞击处理，磨钻去除股骨髁前方部分骨质

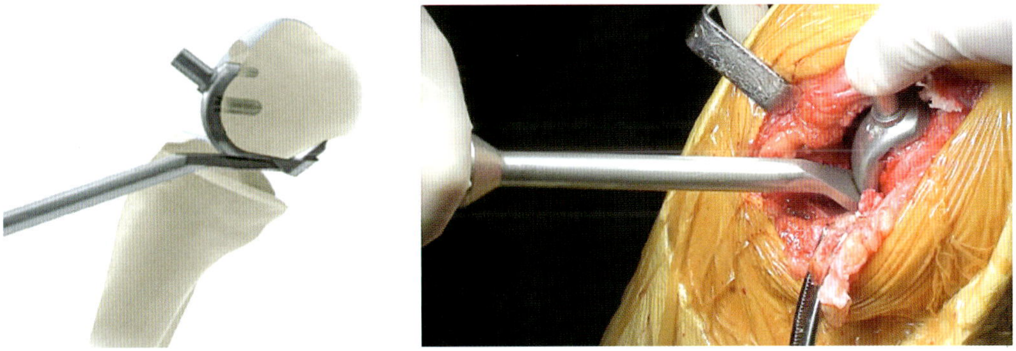

图4-67 弧形骨刀去除后方骨赘

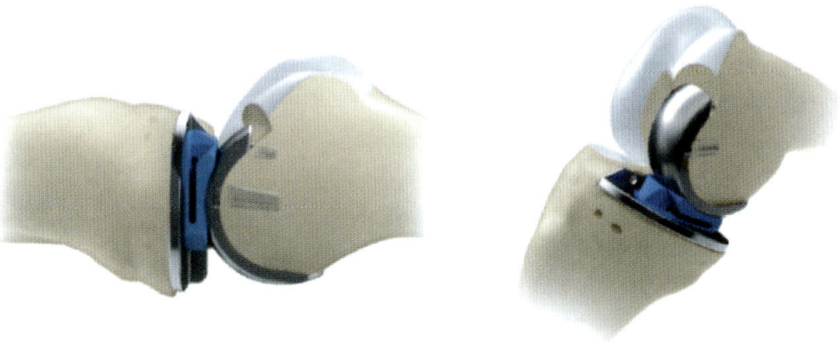

图4-68 插入胫骨试模、双柱股骨假体试模进行测试

关节，检查在完全伸直和屈曲位，骨骼及软组织与垫片无撞击。若是胫骨试模前方翘起，呈开书样张开，则可能存在屈曲位撞击或过紧，这时需要仔细检查问题根源，如再次清理后方骨赘。

注意：测量各个间隙，使用塑料间隙测量插片，因为其不会损伤韧带。但是，半月板垫片试模后唇有 3 mm 高边，若反复多次插入，会拉伸损伤韧带，所以不用于测量间隙，只用于最后测试。

（七）如何做好胫骨龙骨槽？

根据测量选择的胫骨假体型号，插入合适型号的胫骨模板对胫骨做最后一步处理准备，即准备龙骨槽。为了确保选择的型号合适，要求胫骨托全部覆盖胫骨平台，后缘要贴住后方皮质。拉钩深入膝后方，由后向前拉直至顶住后方皮质，确保无胫骨托后移，以此帮助完成此步操作。胫骨模板应与胫骨内侧皮质对齐，可以接受少许悬出。如果悬出部分超过 2 mm，则应该使用小一号胫骨假体。如果胫骨模板前方与胫骨前侧皮质距离大于 3 mm，可以向外移 2 mm 重新进行垂直截骨，以使用大一号胫骨假体。

向外侧用力将胫骨模板靠在垂直截骨面上，并应用胫骨模板固定钉固定，保持位置不变。把持住固定钉，保证胫骨模板不再移动。将牙槽锯插入垂直槽前方进行截骨，感觉锯刀撞击截骨槽前后方时，可以确认截骨完成。完成截骨后，取下胫骨模板，小犁子清理截骨面。将胫骨假体试模置入，借助 C 形打击器用小锤轻轻敲入，然后放入解剖型活动半月板垫片试模。此时装入的半月板试模应该能保留韧带张力，在运动范围内能平滑运动而不出现撞击和不稳定（图 4-69~ 图 4-72）。

胫骨龙骨准备及活动垫片轨迹测试

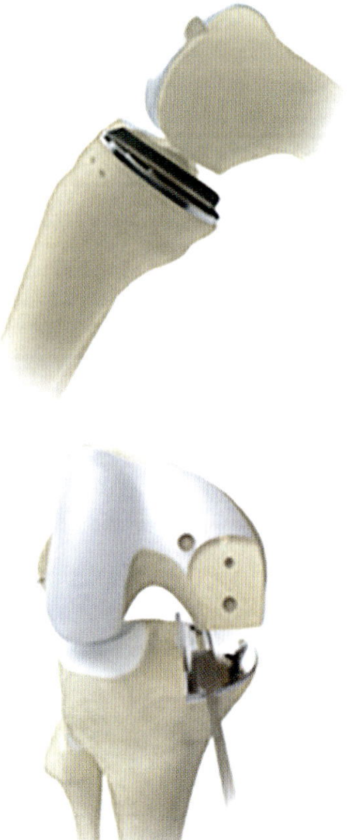

图 4-69 做好胫骨龙骨槽

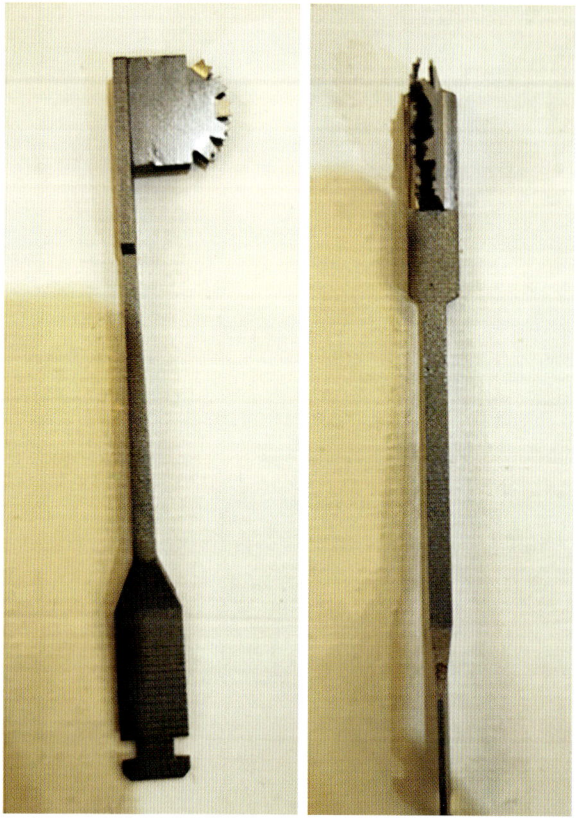

图 4-70 牙槽锯

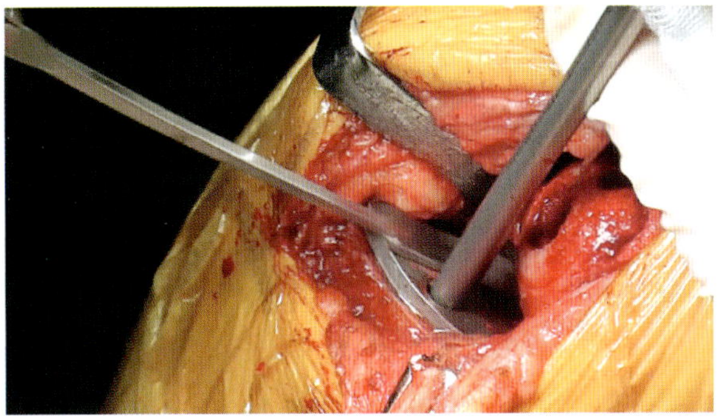

图 4-71　牙槽锯插入垂直槽前方进行截骨

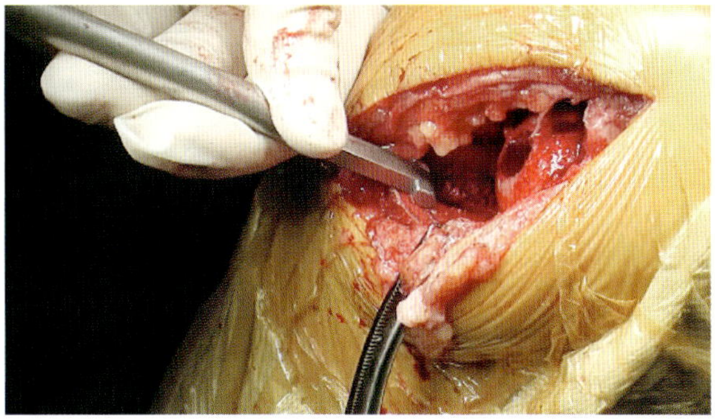

图 4-72　清理截骨面

（八）安装假体前如何进行测试检查?

插入胫骨和双柱股骨假体试模，使用打击器将它们轻轻打击到底，确保它们完全到位。插入所选厚度的半月板垫片试模。半月板垫片试模植入后，通过完全屈伸膝关节，判断膝关节稳定性及半月板垫片的轨迹，要确保半月板垫片没有发生撞击现象。半月板垫片合适的厚度是，将其插入后可使周围韧带恢复到自然张力状态，使用取出器时，可以前方抬起 2~3 mm（图 4-73）。另外，当膝关节受外翻应力时，关节间隙可张开 1~2 mm。这个试验需要在屈膝 20° 下进行。因为膝关节完全伸直时，后关节囊拉紧，半月板垫片会被卡紧。

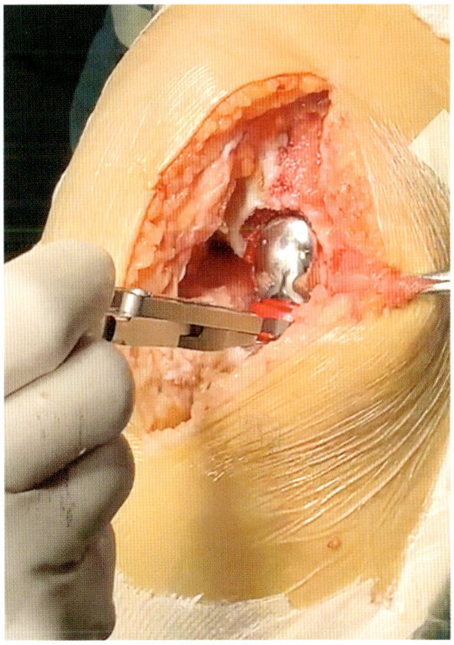

图 4-73　取出器使用时，可以前方抬起 2~3 mm

（九）如何做好假体固定?

骨水泥固定假体。使用骨水泥钻，在股骨和胫骨截骨后硬化骨表面，包括后髁面，钻出多个小孔，以使其粗糙，加强骨水泥固定效果（图 4-74）。应用脉压冲洗彻底冲洗骨面。

首先，用骨水泥固定胫骨假体，从后向前用锤子将假体打紧，以保证多余的骨水泥挤向前方面

骨水泥固定胫骨假体

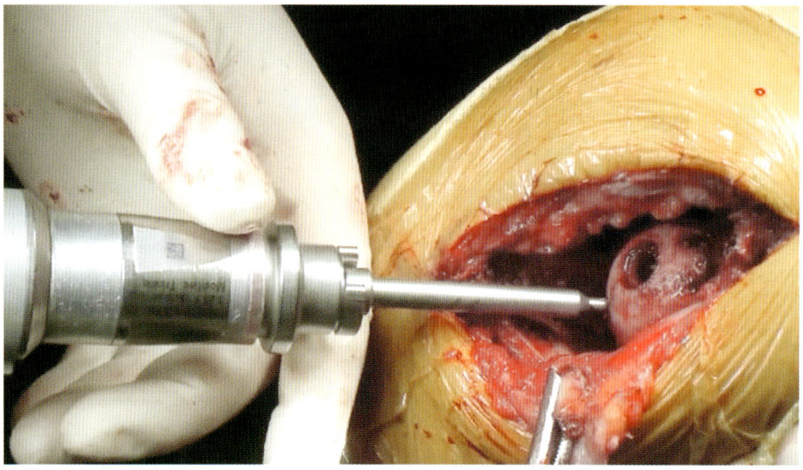

图 4-74 使用骨水泥钻，在股骨和胫骨截骨表面，包括后髁面，钻出多个小孔，以使其粗糙，加强骨水泥固定效果

骨水泥固定股骨假体

方便取出。胫骨假体安装后，我们会装入股骨试模和塑料间隙插片挤出胫骨下多余的骨水泥，然后取出插片和股骨试模，刮勺去除残余胫骨假体边缘的骨水泥，同时确保胫骨假体下方无软组织嵌入。去除后方骨水泥时，我们的经验是使用两把刮勺或骨水泥钩配合，一把深入后方将关节囊撑起，显露清楚，另一把沿假体边缘刮除骨水泥。

鸡尾酒注射及垫片安装

随后进行股骨假体固定，将股骨假体的凹面涂满骨水泥。将股骨假体植入股骨髁，与股骨长轴呈 45°，打击器打紧。用骨水泥刮匙将多余的骨水泥从边缘去除。保持膝关节屈曲 45° 位，放入适当厚度的插片并加压固定，等待骨水泥固化。在骨水泥固定时，不要反复屈伸膝关节，否则可能会使假体晃动导致假体松动。当骨水泥固化后，移去插片。再次清除假体边缘挤出的骨水泥，确保无骨水泥残留。

等骨水泥固化后，放入合适型号的半月板垫片试模，再次核对半月板垫片型号是否合适。安装半月板垫片试模后，在外翻应力下，内侧间隙张开 1 mm 左右为合适。然后将合适的半月板垫片植入。再次检查关节屈伸活动，应保证半月板无撞击或不稳现象发生（图 4-75）。

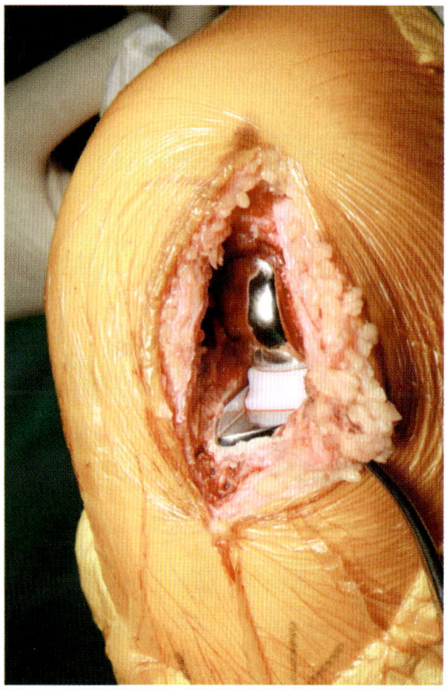

图 4-75 假体植入后

牛津单髁小组推荐使用两包骨水泥分别固定胫骨、股骨假体。我们通常使用一包骨水泥即可以完成假体固定。但推荐大家使用工作时间长的骨水泥。其实，只要后方不留骨水泥，操作起来顺利，两种方法都可以接受，这取决于术者的经验。特别强调的是，要避免骨水泥残留，通常胫骨假体打压固定后，在未安装股骨假体前，操作空间大，要仔细取出胫骨假体周缘挤出的骨水泥，尤其是后方的骨水泥，否则股骨假体安装后间隙变小，很难再取出后方的骨水泥。另外，股骨假体安装的时候，骨水泥涂抹要注意，股骨后髁部分的骨水泥不要涂抹过多，以免导致后方的骨水泥挤出而无法取出。

(十)骨水泥假体与非骨水泥假体技术有何不同?

Microplsty 器械起初是为非骨水泥假体设计的，但目前骨水泥假体与非骨水泥假体都可以使用。如果使用非骨水泥假体，截骨、钻孔、胫骨龙骨槽需要准备得特别精确，且要求患者骨质良好，能保证初始稳定。

非骨水泥假体植入时，先进行胫骨植入。把持胫骨假体压入胫骨，小心地将龙骨从前面放入龙骨槽。完全屈膝，这样打击器的上表面就平行于股骨后髁截骨面，因此也就增加了空间。与胫骨截骨面呈一定角度打击，保证假体后方滑至胫骨后方，不能挤入软组织。当假体前方贴上骨面，向下打击。待假体完全坐好，松开卡环，取下把持器。使用小血管钳探查，若有软组织卡入，必须完全清除。假体前后位可做微调。最后使用标准的胫骨打击器将胫骨假体打实。若是胫骨假体坐不实，小于 0.5 mm 间隙可以接受，因为随时间可以沉下。如试着用大锤将它消除，反而可能导致骨折。使用标准股骨打击器将股骨打击到位，要保持与主柱方向一致。再次检查两个假体都坐实。确保胫骨假体试模直接贴紧在骨组织上，且它的后缘已达到胫骨后缘。否则，取出假体，使用恰当的胫骨沟凿挖出龙骨槽。

非骨水泥假体安装要特别防止骨折。准备好骨面后，用胫骨打击器将胫骨假体试模轻轻打击到底。务必要使用小锤，大锤容易导致骨折。

第四节　单髁关节置换技术改良及总结

1. 中日友好医院技术改良：股骨运动学对位技术实现良好的运动轨迹的技术要点是什么?

牛津单髁关节置换的胫骨假体安装准确不是难事，但是股骨侧比较困难。中日友好医院郭万首教授团队总结经验，在大量实践基础上，改进手术技术，基于运动学对位对线实现了股骨假体的良好安装，相关文案发表在 *Journal of Orthopaedic Surgery and Research*。

我们首先按照牛津单髁置换手册进行标准的胫骨截骨，屈曲位使用 spacer 充分填充内侧间室，实现内侧韧带张力恢复，以胫骨平台为参考，胫骨引导股骨安放在股骨髁远端关节面上垂直于胫骨截骨面画垂线，此垂线以胫骨中点为起点，此为股骨假体中心线的位置，确认膝关节屈曲时的股骨假体中心线与胫骨中心线相一致。然后，将膝关节完全伸直，在关节伸直间隙插入合适厚度的 spacer 充分填充内侧间室，实现内侧韧带张力恢复，力线矫正至未发生骨关节炎的自然状态，通常伸直位要比屈曲位的 spacer 厚 1~2 mm。此时，再以胫骨中点为起点在股骨髁伸直关节面上画一条垂线（直线 A）。直线 A 代表假体机械轴线，作为股骨钻孔方向的向导，以保证站立位股骨假体受力与下肢机械轴线一致。伸直位，股骨相对应胫骨截骨面的中点也可以作为股骨假体中心线参考辅助钻孔定位。膝关节屈曲至 100°，将股骨钻孔导向器完全贴服于股骨远端，下方紧贴胫骨截骨面，平行于直线 A 进行股骨钻孔，在股骨假体中心线上分别钻 4 mm 和 6 mm 的孔，切除股骨后髁，股骨远端研磨平衡屈伸间隙。植入假体。

这样的方法，帮助我们可以获得良好的股骨、胫骨假体对位对线，并且保证半月板垫片运动轨迹良好，而降低旋转脱位的风险（图 4-76、图 4-77）。

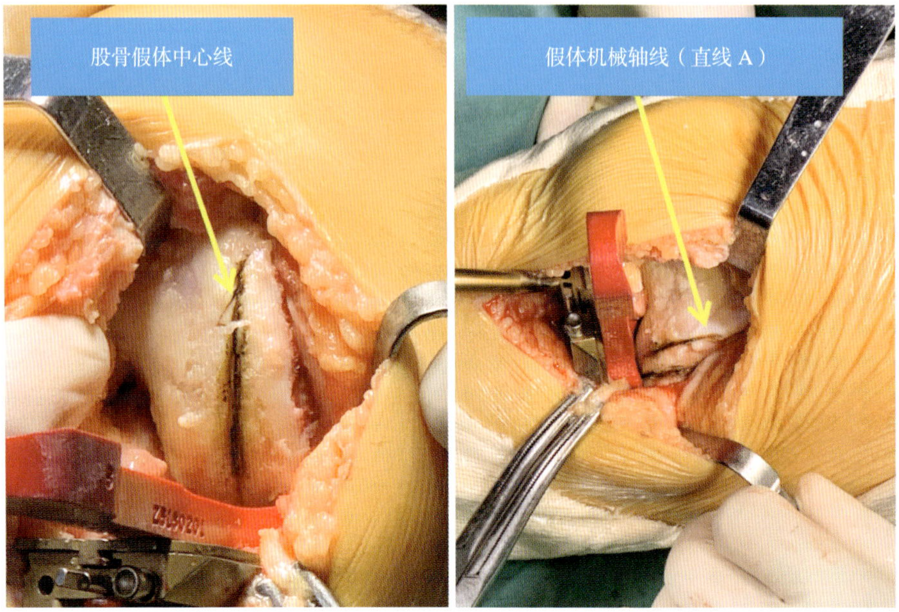

膝关节屈曲位　　膝关节伸直位

图 4-76　屈曲位使用 spacer 充分填充内侧间室，实现内侧韧带张力恢复，在股骨髁远端关节面上垂直于胫骨截骨面画垂线，此垂线以胫骨截骨面中点为起点，此为股骨假体中心线。然后，将膝关节完全伸直，在关节伸直间隙插入合适厚度的 spacer 充分填充内侧间室，实现内侧韧带张力恢复，力线矫正至未发生骨关节炎的自然状态，再以胫骨中点为起点在股骨髁伸直关节面上画一条垂线（直线 A）。直线 A 代表假体机械轴线，作为股骨钻孔方向的向导，以保证股骨假体中心线与下肢机械轴线一致

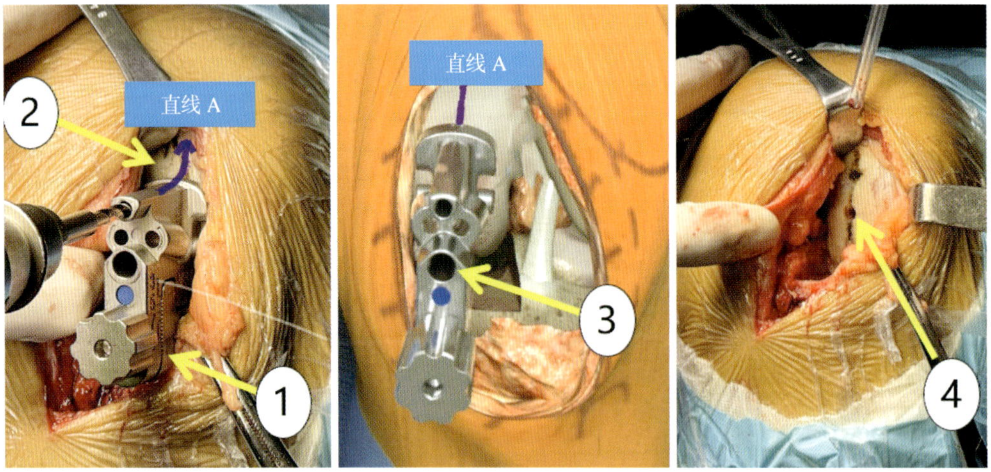

图 4-77　钻孔定位要点：①屈曲位放置股骨远端钻孔导向器，底面紧坐在胫骨截骨面，贴住股骨远端；②钻头钻孔方向指向与轴线 A 平行；③通过视窗核实钻孔位于股骨内侧髁远端关节面假体中心线上；④钻孔位于股骨内侧髁远端关节面中心线上

2. 中日友好医院技术改良：减少胫骨截骨、保存骨量的技术要点是什么？

单髁关节置换有着一定的失败率和翻修率，失败后常常需要 TKA 翻修。TKA 翻修时，或多或少会存在骨缺损，骨缺损通常发生胫骨侧。而在股骨侧，由于球形研磨，研磨量不大，常常骨缺损不大，而且常为包容性骨缺损。胫骨侧骨缺损主要与初次手术时胫骨固有要求截骨偏多有关（通常比内侧 TKA 多 5 mm）。TKA 翻修时，患者需要在胫骨内侧使用金属块 / 楔块或植骨。如果缺损大于 10 mm，可能需要延长杆假体或限制性假体。由此，如何胫骨少截骨，增大支撑面积，保留骨量，我们探索并改良了胫骨截骨手术技术，通过减少胫骨截骨 + 增加后髁截骨的方法，保证了假体良好的支撑，并获得不错的随访结果。相关技术发表在 *Chinese Medical Journal*。具体方法如下：

我们常规按照标准牛津单髁关节置换手术方法进行胫骨髓外截骨定位。与常规一样，先使用的是 0 号胫骨垫片做准备。但是真正水平截骨时候，更换用 +2 mm 胫骨垫片，以获得减少 2 mm 的胫骨近端截骨。前提是，胫骨截骨平面要保证在胫骨磨损最深处 1~2 mm 以下，不允许留下软骨。然后，通过增加股骨后髁截骨，来补偿胫骨减少截骨，从而获得目标要求的 7 mm 屈曲间隙。通常胫骨截骨后的屈曲间隙约为 5 mm，这就需要增加股骨后髁截骨 2 mm 才能获得 7 mm 屈曲间隙。然后在屈膝位，平行于胫骨截骨面增加股骨后髁截骨 2 mm。7 mm 屈曲间隙获得满意后，再进行股骨髁远端钻孔，然后放置股骨后髁截骨向导进行后髁截骨，股骨髁远端研磨平衡伸屈间隙。这种方法，股骨远端常常需要较常规截骨增加 2 mm 的骨量去除，也就是通过股骨侧的关节线抬高 2 mm，获得胫骨 2 mm 骨量的保留，长期随访结果良好（图 4-78~ 图 4-80）。

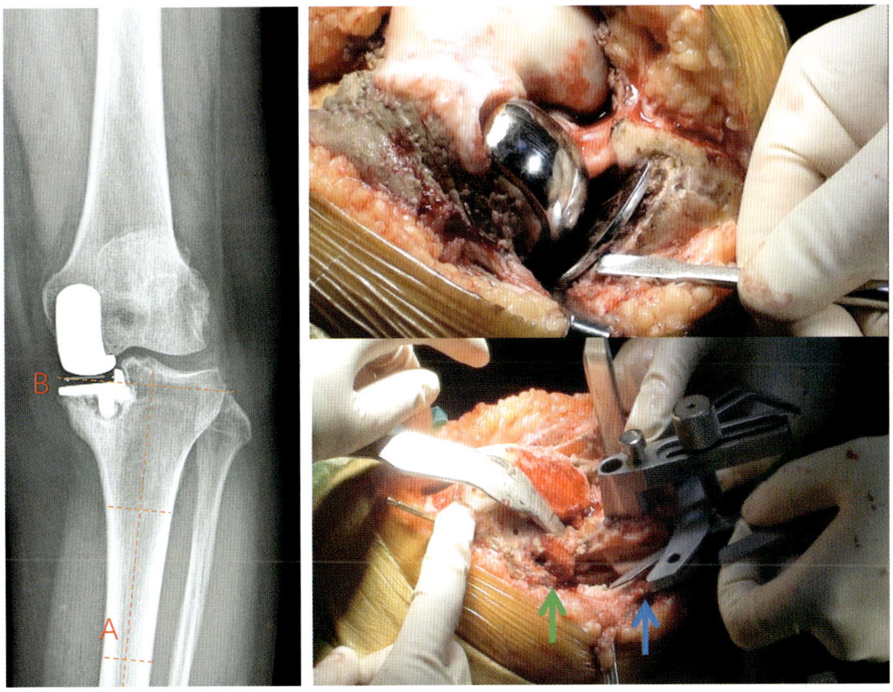

图 4-78 TKA 翻修时候，骨缺损通常发生胫骨侧

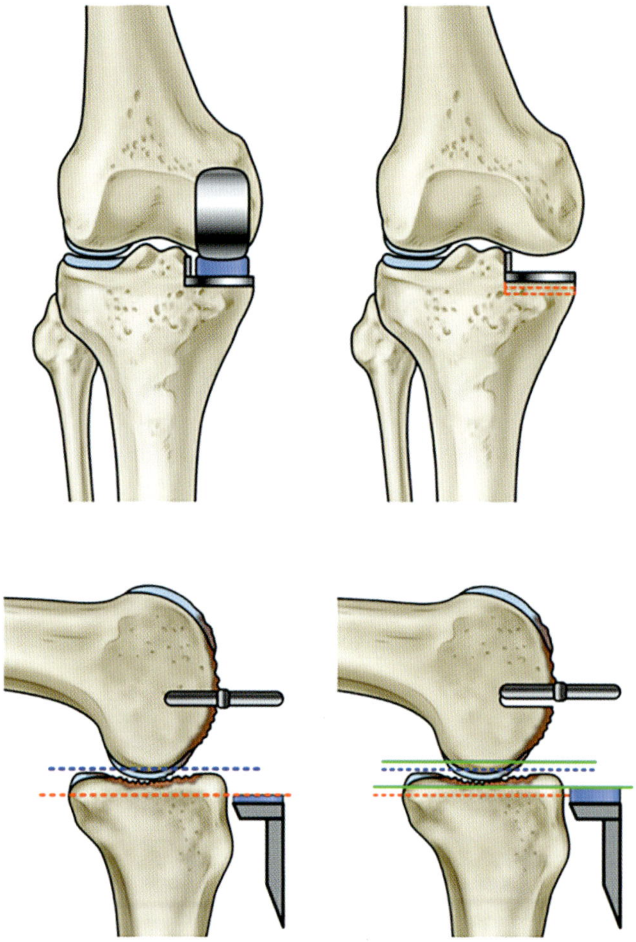

图 4-79 减少胫骨截骨，假体型号增大，增大支撑面积

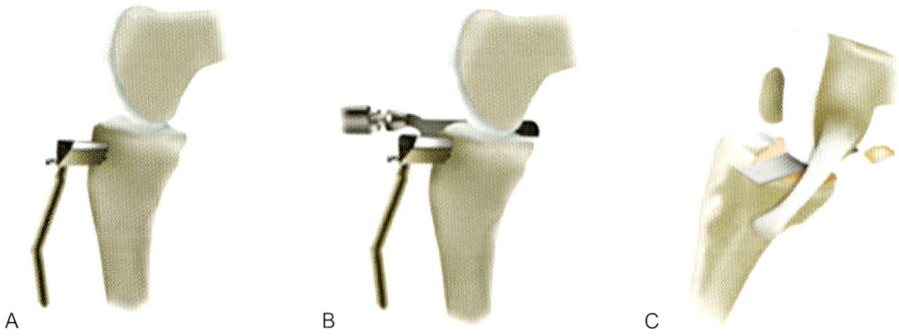

图 4-80 减少胫骨截骨、保存骨量的技术要点

3. UKA的最关键技术要点有哪些?

（1）**良好的半月板轨迹**：①应高度重视胫骨侧垂直截骨，它直接影响胫骨侧假体旋转、胫骨假体大小、胫骨股骨假体间距，并进而影响单髁关节置换运动轨迹。②股骨假体中心线要与胫骨假体中心线一致，推荐股骨运动学对位对线安装股骨假体。③防止撞击，去除假体周围骨水泥、碎骨块及碎屑。④胫骨假体竖壁与活动垫片间距建议控制在 1~3 mm。

内侧单髁关节置换术（完整版）

（2）**做好屈伸间隙平衡**：膝关节屈伸间隙平衡时，伸直间隙测量是在屈膝 20° 位置，而不是完全伸直位。在完全伸直位，后方关节囊呈拉紧状态，测量的伸直间隙小于实际值。骨水泥固定假体时，保持膝关节于 45° 位，而不是完全伸直位，因为完全伸直位会使胫骨假体旋转倾斜。

（3）**保留骨量、少截骨**：胫骨少截骨，增大支撑面积，保留骨量。采用改良胫骨截骨手术技术，减少胫骨截骨、增加后髁截骨的方法，保证了假体良好的支撑。

（4）**保护 MCL**：在所有截骨过程中，都要在内侧放置拉钩以保护内侧副韧带。在测量插片测量间隙及测试半月板垫片是否合适时，需要去除所有拉钩，以保证韧带张力正常。如果不去除拉钩，将会影响软组织张力，从而人为减小间隙。在未进行股骨髁远端研磨截骨之前，由于伸直间隙小于屈曲间隙，需要取出测量插片才可以伸直膝关节，否则可能导致侧副韧带拉伸或撕裂。

（5）**避免矫枉过正**：对于活动型假体，初学者由于担心脱位，容易填充过紧，放置过厚垫片，这样会导致矫枉过正而术后膝关节外翻，增加外侧间室退变的风险。要避免矫枉过正，将半月板垫片放置得相对松些。若正好在两号之间选择时，应选相对小号的半月板垫片。

参考文献

[1] Lee S Y, Bae J H, Kim J G, et al. The influence of surgical factors on dislocation of the meniscal bearing after Oxford medial unicompartmental knee replacement: a case-control study[J]. Bone Joint J, 2014, 96-B(7): 914-922.

[2] Goodfellow J, Connor J O, Pandit H, et al. Unicompartmental arthroplasty with the Oxford knee[M]. Oxford: Goodfellow Publishers Limited, 2015.

[3] Zhang Q, Wang W, Liu Z, et al. A novel extramedullary technique to guide femoral bone preparation in mobile unicompartmental knee arthroplasty based on tibial cut and overall alignment. J ORTHOP SURG RES, 2020, 15(1).

[4] Zhang Q, Liu Z, Wang W, et al. A modified technique for tibial bone sparing in unicompartmental knee arthroplasty. CHINESE MED J-PEKING, 2019, 132(22): 2690-2697.

[5] 孙晓威, 张启栋, 王卫国等.运动对线单髁膝置换的临床与影像研究. 中国矫形外科杂志, 2022, 30(3): 198-202.

[6] 张启栋, 黄诚, 孙晓威, 等. 运动学对位对线技术下内侧活动型单髁关节置换的5年以上随访研究. 中华医学杂志, 2023, 103(1): 18-24.

第5章　围手术期管理

本章内容

围手术期管理专家共识解读

第一节　围手术期镇痛管理

良好的围手术期管理是所有关节置换手术取得满意效果的关键一环。膝关节单髁置换术（UKA）也不例外。尽管 UKA 创伤小、出血少、恢复快，有着自己独有的特点，但是规范单髁关节置换围手术期管理，进一步减少并发症，对于提高单髁置换手术效果仍然有着重要作用。

1. 单髁关节置换术后的镇痛原则是什么?

单髁关节置换术较之其他关节置换手术，损伤小，恢复快，但是单髁关节置换术后良好的镇痛也是必须的：

（1）良好控制疼痛，便于术后关节功能锻炼，实现快速康复，提高手术效果及患者满意度。

（2）消除或减轻患者的疼痛及躯体不适感，减少不良刺激及交感神经系统的过度兴奋，减少手术并发症。

（3）帮助和改善患者睡眠，诱导遗忘，减少或消除患者对治疗期间病痛的记忆。

（4）降低患者的代谢速率，减少其氧耗氧需，使得机体组织氧耗的需求变化尽可能适应受到损害的氧输送状态，并减轻各器官的代谢负担。

单髁关节置换术围手术期镇痛原则是：多模式镇痛、超前镇痛、个体化镇痛。镇痛与镇静相互协同，从而有利于患者恢复。

多模式镇痛，是联合作用机制不同的镇痛方法和镇痛药物，镇痛作用协同或相加，同时每种药物剂量减少，不良反应相应减低，以达到最佳镇痛效果。多模式镇痛的方法有：口服或静脉注射非甾体抗炎药、阿片类止痛药、伤口局部浸润、鞘内注射以及外周神经阻滞等。多模式镇痛治疗，包括术前、超前镇痛，预防中枢敏化的发生，也包括合理的麻醉方式。

超前镇痛，是在手术开展前实施的一种镇痛，通过给予一定的镇痛药物，影响伤害性信号的产生、传递及调控等过程，以求达到减轻术中疼痛和缓解术后疼痛目的。

个体化镇痛，不同患者的疼痛敏感性存在差异，疼痛控制需求也具有个体化差异，根据对患者进行的疼痛评估，制订个体化镇痛方案。

2. 关节置换术后的疼痛原因有哪些?

疼痛是与组织损伤或潜在的组织损伤相关的一种不愉快的感觉和情感经历。疼痛本质上是人体的一种保护机制，是主观的感觉。疼痛不仅是医学问题，而且也是社会问题。

膝关节置换术疼痛机制涉及多方面因素：

（1）**组织损伤及炎症反应**：手术对皮肤、关节囊、韧带及骨质的切割，产生多种炎症介质，如激肽、三磷酸腺苷、5-羟色胺、组胺等，这些炎症介质均能直接或间接地作用于感觉神经末梢，改变感觉神经离子通道的通透性，导致感觉神经纤维兴奋，从而产生疼痛。降钙素基因相关肽（calcitonin gene related peptide，CGRP）是迄今已知最强的内源性扩血管肽，其作用于血管，使血管扩张和通透性升高，产生炎症反应。

（2）**神经源性炎症**：手术切割对神经的直接损伤，术中各种器械对神经纤维的牵拉、压迫，缝合时对神经纤维的结扎等，都会刺激神经，引起疼痛。另一个常见原因为膝关节手术过程中止血带的应用，止血带对局部神经的机械压力引起局部及远端神经的缺氧导致神经损伤，可导致神经内微血管的异常和水肿，使局部组织内营养缺乏，神经轴突发生变性，导致疼痛，甚至引起神经麻痹。神经肽、组胺、前列腺素、白三烯等是由损伤部位的受损细胞和组织释放的化学物质，可以致敏外周伤害性感受器。这些物质既可降低伤害性感受器的兴奋阈值，也可以直接激活伤害性感受器。

（3）**关节腔内积血**：膝关节置换术后，无论引流与否，关节腔内或多或少存在积血，关节腔内压力升高及炎症介质刺激关节表面及关节囊内的感觉神经末梢，从而导致疼痛。

（4）**缺血再灌注损伤**：关节置换术中应用止血带导致肢体缺血缺氧，放松止血带后，会引起血管内皮、肌肉的再灌注，可以诱发多种炎症介质的表达，引起疼痛。炎症因子导致血管内皮、肌细胞通透性增加，肢体肿胀，也会引起疼痛。

（5）**髓腔内高压**：膝关节置换后水肿，可导致骨髓微循环障碍，骨髓水肿，髓腔压力升高，压迫神经末梢，引起疼痛。

（6）**神经敏化**：膝关节置换的患者，大多数术前就存在关节疼痛，长期关节疼痛可引起初级感觉神经元产生自发放电（即异位冲动）和脊髓背角突触传递效率的持续性增强，感觉神经向心性刺激反应增强，痛阈降低，从而形成周围神经和中枢神经的敏化，较弱的刺激可引起较强的疼痛。

（7）膝关节周围存在滑囊炎、肌腱炎、肌腱抵止点的病变、纤维织炎等。

3. 为什么要超前镇痛?

关节置换手术属于侵入式和创伤性操作，而术中操作会导致患者出现剧烈疼痛，对其术后生活质量和功能康复产生严重影响。超前镇痛是基于手术前给予一定的镇痛药物，通过影响伤害性信号的产生、传递及调控等过程，以求达到减轻术中痛和缓解术后痛目的。在人工关节置换围手术期应用超前镇痛，理由如下：疼痛是因为炎性因子释放所致，患者感受不到疼痛是因为炎性因子的释放没有达到痛阈，然而随着炎性因子释放的增加，疼痛发生是迟早的事情。若是疼痛发生后再去镇痛，患者痛苦增加，还要增加镇痛药的剂量，那么镇痛药的不良反应发生的风险也增高，由此提出了“超前镇痛”的概念。目前临床麻醉中能用于“超前镇痛”的药物主要有局部麻醉类药物、阿片类药物、非甾体抗炎药等。以 COX-2 抑制剂塞来昔布最为常用，术前 3 天即开始服药，不影响血小板功能而导致出血增加。

4. 多模式镇痛途径是什么?

多模式镇痛是联合作用机制不同的镇痛方法和镇痛药物，通过不同方式、不同途径进行镇痛，实现镇痛作用协同或相加。

（1）**口服给药**：最为常用，可单独应用或与其他镇痛方式联合应用，包括术前超前镇痛和术后服药。前者即术前服药，从术前 3 天到 1 周不等，服用药物 COX-2 抑制剂。术后服药，需要注意的是根据药物的半衰期及作用时间，按时给药，保证药物治疗浓度的时间衔接覆盖，而不是按需给药。这样才能确保药物在人体内保持一个相对稳定的治疗浓度，达到最佳治疗效果。

（2）**静脉给药**：主要是通过外周静脉输注镇痛药物。常用药物为非甾体抗炎药，如氟比洛芬酯注射液、帕瑞昔布钠等。无论是口服，还是静脉给药，都要注意其副作用，尤其是在老年患者。膝关节骨关节炎患者常常长期使用非甾体抗炎药，在围手术期应激状态下，更容易出现不良反应。最常见是消化道损伤，诱发和加重急性出血性胃炎和消化性溃疡，尤其是既往有胃十二指肠溃疡病史，可使溃疡复发或诱发溃疡出血。另外，与其他抗凝血药合用时，会增加出血风险。因此，有必要加用保护胃黏膜药物。对于肾功能受损的患者，注意适当调整剂量。

（3）**关节局部给药**：最常用的是术中关节腔“鸡尾酒”注射。注射药物选择包括盐酸罗哌卡因、吗啡、复方倍他米松、肾上腺素、酮咯酸等，可以根据具体情况适当加减。注射部位包括：膝关节囊、滑膜、鹅足、骨膜、侧副韧带及周围肌腱组织。

（4）**硬膜外阻滞**：通过术中硬膜外留置导管持续滴入镇痛药物镇痛，是一种非常有效的术后镇痛方法。患者也可自控镇痛。其特点是镇痛效果完全，无嗜睡、恶心、呕吐等全身性吗啡类药物的副作用。但是，也有其他副作用，如全脊髓麻醉或异常广泛阻滞、硬膜外血肿、尿潴留、导管断裂、硬膜外感染、下肢无力、体位性低血压等，尤其会影响术后下肢神经状况的判断，也不利于早期康复锻炼，目前应用不多。

（5）**外周神经阻滞**：由于静脉患者自控镇痛（patient controlled analgesia，PCA）中阿片类药物的副作用较大，现在较少使用。而外周神经阻滞疼痛部位的选择性高，镇痛作用可靠，副作用少，且不受手术后抗凝药物的影响，应用越来越多。其中单髁关节置换应用收肌管阻滞或股神经阻滞比较广泛。

①**收肌管阻滞**：收肌管阻滞以隐神经为主。隐神经自内收肌管出口向远端走行后，支配髌前和膝关节内侧皮肤感觉，可覆盖内侧单髁关节置换所涉及的几乎全部范围。隐神经无分支支配重大肌肉，所以收肌管阻滞不会对膝关节肌力造成影响，可以有效避免股神经阻滞带来的伸膝无力及摔倒风险，有利于患者早期下地和功能锻炼。阻滞方法：罗哌卡因 50 mg 加入无菌生理盐水配置成 25 ml 混合液，在 B 超高频探头的引导下，由麻醉医生行单次收肌管阻滞，注意回抽，避免注入血管（图 5-1）。

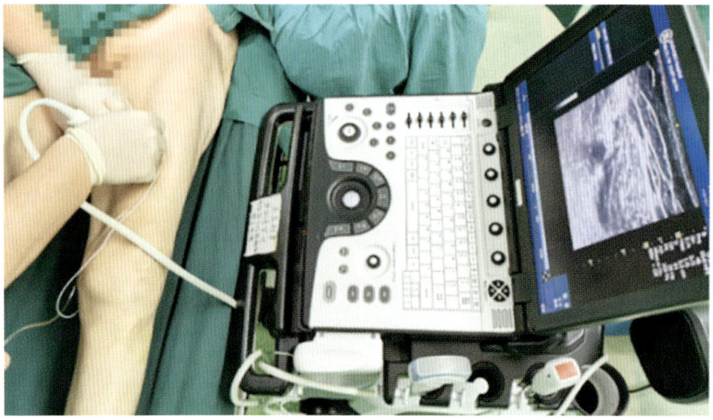

图 5-1 收肌管阻滞

不过，若行外侧间室单髁关节置换及髌股关节置换，单纯收肌管阻滞通常不足以满足手术需要，常需采用股神经阻滞并联合腰麻。

②**股神经阻滞**：可以单次阻滞，也可以留置导管。患者仰卧，下肢稍外展，在腹股沟韧带下 1 cm（腹股沟皱褶处）股动脉外侧 1.5 cm 定位穿刺点，皮肤消毒。术者左手示指按压在股动脉搏动处，于其外侧所做标记处进针，垂直皮肤刺入后缓慢进针，分别穿过脂肪层、筋膜层诱发出沿股神经分布区域内的放散性异感（由于穿刺针经过阔筋膜和髂腰筋膜时会有两次落空感），此时可停止进针并固定针头。采用神经刺激定位仪可以通过股四头肌随刺激仪发出的脉冲抽动来确定注射位置，一般刺激量在 0.3~0.5 mV 为佳，低于 0.2 mV 有针尖刺入神经干的危险，此时注射药物会造成股神经损伤。在确定穿刺针到位后，旋转针头（360°），回吸无血后即可注药。也可通过注药导管给予 0.5% 罗哌卡因 20 ml。然后将外套管推进 3~5 mm，退出刺激针，通过外套管置入连续导管，置入长度 5~10 cm，退出外套管，固定导管，连接导管固定器及镇痛装置。

（6）**冰敷**：术后冰敷可使血管收缩，血管壁的通透性降低，炎性渗出减少，抑制细胞的活动，降低神经末梢的敏感性，从而减轻疼痛。冰敷方法可以使用冷疗装置，也可以使用冰袋间断冰敷，二者在镇痛效果、膝关节功能、并发症发生率和住院时间上均没有优劣之分。我们常规在单髁关节置换术后采用冰袋冰敷，经济方便，又能起到镇痛、止血、消肿等作用。早期使用对减轻肿胀与疼痛的效果最好，在患者回到病房即可开始使用。为避免冻疮等不良事件的发生，应注意皮肤的保护（图 5-2）。

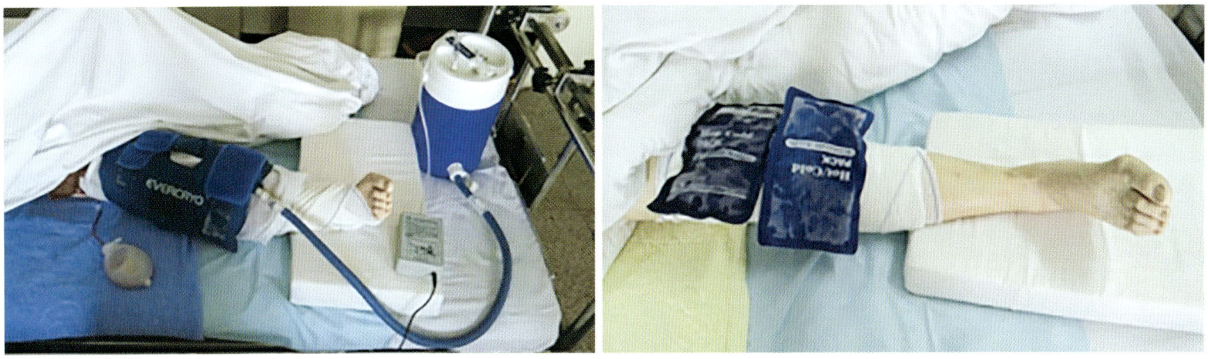

图 5-2　冰敷

5. 为什么提倡收肌管阻滞?

单髁关节置换后收肌管阻滞能有效地针对膝关节内侧切口镇痛，加速患者术后康复，是笔者所在医院采用最多的方式。收肌管阻滞范围以隐神经为主，能有效地针对膝关节内侧切口镇痛。隐神经自内收肌管出口向远端走行后，支配髌前和膝关节内侧皮肤感觉，可覆盖内侧单髁关节置换所涉及的几乎全部范围。隐神经无分支支配重大肌肉，所以收肌管阻滞不会对膝关节肌力造成影响，可以有效避免股神经阻滞带来的伸膝无力及摔倒风险，有利于患者早期下地和功能锻炼。

6. 镇痛“鸡尾酒”是指什么?

单髁关节置换局部镇痛的方法是在手术即将结束时向手术创伤组织局部注射混合局麻药、镇痛药、消炎止痛药以及止血药等的“鸡尾酒”。

“鸡尾酒”的配方：40 ml 的生理盐水 +150 mg 罗哌卡因 +1 g 吗啡 + 复方倍他米松注射液 1 ml+ 酮咯酸氨丁三醇 60 mg+ 盐酸肾上腺素注射液 0.25 mg。

注射部位：后关节囊、滑膜、内侧副韧带、股四头肌及髌骨周围软组织。

注射方法：在安装假体前，用 10 ml 注射器将上述混合液注入后关节囊，因为此时有操作空间，假体安装后就很难进行后方操作了。假体安装后，在等待骨水泥固化的时候，可以依次将“鸡尾酒”注射于滑膜、关节囊、内侧副韧带、股四头肌及髌骨周围软组织和切口边缘。从切口边缘向皮肤内浸润 3 cm，如果放置引流的话，预留 10 ml 在手术结束后注入引流口周围。

经如此处理，大多数患者麻醉苏醒后几乎不会感到疼痛，可以即时恢复膝关节屈曲活动和步行。然而，偶尔会因为局麻药起效慢，患者苏醒后会感到剧烈疼痛。这种术后即出现的疼痛可通过手术开始时行区域神经阻滞而更有效避免。这一做法的另一好处是，可减小常规麻醉药物剂量，有助于更快恢复。但术后第二天，当所有这些药物药效消失后，有些患者将会出现难以忍受的疼痛（所谓的“反跳痛”），因此术后镇痛的序贯治疗在之后就非常重要了。

7. 中日友好医院骨科围手术期镇痛方案是什么?

（1）术前 3 天，塞来昔布 200 mg bid。

（2）麻醉前麻醉医师做收肌管阻滞。

（3）术中“鸡尾酒”注射。

（4）术后规律按时给予非甾体抗炎药，特别注意药物半衰期的无缝衔接。睡前予氯硝西泮 1 mg+ 洛索洛芬钠 60 mg 口服或酮咯酸氨丁三醇注射液 30 mg 肌内注射。

这一多模式镇痛方案以收肌管阻滞为中心。整个镇痛方案的核心为预防性镇痛，使患者在手术后保持无痛状态，而不要等到疼痛出现后再处理。由于手术后定时口服非甾体抗炎止痛药，注意药物应用时间衔接，手术后患者的疼痛不重，体温不高，这也对患者的顺利康复提供了较大的帮助。同时，镇痛方案中基本没有使用吗啡类麻醉药物，避免了吗啡类药物的副作用，增加了镇痛方案的安全性。大部分患者术后次日膝关节屈曲超过 90°。多年来的实践证明了这一方案的确能够明显缓解患者手术后的切口疼痛，提高患者的康复速度和关节活动度，使无痛的人工关节置换术成为可能。

第二节　围手术期血液相关管理

1. 单髁关节置换患者需要输血吗？

单髁关节置换手术创伤小，出血少，一般无须输血。然而，对于老年患者，要积极控制出血，减少出血量，这样有利于减少手术并发症，有利于患者术后康复。

对于单髁关节置换与全膝关节置换失血量比较，Migliorini 等在 meta 分析中报道单髁关节置换术后失血量明显低于全膝关节置换。Pongcharoen 等报道单髁关节置换显性失血量约为 130 ml。Sephton 等报道单髁关节置换平均总失血量为 600 ml（400~830 ml），术前平均血红蛋白为 135 ± 14 g/L，术后平均血红蛋白为（122 ± 13）g/L，术后没有患者血红蛋白低于 80 g/L（范围 93~154 g/L），均不需要输血。Jeer 等发现接受微创单髁关节置换治疗的患者较常规切口的单髁关节置换出血量更少，症状性贫血发生率很低，无须输血。

然而，对于老年患者，积极控制出血，减少失血，有利于减少手术并发症，促进患者快速康复。对于术前贫血的患者，需要仔细做好评估。术前贫血常见原因有营养不良、慢性失血性疾病、肿瘤、自身免疫性疾病、慢性感染或创伤等。贫血治疗包括术前积极处理原发病、消除病因、加强营养、围手术期铁剂联合应用促红细胞生成素加快提升血红蛋白水平等。术前贫血患者经综合治疗，贫血得到纠正或改善后可进行手术。不过，Schwab 等在回顾性研究中发现，单髁关节置换显性失血及隐性失血均明显低于全膝关节置换，术前即使存在轻中度贫血（80~129 g/L），进行单髁关节置换手术也不需要术后输血。

术后定期监测血红蛋白水平。Hb＞100 g/L 一般不必输血；Hb＜70 g/L 需要输血，但很罕见碰到；Hb 为 70~100 g/L 应根据患者的年龄、贫血程度、心肺功能情况、有无代谢率增高决定是否输血。如果老年患者术后存在心悸、疲乏无力、呼吸急促，或术前患者并存冠状动脉粥样硬化性心脏病、肺心病等病史，建议输血。

2. 如何减少出血？

我们应用大腿止血带止血，但是单髁关节置换主要在屈曲位操作，出血不多，可以不用止血带或选择性应用。对于循环状况欠佳的患者，手术时不用止血带。在手术即将结束时，使用骨蜡封闭假体未覆盖截骨面及定位骨孔。静脉及局部联合应用氨甲环酸。这种多模式止血方式使得单髁关节置换失血量非常少，因此单髁关节置换失血量很少会超过 300 ml，不需要放置引流管，且术后出现关节腔积血肿胀的情况非常少。

（1）**氨甲环酸序贯治疗**：近年来，膝关节置换序贯应用氨甲环酸，可明显减少失血量，降低输血率，减少并发症，加速患者康复。使用方式有静脉滴注、关节腔注射或联合使用等方式。围手术期氨甲环酸静脉滴注联合局部应用比单纯静脉滴注或局部应用能更有效地减少出血及降低输血率。参照“中国髋、膝关节置换术围术期抗纤溶药序贯抗凝血药应用方案的专家共识”，若未使用止血带，建议在切皮前 5~10 min 应用氨甲环酸；若使用止血带，建议在止血带放气前 5~10 min 应用氨甲环酸。

氨甲环酸 1 g 静脉滴注完毕；手术时间长（>3 h）或出血量大时（>3000 ml），术中可追加用药 1~2 次或给予 1~2 mg/（kg·h）的维持剂量。由于不放置引流管，我们关闭关节囊后常规注射氨甲环酸 1 g 于关节腔帮助止血。

（2）**控制性降压**：控制性降压也是一项减少手术出血的措施。控制性降压前提是在全身麻醉下进行，实施降压范围、降压时间和恢复前血压水平要可控。一般将收缩压降低至 80~90 mmHg，或者将动脉收缩压控制在其基础值 30% 以内，或平均动脉压降低至 50~65 mmHg。同时，根据术中监测情况，实时调整。禁忌证包括：①严重心脑血管疾病、未控制的高血压、糖尿病晚期、肾功能不全等器质性疾病；②存在氧供耗失衡情况如肺通气和换气障碍等；③有栓塞或血栓病史等。

3. 是否应用止血带?

单髁关节置换手术时间短，屈膝位操作出血不多，术中是否使用止血带尚存争议。使用止血带可以使手术视野更清楚，利于手术操作，便于骨水泥黏合和假体安装，减少手术时间和术中失血。但应用止血带也存在风险，如术后大腿近端肌肉疼痛、缺血 - 再灌注损伤、止血带麻痹、深静脉血栓风险增高、术后隐性失血增加等并发症。近年来，有些学者不用止血带进行膝关节手术也获得不错的结果，可减少止血带并发症，降低术后疼痛，加速患者康复。使用止血带与否要根据患者情况和医生自身的习惯，但是，对于合并下肢动脉粥样硬化，尤其是狭窄、闭塞的患者，建议不使用止血带或缩短止血带使用时间。

为了安全规范地使用止血带，应选择宽袖带，止血带尺寸应为肢体直径的一半。固定袖带前，使用衬垫保护软组织，并牢固固定袖带，防止袖带脱落，靠近术区一侧袖带使用薄膜隔离皮肤，防止消毒液渗入袖带下方灼伤皮肤。充气前可以采用抬高患肢的方法驱血。为了达到止血效果并减少并发症，控制止血带压力及时间，止血带压力高于患者收缩压 100 mmHg，使用时间应小于 90 分钟。总之，依据加速康复外科（ERAS）理念，止血带的使用时间越短越好，止血带压力在达到阻断血流的前提下应越低越好。

4. 是否放置引流管?

关于膝关节置换术后是否留置引流管一直存有争议。留置引流管目的在于将术后关节腔内积血引出，减少关节肿胀，防止术后炎性渗出。但是，单髁关节置换创伤小，通过控制术中出血管理，序灌使用氨甲环酸，使用骨蜡封闭假体未覆盖截骨面及定位骨孔，配合术后弹力绷带加压包扎，单髁关节置换出血很少，使得留置引流管应用价值降低，可以不放置引流管。我们目前常规不放置引流管。

但是，若是术中出血多，或者患者术后出血风险高，可以放置引流管，建议留置时间不超过 24 h。

第三节 围手术期血栓预防管理

1. 单髁关节置换如何进行下肢静脉血栓预防?

静脉血栓栓塞症（VTE）是全膝关节置换术后的常见并发症。但单髁关节置换患者术后症状性 VTE 的发生率比全膝关节置换低，为 0.1%~0.9%。肺栓塞（PE）发生率 0%~1.2%。因为单髁关节置换创伤小，康复快，患者的血栓栓塞风险相对较低。单髁关节置换是否属于骨科大手术，目前存在争议。已制定的用于预防全膝关节置换术后 VTE 的指南可能不适用于单髁关节置换，但需要进一步研究以确定最适合单髁关节置换的 VTE 预防指南。

目前，仍建议根据《中国骨科大手术静脉血栓栓塞症预防指南》(2016版）原则进行，应用Caprini血栓风险因素评分表评估血栓危险度。根据VTE危险度评分情况选择预防措施，预防措施包括基本预防、物理预防和药物预防。单髁关节置换由于创伤小，目前很多学者采用阿司匹林预防，且预防效果也不错。但是，对高风险患者选择低分子量肝素预防治疗，适当权衡患者的血栓风险和出血风险利弊，合理选择抗凝药物。抗凝药物存在增加出血风险，导致膝关节和下肢肿胀及淤血，进而影响康复。

中日友好医院骨科对单髁关节置换术后VTE预防方案为：术中、术后常规应用氨甲环酸序灌治疗。术后采用弹力绷带自足向近端至大腿中段进行加压包扎，术后48 h左右松解弹力绷带。术后第一天开始口服利伐沙班5 mg qd或阿司匹林100 mg qd，直至术后2周左右。对于既往有血栓病史的患者，VTE发生风险高，药物预防改为低分子量肝素皮下注射。对于既往有出血风险的患者，术后仅使用物理预防。

第四节 围手术期感染预防管理

1. 单髁关节置换如何进行感染预防？

假体周围感染是关节置换术后灾难性的并发症。与全膝关节置换相比，单髁关节置换术后感染发生率较低，为0.2%~0.7%，但仍需严格预防。

关节置换的感染预防是个系统工程。

（1）术前对一般情况差的患者改善全身情况，纠正营养不良、贫血等问题，合并糖尿病及慢性泌尿系感染的患者应积极治疗原发病，消灭局部感染灶。

（2）术前患者皮肤沐浴、含乙醇的氯己定消毒剂局部消毒和备皮。手术铺巾使用碘浸渍的手术巾与塑料贴膜联用可减少细菌定植。

（3）使用层流手术间、减少手术参观人数、使用保护后背的手术衣、戴双层手套、手术器械的遮盖等措施都可有效降低感染发生的概率。

（4）提高手术技术，缩短手术时间。手术时间的缩短既可减少切口暴露于空气中的时间，又可减少止血带使用时间，以防长期的低氧状态导致机体对微生物抵抗力的降低。

（5）脉冲冲洗，可以有效减少手术部位细菌菌落数，也有医生采用碘伏溶液对关节置换术患者切口闭合前冲洗，预防术后早期感染。

（6）术后伤口的处理是预防伤口感染的关键，应使用无菌敷料，敷料具有渗透性、防水、透明和足够的灵活性，以承受关节运动。伤口应在术后随访时护理消毒，特别注意伤口浸渍、渗出和任何感染迹象，防止伤口逆行感染。

术前预防应用抗生素对于关节置换手术减少术后感染十分有效，因此，包括单髁关节置换在内的几乎所有关节置换手术，均推荐术前应用抗生素。第一、二代头孢菌素抗菌谱包括了几乎全部的关节假体感染常见细菌，因此，对于大多数患者，术前预防性应用第一、二代头孢菌素即可。但对于可能有耐甲氧西林金黄色葡萄球菌和对头孢菌素过敏者，应使用万古霉素或克林霉素。预防性使用抗菌药物的给药途径通常选择静脉输液，静脉输注应在皮肤切开前0.5~1 h内或麻醉开始时给药，在输注完毕后开始手术。抗菌药物的有效覆盖时间应包括整个手术过程。若是使用万古霉素，万古霉素一般在切皮前2 h应用，因为万古霉素对输液速度有要求，过快输注会导致不良反应的发生。一般来说无须联合用药，总体预防用药时间不超过24 h，个别情况下可延长至48 h。

第五节　围手术期康复锻炼管理

1. 单髁关节置换患者怎样进行康复训练?

与施行全膝关节置换患者相比，接受单髁关节置换的患者恢复更快，可预测性更好，不需要刻意过度股四头肌锻炼或者门诊预约物理治疗来恢复膝关节活动。激进、过猛的锻炼会让膝关节疼痛和肿胀加重，反而带来相反的结果。

手术当天，局部麻醉阻滞还在发挥良好的止痛作用时，大多数患者可以很容易做到直腿抬高锻炼和屈膝超过 90°。在这之后，关节逐渐肿胀，疼痛控制也不完全，关节屈曲会出现困难，因此要注意疼痛控制的药物衔接。另外需要注意的是，过度关节屈曲锻炼会反而不利于膝关节术区的恢复，应该适当限制患者的膝关节活动在不引起疼痛的范围内。对于某些初次开展单髁关节置换手术的单位，对康复师进行教育是十分必要的，他们可能会按全膝关节置换的训练方法进行康复。但是过度的锻炼和过高的要求，对于患者来说可能反而不利，引起疼痛，严重时会使患者丧失信心，以至于达不到预期效果。我们一般要求患者出院时达到屈曲 90° 即可。术后 1 周之后，术区疼痛和肿胀将会减轻，活动度也将会在随后的几周内恢复，1 个月后通常可恢复甚至超过术前的活动范围，大部分患者在之后还能有所改善。

2. 如何进行股四头肌肌力训练?

股四头肌肌力训练应在返回病房后，与踝泵训练同步开始。在术后当天和第二天，由于局部麻醉及神经阻滞麻醉效力仍然存在，股四头肌的锻炼相对容易。当麻醉作用消失后，序贯的止痛治疗可能无法完全缓解患者的疼痛，这时股四头肌训练会因疼痛而受到不同程度的影响，此时需要鼓励患者，建立锻炼的信心。随着患者术区创伤逐渐愈合，疼痛进一步缓解后，需加强锻炼，并一直持续至术后 3 个月以上。即使在患者恢复行走后，也应继续坚持股四头肌肌力训练，因为强大的股四头肌对于关节假体的使用寿命延长有积极的意义。

3. 单髁关节置换术后多长时间可以步行?

理论上大多数患者麻醉恢复后或术后 2~3 h 即可以开始步行。早期步行有利于预防下肢深静脉血栓，同时可能有助于减轻疼痛。如果患者股四头肌力量减弱，扶拐或助行器会对患者有所帮助。但是，值得注意的是，早期过多的步行可能使下肢肿胀，甚至影响康复，因此建议步行的程度要循序渐进。

4. 单髁关节置换术后康复期是多久?

单髁关节置换术后早期较全膝关节置换恢复快，不过后面进展可能会减慢。虽然普遍上症状比同期行全膝关节置换术的患者要轻，但有一部分患者在 6 周至 3 个月内仍会因为膝关节症状的存在而感到失望。因而在患者术前、出院前，要加强患者宣传教育，降低患者手术预期，告知患者他们的快速恢复将可能不会持续，一般在 3 个月内可能仍然会有膝关节内侧疼痛、关节外侧皮肤麻木、关节肿胀、关节僵硬和伸屈活动受限。

术后 6 周内患者最常抱怨的是夜间痛，常与白天过度活动、晚上失眠焦虑、止痛药物药效浓度降低有关。因此，我们会在出院前告知患者，术后行走不能着急和过度，也不能过早停用止痛药物。如果患者确实出现症状加重，首先需要仔细排除并发症，患者复查时告知其必须减少运动量。总之，术后 3 个月时，绝大部分症状会缓解。但部分患者可能出现恢复延迟，在随后约 1 年的时间中，这些不适主诉会慢慢改善。

5. 如何对单髁关节置换术后的功能进行评价?

目前尚无专门针对单髁关节置换的随访量表，但可参照全膝关节置换的量表进行随访以评估膝关节功能和患者满意度。可以使用美国膝关节学会评分系统（American Knee Society Knee Score，KSS 评分）（表 5-1）、美国纽约特种外科医院膝关节评分（HSS 评分）（表 5-2）、西安大略和麦克马斯特大学评分（WOMAC 评分）、牛津膝关节评分（Oxford Knee Scores，OKS 评分）（表 5-3）等随访评价术后疗效。

其中 KSS 评分分为膝评分和功能评分两大部分。膝评分又分为疼痛、活动度和稳定性三部分；功能评分包括行走能力和上下楼能力的评价。KSS 评分全面评估了膝关节整体功能和状态，更精确地评价了关节自身条件，有效地解决了 HSS 评分中年龄相关疾病引起评分下降的问题，在患者长期随访的过程中避免了更大的偏倚。KSS 评分在近年已逐渐取代 HSS 评分，成为评估膝关节置换最为有效的评分。KSS 的膝评分部分主要评估关节疼痛减轻程度、活动度及前后和内外方向的稳定性。它也对屈曲挛缩、伸膝阻滞和对线不良的情况进行扣分。

表 5-1　膝关节 KSS 评分表

单纯膝关节评分				
疼痛	50	不痛		50
		轻度	偶尔	45
			上下楼时轻微疼痛	40
			平地行走时也轻微疼痛	30
		中度	偶尔	20
			经常	10
		严重		0
活动度	25	由屈曲到伸膝（每 5°=1 分）		25
稳定性（在任何位置上的最大活动度）	25	前后侧（10）	<5 mm	10
			5～10 mm	5
			>10 mm	0
		内外侧（15）	<5°	15
			6°～9°	10
			10°～14°	5
			>15°	0
减分	-50	屈曲挛缩（-15）	5°～10°	-2
			10°～15°	-5
			16°～20°	-10
			>20°	-15
		伸展延迟（-15）	<10°	-5
			10°～20°	-10
			>20°	-15
		对线（-20）	正常外翻 5°～10°	0 分
			内翻 0°～4°	每度 -3 分
			外翻 11°～15°	每度 -3 分
			更严重内外翻	-20 分
总分（第 1 部分）				

（续表）

患者整体功能评分			
行走能力	50	无任何限制	50
		约 1000 米以上	40
		500～1000 米	30
		不到 500 米	20
		仅能在室内活动	10
		不能步行	0
上下楼	50	正常上下楼梯	50
		正常上楼梯，下楼梯需扶栏杆	40
		上下楼梯均需扶栏杆	30
		借助扶手能上楼梯，但不能下楼梯	15
		完全不能上下楼梯	0
减分	-20	用手杖	-5
		用双手杖	-10
		需使用腋杖或助行器辅助活动	-20
总分（第 2 部分）			

表 5-2 膝关节 HSS 评分

一、疼痛（30 分）		**四、肌力（10 分）**	
任何时候均无疼痛	30 分	优：完全能对抗阻力	10 分
行走时无疼痛	15 分	良：部分能对抗阻力	8 分
休息时无疼痛	15 分	中：能带动关节活动	4 分
行走时轻微疼痛	10 分	差：不能带动关节活动	0 分
休息时轻微疼痛	10 分	**五、屈曲畸形（10 分）**	
行走时中度疼痛	5 分	无畸形	10 分
休息时中度疼痛	5 分	<5°	8 分
行走时严重疼痛	0 分	5°～10°	5 分
休息时严重疼痛	0 分	>10°	0 分
二、功能（22 分）		**六、稳定性（10 分）**	
行走站立无限制	22 分	正常	10 分
行走 2500～5000 m	10 分	轻度不稳 0°～5°	8 分
行走 500～2500 m	8 分	中度不稳 5°～15°	5 分
行走少于 500 m	4 分	严重不稳 >15°	0 分
不能行走	0 分	**减分项目**	
能上楼梯	5 分	单手杖	-1 分
能上楼，但需支具	2 分	单拐杖	-2 分
屋内行走，不需要支具	2 分	双拐杖	-3 分
屋内行走，需要支具	2 分	伸展滞缺 5°	-2 分
三、活动度（18 分）		伸展滞缺 10°	-3 分
每 8° 为 1 分、最高为 18 分		伸展滞缺 15°	-5 分
		每 5° 外翻	-1 分
		每 5° 内翻	-1 分

表 5-3 膝关节 OKS 评分表

项目（最近 1 个月内）	得分标准				
	1	2	3	4	5
1. 平时膝关节疼痛程度？	无疼痛	极轻微疼痛	轻微疼痛	中等疼痛	严重疼痛
2. 洗澡及擦身有无困难？	完全无困难	轻度困难	中等困难	非常困难	无法完成
3. 上下小轿车及公共汽车是否有困难？	完全无困难	轻度困难	中等困难	非常困难	无法完成
4. 行走多长时间会感觉到膝关节疼痛严重？	超过 30 min 无疼痛	16~30 min	5~15 min	只能在家周围活动	行走即疼痛严重
5. 吃饭或坐位时站起膝关节疼痛严重程度？	完全无疼痛	轻度疼痛	中度疼痛	严重疼痛	难以忍受的疼痛
6. 行走时是否有跛行？	从不或极少	有时会有或刚开始行走时	经常有	大多数情况下	一直都是跛行
7. 能否跪下然后起立？	容易完成	轻度困难	中度困难	重度困难	无法完成
8. 晚上睡觉时是否有膝关节疼痛？	没有	偶尔发生	有时发生	经常发生	每天晚上都有
9. 膝关节疼痛影响日常工作和家务的程度？	完全不影响	轻度影响	中度影响	严重影响	完全无法工作或做家务
10. 是否感觉膝关节可能突然失去控制或者摔倒？	从不 / 极少	有时	经常	大多数时候	完全无法控制膝关节
11. 独自购物的困难程度？	容易	轻度困难	中度困难	非常困难	无法完成
12. 下楼梯的困难程度？	容易	轻度困难	中度困难	非常困难	无法完成

注：该评分由 5 项关于疼痛、7 项关于功能的日常活动项目组成，每个项目评分 1~5 分，1 分为最低限度反应（如无疼痛），5 分为最剧烈反应（如剧烈疼痛）。最终得分为 12 项得分相加。

与 KSS 评分相比，HSS 评分在近年来使用率逐渐下降。即便如此，它在膝关节置换手术前后关节功能的恢复及手术前后的比较方面仍然具有相当高的准确性，尤其是手术后近期的评分，可以全面评价髌股关节及股胫关节的运动情况。

对于早期恢复的评估，牛津小组目前已开发并验证了两项新评分：牛津关节置换术早期恢复评分（Oxford Arthroplasty Early Recovery Score，OARS）和牛津关节置换术早期变化评分（Oxford Arthroplasty Early Change Score，OACS），用于评估下肢关节置换术后的早期恢复。OARS 评分由患者报告的 14 项结局指标构成，用于衡量下肢关节置换术后数周内患者的健康状况，包括以下 4 个方面：疼痛、疲劳 / 睡眠、恶心 / 感觉不适和功能 / 活动性改善；OACS 评分包括 14 项测量指标的评估，用于判断患者手术后前 6 周的早期变化情况。牛津大学 Strickland 等分析 37 名单髁关节置换和 33 名全膝关节置换患者，并对两个队列在第 1、2、3、7、14 天和第 6 周的 OARS 评分和 OACS 评分进行评估和分析，研究结果证明，OARS 评分是评估患者术后早期恢复的有效工具，有助于比较早期干预措施对患者恢复的改善情况。

人工关节置换术后的最佳结果是患者“忘记”了曾经做过这个手术，关节遗忘评分（forgotten joint score，FJS）最近经常被用来评价单髁关节置换术后患者对人工关节的意识程度（表 5-4）。很多研究采用 FJS 比较单髁关节置换与全膝关节置换，结果认为单髁关节置换术后能得到更好的膝关节本体感觉和更高的满意度。

表 5-4 关节置换术后忘记关节评分（Forgotten Joint Score，FJS-12 评分）

您在以下情况能感觉到您的人工关节吗?

	从来没有（0 分）	几乎没有（1 分）	很少（2 分）	有时候（3 分）	大多数时候（4 分）	分值
1. 夜晚躺床上时						
2. 当您坐在椅子上超过 1 h						
3. 当您步行超过 15 min 时						
4. 当您泡澡或淋浴时						
5. 当您开小轿车旅行时						
6. 当您爬楼梯时						
7. 当您在不平坦的地面行走时						
8. 当您从低位的座位站起时						
9. 当您长期站立时						
10. 当您做家务或园艺时						
11. 当您散步或远足时						
12. 当您做最喜欢的运动时						
合计总分						

注：计分方法：计算 FJS-12 得分时，取所有答案的总和（从来没有，0 分；几乎没有，1 分；很少，2 分；有时候，3 分；大多数时候，4 分），并除以已完成的问题数量。接着把得到的平均值乘以 25 以得到一个在 0~100 范围内的总分。最后，用 100 减去该分值，以改变最终得分的方向，即高分意味着高程度的“忘记”人工关节，也即低程度的感觉。若超过 4 项问题缺失，则不应使用该总分值。

参考文献

[1] Kerr DR, Kohan L. Local infiltration analgesia: a technique for the control of acute postoperative pain following knee and hip surgery: a case study of 325 patients. Acta orthopaedica, 2008, 79(2): 174-83.

[2] Patel JN, Spanyer JM, Smith LS, et al. Comparison of intravenous versus topical tranexamic acid in total knee arthroplasty. a prospective randomized study. The Journal of Arthroplasty, 2014, 29(8): 1528-1531.

[3] Zhang Q, Zhang Q, Guo W, et al. No need for use of drainage after minimally invasive unicompartmental knee arthroplasty: a prospective randomized, controlled trial. Archives of Orthopaedic and Trauma Surgery, 2015, 135(5): 709-713.

[4] Ogonda L, Hill J, Doran E, et al.. Aspirin for thromboprophylaxis after primary lower limb arthroplasty: early thromboembolic events and 90 day mortality in 11, 459 patients. The Bone & Joint Journal, 2016, 98(3): 341-348.

[5] Gulati A, Chau R, Simpson DJ, et al.Influence of component alignment on outcome for unicompartmental knee replacement. The Knee, 2009, 16(3): 196-199.

[6] O'Connor J, Goodfellow J, Perry N. Fixation of the tibial components of the Oxford knee. The Orthopedic Clinics of North America, 1982, 13(1): 65-87.

第6章 单髁关节置换术后影像学

本章内容

1. 单髁关节置换术后复查X线片有什么要求？

良好的术后摄片很有必要，可作为术后与后期 X 线片比较的依据，并且有助于手术技术的改进提高。基于上述目的，建议术后拍摄标准的 X 线片。为评估金属假体两部件的位置，X 线束必须以其中一个部件为中心，从两个平面投射。对另一个部件的投射结果可以用来推断它们的相对位置。牛津单髁中心推荐采用透视来进行拍摄，中日友好医院是由经验丰富的专人拍摄。目前大部分医院采用数字 X 线摄影（digital radiography，DR）来采集 X 线片。若是透视，建议采用低剂量的透视来调整到合适位置后进行标准拍摄。

（1）**术后正位片**：患者仰卧于 X 线床上，下肢和 X 线束在透视监控下做调整，以胫骨假体为中心，要求 X 线束平行于胫骨侧假体投照，胫骨假体平台呈现为线状影像，胫骨平台外侧壁无旋转，亦为线状影像。这样骨 - 假体界面的状态才能可靠显示，也才具有反复比较的可重复性（图 6-1）。

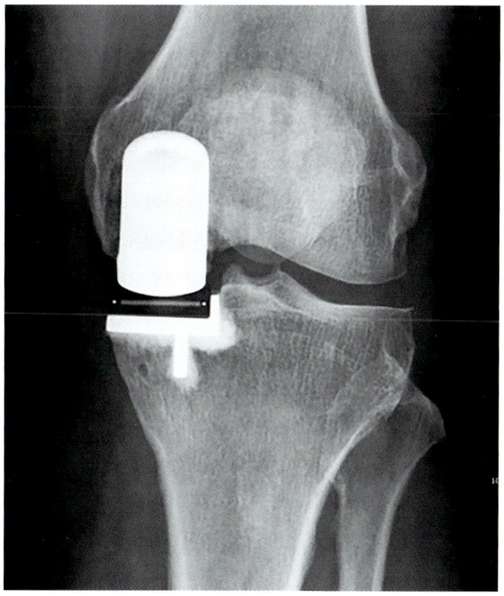

图 6-1 标准 UKA 术后摄像的正位片

（2）**术后侧位片**：患者侧卧于X线床上，屈膝约60°，X线束垂直于股骨髁投照，并以股骨假体为中心。在侧位片上，股骨内侧髁和外侧髁重叠，胫股关节间隙和髌股关节间隙显露清楚（图6-2）。

采用该方法摄片具有较好的可重复性，也便于比较观察发现细小变化。X线束平行于胫骨平台，骨-假体界面的状态才能可靠显示。没有恰当对线投照的术后X线片作比较，很难对术后X线片做出正确的评估。为了进行精确对比，建议术后拍摄标准位置的正位与侧位X线片。

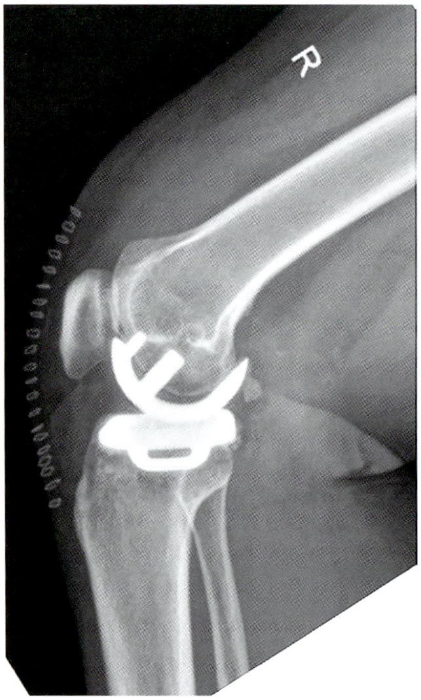

图6-2 标准UKA术后摄像的侧位片

2. 怎样阅读单髁关节置换术后X线片？

术后的X线片用来测量假体植入后的准确度。因为股骨假体为球面的，且与之对应的垫片呈球形凹面，所以对于假体方向要求并不是非常严格。牛津单髁关节置换中心研究显示股骨假体±10°和胫骨假体±5°以内的偏移不会对远期结果产生影响。但是，假体位置正确放置至关重要，不仅影响半月板衬垫的运动轨迹，而且影响长期假体生存率。

（1）**胫骨假体-正位**：

胫骨假体应与胫骨长轴垂直，容许±5°偏移。胫骨假体竖壁应该紧邻内侧胫骨髁间棘顶点的内侧，和股骨内侧髁外侧缘。假体内侧边缘要坐在胫骨内侧骨皮质上，可允许轻度悬出，但不能超过2 mm，否则过度悬出会引起软组织激惹而导致疼痛。

骨-假体界面应该显示出薄薄的连续骨水泥层并向骨质渗透几毫米，骨水泥在外侧比内侧渗入得更深，因为内侧软骨下骨的孔隙更少。如果垂直锯切骨太深，将会增加骨折的危险，其轮廓将被不透射线的骨水泥显现出来或者显示为垂直的透亮线。而水平锯切骨向外侧可能会损伤胫骨髁间棘，也常会被骨水泥填充，但不会带来严重的后果（图6-3）。

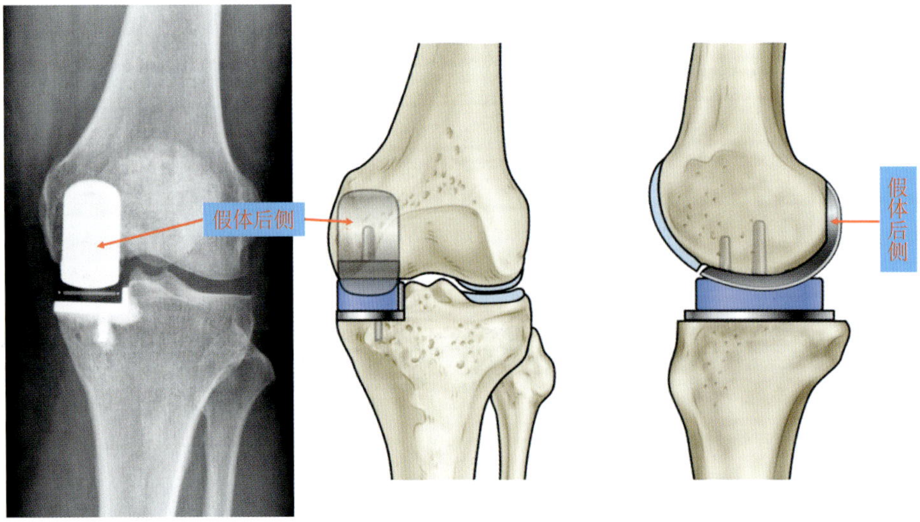

图6-3 胫骨假体正位

（2）**胫骨假体 - 侧位：**

胫骨假体后倾：胫骨假体需要向后下倾斜 7°，容许偏离 ±5°。

胫骨假体后缘应该达到胫骨内侧平台后侧皮质，但不应悬出。一旦悬出则意味着龙骨开槽时挖掘过度导致后方皮质破坏（图 6-4）。

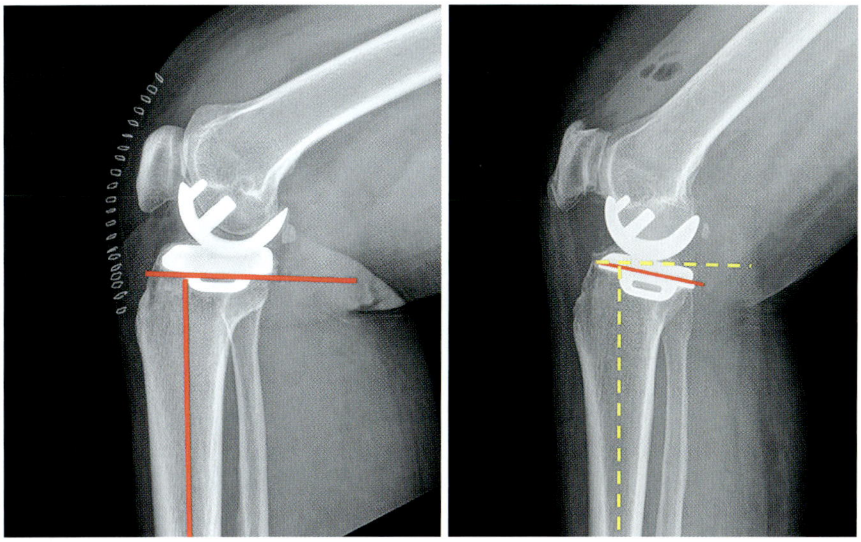

图 6-4　胫骨假体侧位

（3）**股骨假体 - 正位：**

在前后位 X 线片上，股骨侧假体通常看起来很像一个“凹背座椅”，因为股骨假体相对于胫骨内旋了 15°。这正是由于膝关节伸直时发生的“锁扣”机制。在屈曲位时，股骨和胫骨假体组件均位于中立位，而 X 线片通常伸直位拍摄，伸直时股骨内旋，使得照射出来的 X 线片上，股骨假体相对于胫骨假体出现内旋。严格意义上，股骨假体应该与机械轴线相平行。但由于股骨假体球体设计，10°之内的内 / 外翻是可以接受的（图 6-5）。

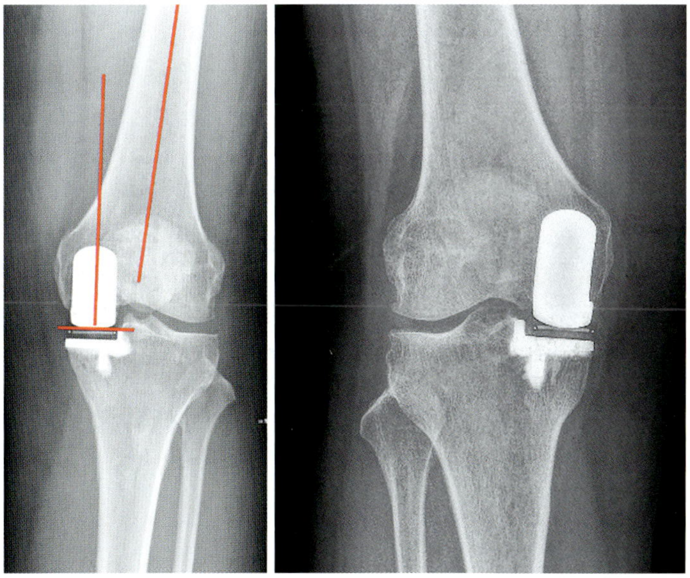

图 6-5　股骨假体正位

（4）**股骨假体 - 侧位：**

在侧位 X 线片上，单柱股骨假体的固定桩要求与股骨解剖轴平行。双柱股骨假体目标是固定桩与股骨长轴的夹角为屈曲 10°，容许偏离 ±10°。股骨假体大小要求后方覆盖股骨后髁，考虑到软骨的部分厚度，可以 <4 mm 悬出（图 6-6）。

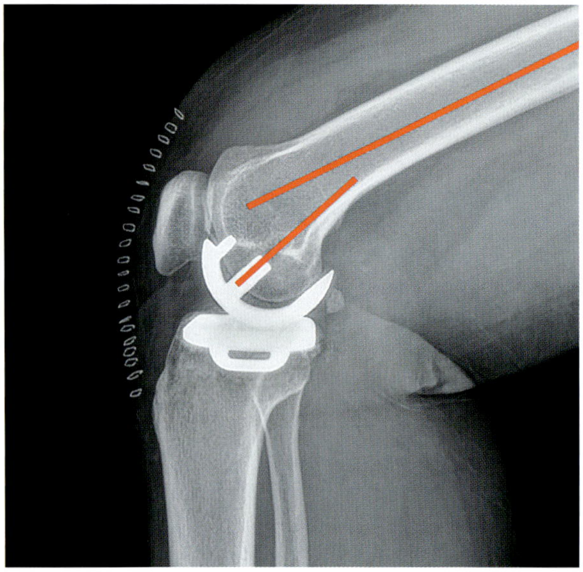

图 6-6 股骨假体侧位

另外，股骨假体 - 骨的界面并不能像胫骨假体那样轻易观察到，股骨假体内表面是凹陷的，因此这个界面被金属体遮挡。唯一可显现的界面是在平整的后关节面。如果 X 线能使假体侧面轮廓显现，该界面就可看到，一般会出现一个薄的骨水泥层平行于假体边缘。而股骨假体的中心柱看上去被骨水泥牢牢固定在钻孔中。

（5）**半月板衬垫：**

在正位 X 线片上，半月板衬垫的内外侧位置是根据其内置的放射标记来推断的。目前应用的衬垫，从侧方透视看前方有一条状 X 线可显影的标记横柱，后角有两个很小的圆形标记点。其正常位置为：当膝关节屈曲时，半月板衬垫外侧缘距离胫骨假体竖壁 1 mm。但 X 线片常是在膝关节伸直时拍摄的，这时半月板衬垫在平台上向前滑动，且远离胫骨竖壁而向内滑动，应位于胫骨假体竖壁 2~3 mm 内。

3. 单髁关节置换假体位置的正常范围是怎样的?

单髁关节置换假体是基于正常人体膝关节生理解剖设计而来的，其股骨假体是球面的，且垫片上方是球形凹面的，所以对于假体方向要求并不是非常严格，这一点与人体解剖结构相似，并不是千篇一律的，而是有着正常的可接受范围的。对于单髁关节置换假体各个角度可接受范围，总结如图 6-7 及表 6-1。

4. 阅片时注意哪些会造成单髁关节置换术后的撞击因素?

单髁关节置换良好的功能依赖于半月板衬垫在固定良好的胫骨假体表面平滑地移动，维持术后的稳定靠的是交叉韧带、侧副韧带及后关节囊的张力。残留的骨赘或者骨水泥残片会产生撞击，需要去除。

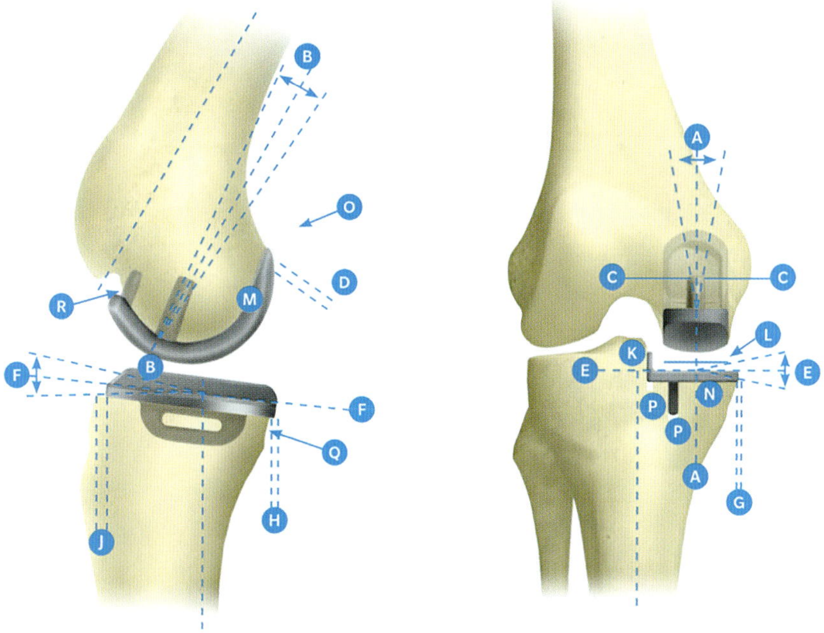

图 6-7　单髁关节置换假体位置范围示意图（注释见表 6-1）

表 6-1　单髁关节置换假体位置范围表（与图 6-7 所示标号一致）

股骨假体位置（相对于股骨）		
A/A	内翻 / 外翻	± 10°
B/B	屈曲 / 伸直	屈 15°- 伸 0°
C/C	偏内 / 偏外	位于中心
D	后方覆盖	完全覆盖或悬出 <4mm
胫骨假体位置（相对于胫骨）		
E/E	内翻 / 外翻	± 5°
F/F	后倾角	7° ± 5°
G	内侧覆盖	完全覆盖或悬出 <2 mm
H	后方覆盖	完全覆盖或悬出 <2 mm
J	前方覆盖	完全覆盖或覆盖不足 <5 mm
K	外侧覆盖	完全覆盖 - 与截骨面无空隙
半月板衬垫（相对于胫骨假体）		
L	X 线显影线位于中间，且平行于胫骨假体	
骨界面		
M	股骨后侧	假体与骨界面平行，骨水泥厚度合适
	胫骨	假体与骨界面平行，骨水泥厚度合适
其他		
O	后侧骨赘	完全清除
P	胫骨锯纵行截骨深度	尽量小，减少骨水泥渗入
Q	完整的胫骨后侧皮质	没有多余的骨水泥向后侧渗出
R	无前方撞击因素	前方骨质充分清除，无多余骨水泥

在侧位 X 线片上可能会显示出股骨后方残留的骨赘或者在胫骨假体后方挤压出来的骨水泥，两者均可能在屈膝时撞击半月板衬垫后缘（图 6-8）。

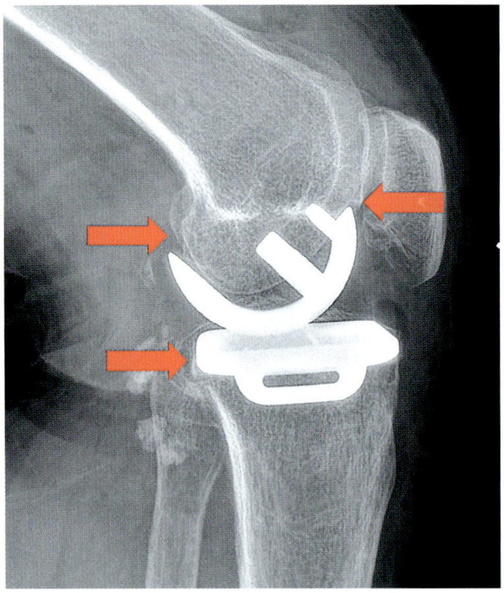

图 6-8 单髁关节置换术后易发生撞击的位置（红色箭头）

假体前方的股骨骨质去除不足会引起前方的撞击，是半月板衬垫脱位及翻修的常见原因。但是，新的 Microplasty 器械减少了这方面问题。使用 Microplasty 器械后进行前后防撞击处理后，X 线片上可见凹槽存在。

撞击常常发生于前交叉韧带胫骨止点的前方类似于“铁砧”的骨赘和髁间窝顶部的骨赘之间，这种撞击也会限制膝关节的伸直。因此术中需要确保去除铁砧骨赘。

5. 术后复查X线发现假体周围骨水泥有“透亮线”，是否代表手术失败?

所谓“透亮线”是假体 - 骨水泥界面出现薄层可透射线的影像，只有 X 线束平行于假体投照时才能看到。如果 X 线束倾斜于假体投照时，假体 - 骨水泥界面常被遮挡住，很难发现透亮线。透亮线常见于龙骨下方和周围，最常见的部位是龙骨与胫骨假体的内外侧延续部。大多数透亮线不连续。透亮线厚度通常仅有 1 mm，超过 3 mm 时为病理性（图 6-9）。

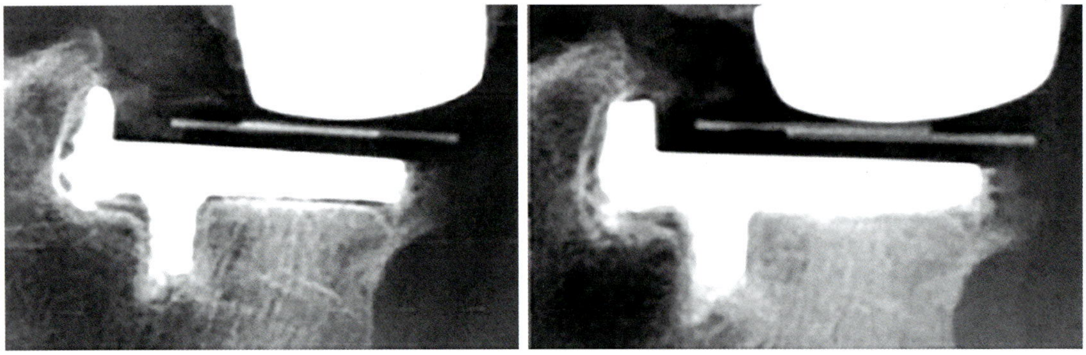

图 6-9 同一膝关节的 X 线片，右图投照时 X 线束倾斜了 2°，在内侧平台下方的那条连续透亮线消失了

临床意义：骨水泥型单髁关节置换术后胫骨假体周围的透亮线常见，与投照角度密切相关。其在股骨侧假体周围也很普遍，只不过因为金属假体的遮挡而难以观察。牛津单髁小组称其并不是术后疼痛或假体松动的原因。上述透亮线被称为是“生理性透亮线”。特征是：透亮线窄，边界清楚，不连续。

“生理性透亮线”通常很容易和病理性的透亮线区别开。感染或者松动假体周围的病理性透亮线更宽，边界不清，呈进展性，并出现增强线等特征性表现。而生理性透亮线宽度通常小于 2 mm，边界清楚，不连续，且被一层纤细的密度增强骨板所限定（图 6-10、图 6-11）。

对透亮线的错误解读可能会导致不必要的翻修手术。因此提醒大家予以重视。

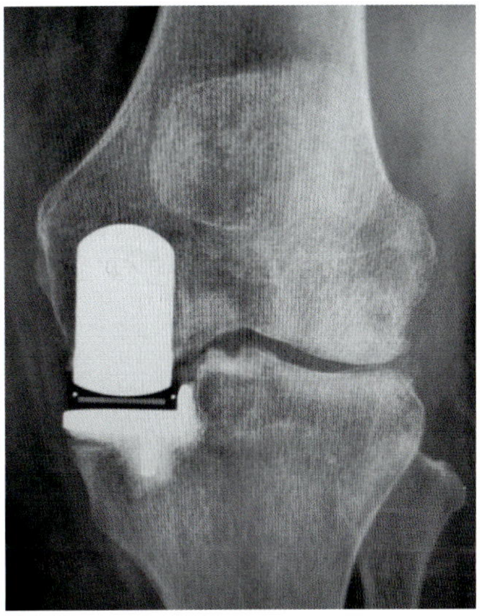

图 6-10 生理性透亮线：窄，边界清楚，不连续，无松动迹象

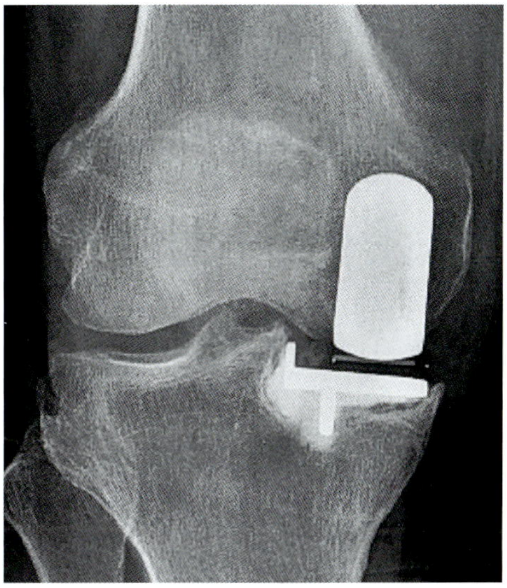

图 6-11 病理性透亮线：边界不清，进展性，有下沉，提示松动

参考文献

[1] Tibrewal SB, Grant KA, Goodfellow JW. The radiolucent line beneath the tibial components of the Oxford meniscal knee. Journal of Bone and Joint Surgery, 1984, 66(4): 523-528.

[2] D'Ambrosi R., Moura J., Mariani I., et al. Radiographic and clinical evolution of the oxford unicompartmental knee arthroplasty. Journal of Knee Surgery, 2023, 36(3): 246-253.

[3] Liu, C., Ge, J., Sun, X., et al. Coronal tibiofemoral subluxation under valgus stress force radiography is useful for evaluating postoperative coronal tibiofemoral subluxation in mobile-bearing UKA. Archives of Orthopaedic and Trauma Surgery, 2023. 143(7): 4349-4361.

[4] 孙晓威, 张启栋, 王卫国, 等. 运动对线单髁膝置换的临床与影像研究. 中国矫形外科杂志, 2022. 30(3): 198-202.

第7章　临床结果分析及认识

本章内容

第一节　概述

1. 如何评估UKA效果？

关节置换手术结果评估，对外科医生了解手术预期、选择手术方式，以及选择合适的关节假体都极为重要。同时，手术结果评估也可以为患者咨询提供有关预期的数据。

评估关节置换手术结果最常用的指标是假体生存率。但是，单纯假体生存率并不全面，如术后假体功能评估也很重要。因为，与纯粹假体生存分析相比，术后治疗效果也值得关注。

假体生存分析是从发生于不同时间段的失败关节置换病例中计算出累积生存率，可根据手术的结果预测假体的失败率。现代生存分析需要明确定义失败终点，提供失败例数及假体使用时间。因此了解每个研究的确切终点定义非常重要，有些作者以取出假体作为失败终点，有些作者则使用二次手术作为失败终点，而不考虑手术类型。因此，失败终点的定义差异，可能会影响假体生存率的研究结果。据大多数生存率研究报道，翻修是主要的研究终点，而不区分是什么原因所致。也有研究区分无菌性松动（常见于美国文献报道）与感染继发失败，还可区分翻修使用的假体类型等。

2. 关节置换的结果报道有哪些类型？

关节置换的临床结果主要来源于 3 个渠道：队列研究、前瞻性随机对照研究、关节登记中心。

（1）**队列研究**：队列研究通常是单个或几个外科医生或治疗小组手术病例的观察结果。优点是，病例资料详细，随访到位，失访率低。然而，样本量往往偏小，结果可能受患者选择、手术技术和翻修指征的影响。此外，这些研究通常带有一定的偏倚，因为作者往往擅长此类手术，经验更为丰富，不能代表所有骨科医生的水平。

（2）**前瞻性随机对照研究**：对关节置换进行前瞻性随机对照试验，可以去除上述队列研究的很多缺陷。但是，外科手术进行随机对照试验非常困难，一是因为组织和实施该类型研究非常复杂，二是成本非常高，因此该类研究少见。

（3）**关节登记中心**：关节登记中心常以全国人口为基数评估大规模人群治疗效果。关节登记中心数据代表了所有临床实践中的真实数据，没有队列研究的固有偏倚，可以用来比较不同假体的结果。关节登记中心常采用“翻修”为失败终点。但是，关节置换登记中心的数据没法区分患者选择、手术技术和翻修指征的差异，因此，对关节登记中心翻修数据的解释分析常常存在困难。

3. UKA比例在各个关节登记中心变化趋势如何？

根据各关节登记中心的数据，近年来，在澳大利亚使用的单髁假体主要是固定平台假体。在英国和中国使用的单髁假体主要是活动平台假体。

2019 美国关节登记中心报道 UKA 比例在下降，2012 年占比 8.5%，而 2018 年占比 2.2%。相反，挪威 2019 年关节登记中心报道数据，UKA 在逐年上升，2018 年挪威 UKA 占比 14.5%。瑞典关节登记中心数据显示 UKA 占比却经历了过山车样波动。

2018 年英国关节登记中心报道数据，UKA 占比 8.9%，其中活动型 UKA 占比 5.8%，占所有 UKA 比例的 65%（图 7-1～图 7-4）。

2003		2014		2015		2016		2018	
N	Model	N	Model	N	Model	N	Model	N	Model
1366	Oxford (ctd)	748	ZUK	784	Oxford (cless)	1025	Restoris MCK	1141	Restoris MCK
444	Repicci II	704	Oxford (cless)	742	ZUK	913	ZUK	973	ZUK
373	Preservation Fixed	394	Oxford (ctd)	610	Restoris MCK	910	Oxford (cless)	796	Oxford (cless)
353	M/G	145	Restoris MCK	383	Oxford (ctd)	262	Oxford (ctd)	196	Journey Uni (v2)
336	Allegretto Uni	129	Sigma HP	156	Sigma HP	175	Journey Uni (v2)	195	Oxford (ctd)
321	GRU	113	Unix	137	Journey Uni (v2)	136	Sigma HP	146	Sigma HP
275	Genesis	54	Triathlon PKR	62	Unix	62	Triathlon PKR	139	BalanSys Uni Fixed
260	Unix	48	Repicci II	40	Endo-Model Sled	43	Endo-Model Sled	44	Triathlon PKR
121	Preservation Mobile	46	GRU	40	Triathlon PKR	27	Journey Uni All Poly	35	Genus
101	Endo-Model Sled	40	Journey Uni (v2)	17	GMK-UNI	25	Repicci II	29	GMK-UNI
10 Most Used									
3950	(10) 96.1%	2421	(10) 94.7%	2971	(10) 97.2%	3578	(10) 98.0%	3694	(10) 98.0%
Remainder									
159	(7) 3.9%	136	(10) 5.3%	86	(8) 2.8%	74	(8) 2.0%	75	(7) 2.0%
TOTAL									
4109	(17) 100.0%	2557	(20) 100.0%	3057	(18) 100.0%	3652	(18) 100.0%	3769	(17) 100.0%

图 7-1　澳大利亚使用的单髁假体类型。其中 2003 年主要是 Oxford 骨水泥型假体，约占 1/3。2014 年、2015 年、2016 年、2018 年使用第一位的假体类型分别是 ZUK、Oxford（非水泥）、Restoris MCK、Restoris MCK 假体。其中，Restoris MCK 假体主要与 Mako 机器人相配合

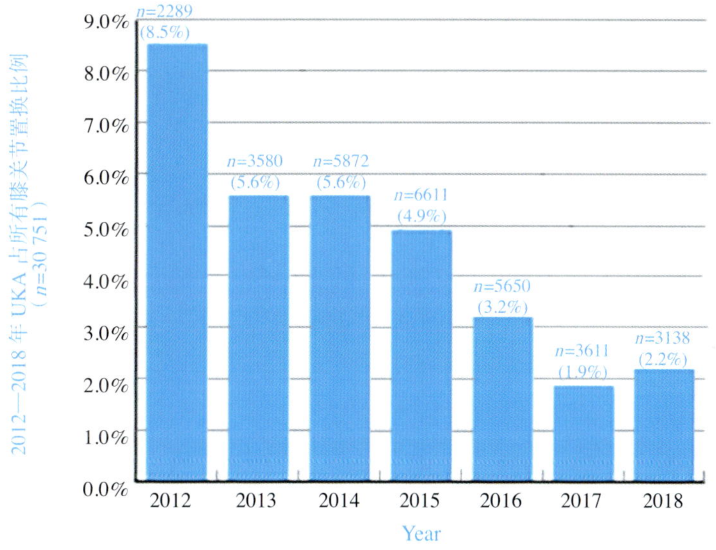

图 7-2　2019 年美国关节登记中心的数据显示 UKA 比例在下降。其中美国关节登记中心 UKA 在全部膝关节置换中的比例从 2012 年的 8.5% 持续降至 2017 年的 1.9%，2018 年稍升高至 2.2%

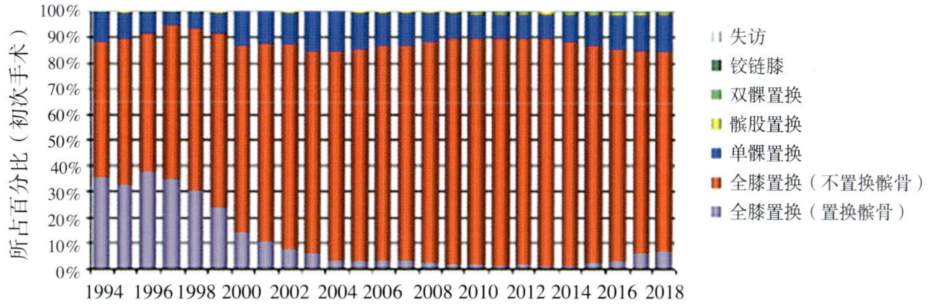

图 7-3　2019 年挪威关节登记中心的数据显示 UKA 比例上升

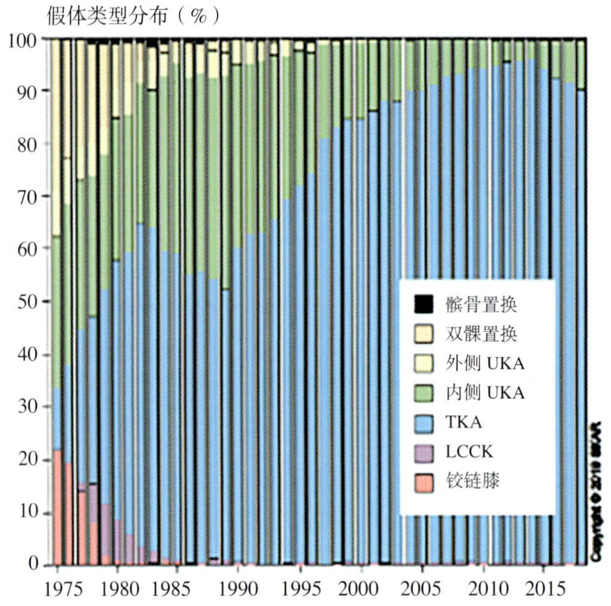

图 7-4 瑞典关节登记中心的数据显示 UKA 占比经历了过山车样波动

4. 附录：世界各大关节登记中心网站链接

澳大利亚关节登记中心：https://aoanjrr.sahmri.com/
英国（英格兰、威尔士和北爱尔兰）关节登记中心：www.njrcentre.org.uk
挪威关节登记中心：http://nrlweb.ihelse.net
瑞典关节登记中心：https://www.orthogate.org/
美国 AAOS 关节登记中心：https://aaos.org/registries
新西兰关节登记中心：https://www.nzoa.org.nz/nzoa-joint-registry
芬兰关节登记中心：https://nta.nordforsk.org

第二节 单髁关节置换的长期结果

（一）活动平台 UKA 中长期结果如何？

活动平台 UKA 最常用的假体是牛津单髁关节置换假体。随着牛津单髁关节置换假体及操作器械改进，活动平台 UKA 在临床上应用越来越多。

1. 关节登记中心关于活动平台UKA的长期结果如何？

瑞典关节登记中心、芬兰关节登记中心、澳大利亚骨科协会关节登记中心报道了活动型单髁关节置换约 10 年的数据。新西兰关节登记中心和挪威关节登记中心，没有区分报告固定平台和活动平台 UKA 结果。

澳大利亚关节登记中心 2020 年的数据显示，骨水泥牛津单髁关节置换 10 年累积生存率为 85.2%，20 年生存率为 71.8%，非骨水泥假体 5 年生存率为 93.8%，10 年生存率为 87.8%。在 2019 年瑞典膝关节登记中心的报告中，活动型单髁关节置换 10 年累积生存率为 90% 左右。芬兰关节登记中心报告活动型单髁关节置换 10 年生存率为 81%，略好于固定型单髁关节置换（79%，Miller-Galante）。

Lewold 等[1, 2]报道了瑞典关节登记中心 10 年以上单髁置换翻修为全膝关节置换的原因，这也是最常见被引用的翻修原因：翻修首位原因是假体松动，第二位原因是对侧间室关节炎进展。遗憾的是，样本为所有类型的单髁关节置换合并后的数据，无法区分是固定平台还是活动平台 UKA。在之前，该作者报告了牛津膝单髁关节置换 6 年的翻修原因，活动半月板衬垫有比例较高的脱位率和松动率。

2. 队列研究报道的活动型UKA长期结果如何?

队列研究通常是基于同一手术医生或同一治疗小组所治疗病例的观察结果。队列研究的优点是病例系列的患者随访很详细，失访率低，而且手术指征、手术技术和术后康复趋于标准化。然而，这些研究的样本量常较小，其中可能包含随访不连续病例及失访病例。另外，这些研究存在一定偏倚，它们通常是由研究设计者或研究爱好者所报道，研究结果可能无法代表所有手术结果。尽管如此，这些队列研究提供了很多数据供参考，常被当作最佳例证进行参考分析。

牛津假体设计者之一 Murray 等[3]报道第一、二代牛津膝关节 10 年累积生存率为 97%（95%CI，93%~100%）。Pandit 等报道 1000 例第三代牛津膝关节，15 年累积生存率为 94%[4]。Svärd 和 Price 报道 124 例第 1、2 代活动型单髁假体 10 年累积生存率为 95%，平均随访 12.5 年，没有失访[5]。

Hasan R Mohammad[6] 纳入 15 项研究 8658 个牛津第三代单髁膝关节进行系统评价，其中 10 年生存率为 93%，15 年生存率为 89%。最常见的翻修原因是对侧间室关节炎进展（1.42%）、无菌性松动（1.25%）、半月板衬垫脱位（0.58%）和疼痛（0.57%）。10 年的平均牛津膝关节评分（OKS）得分为 40 分，内科并发症发生率为 0.83%。

Price 和 Svärd[7] 报告 683 膝 20 年累积生存率为 92%。最常见的翻修原因是外侧间室关节炎进展，尽管在 20 年期间，只发生了 10 例（比例为 1.5%）外侧间室关节炎进展。以前的研究表明，力线矫枉过正可能导致外侧间室关节炎进展。外侧间室关节炎进展发生率不高，在活动型单髁关节置换并不常见。另外，值得注意的是，第二个 10 年没有因为聚乙烯磨损失败的病例，这说明活动型单髁关节置换低接触应力降低磨损的优势。Emerson 等[8]的研究结果进一步证明了 Svärd 和 Price 20 年的研究结果。他们的研究 10 年生存率为 88%，若只考虑假体固定稳定、有功能，假体生存率为 95%。翻修最常见的原因是外侧间室关节炎的进展。美国膝关节学会评分（KSS）由术前 50 分增加至 93 分，功能评分由术前 56 分提升至术后 78 分。

活动平台 UKA 长期生存率报道结果总结见表 7-1。

表 7-1 活动平台 UKA 长期生存率报道结果总结

作者	时间	样本量（膝）	年龄（岁）	随访时间（年）	临床结果	10 年生存率
Kim[9]	2015	166	61（45~84）	10	KSS 临床评分 53.8 升至 85.4；功能评分 56.1 升至 80.5	93.4%
Xue[10]	2017	708	67.8 ± 10.2	6.2（2.7~12）	OKS 评分 22.5 升至 38.5 KSS 评分 43.6 升至 86.1 ROM 112.5° 升至 125.2°	94.3%
Choy[11]	2017	164	65（44–75）	12.1（10.1~14）	ROM 119.7° 升至 136.7° KSS 52.7 升至 84.2	84.1%
Lisowski[12]	2016	138	72.0（47~91）	11.7（10~15）	KSS 评分 47 升至 81 OKS 评分 19 升至 42	15 年生存率 90.6%
Emerson[8]	2016	213	67（38~89）	10（4~11）	KSS 临床评分 50 升至 93；功能评分 56 升至 78	88%
Walker[13]	2019	126	62.1；44~78	10~15	OKS 评分 26.5 升至 40.4 KSS 评分 45 升至 89.3 ROM 112° 升至 122°	10 年生存率 92.4% 15 年生存率 88.6%
Alnachoukati[14]	2018	825	64（34~94）	9.7（6~12）	KSS 临床评分 49 升至 90；功能评分 55 升至 77	10 年生存率 85%

（二）固定平台 UKA 的长期结果如何？

Marmor[15]最早报道了固定平台 UKA 长期研究成果，样本为 60 例 Modular Marmor 假体，53 例内侧，7 例外侧，随访至少 10 年，70% 的患者获得满意的结果。Squire 等[16]回顾 1975 年至 1982 年间进行的 140 例全聚乙烯 Marmor 骨水泥固定假体，并报道了他们的长期结果，在末次随访时，34 例（48 膝）患者还可用于分析，4 例（4 膝）失访，29 例（40 膝）随访超过 15 年。在这个长期随访的研究中，12.5% 进行了翻修，以无菌性松动导致翻修作为终点，22 年生存率为 93%，对侧间室关节炎进展与胫骨磨损下沉是长期生存失败的原因，然而，这些患者整体满意度很好。Argenson 等[17]回顾了 160 例 UKA（145 例内侧和 15 例外侧），平均随访 5.5 年（3~9.3 年），患者的平均年龄为 66 岁（35~88 岁），平均 HSS 评分从 59（10~90）提高至 96（50~100），92% 为优秀等级。以任何原因导致的翻修或 X 线松动作为终点，10 年生存率为 94%。

Naudie 等[18]报道了 113 例内侧 UKA，平均随访 10 年，内侧 UKA 可良好地缓解疼痛和恢复功能。以翻修或假体松动作为生存终点，5 年假体生存率为 93%，10 年生存率为 86%。在最后的随访时，膝关节临床和功能评分分别为 93 分和 80 分。2005 年，Berger 等[19]报道了连续进行的 62 膝 UKA 最少 10 年的随访结果，术后平均 HSS 评分为 92，92% 结果优良，10 年生存率为 98%。另外，Berger 等报道，随访 10 年只有 1.6% 的患者出现髌股关节症状。然而，在 15 年随访时，10% 的患者出现中重度髌股症状。虽然该病例系列中，髌股关节炎进展是失败的主要原因，但临床效果和生存率良好。O'Rourke 等[20]在 2005 年报道连续进行的 136 膝 UKA，最少随访 21 年，以翻修作为生存终点，20 年生存率为 84%，25 年生存率为 72%。患者翻修的最大危险因素是手术时患者较为年轻。虽然临床和功能评分在这组相对较低，需要注意的是，这个长期随访是在一个老年组患者多、骨科合并症多的医疗中心进行的。Steele 等[21]回顾 Bristol 数据库，以确定固定平台 UKA 超过 10 年的生存率，虽然在第二个 10 年 Bristol 膝关节评分从 86 下降到 79，但生存率令人满意，20 年生存率为 85.9%，25 年生存率为 80%。

2006 年，Eickmann 等[22]回顾在 20 世纪 80 年代至 90 年代由同一名医生进行的 411 例内侧固定型 UKA，9 年生存率为 80%，这一结果与假体设计有很大关系。当胫骨假体厚度大于 7mm，聚乙烯放置时间小于 1 年，9 年生存率提高到 94%。导致翻修的因素包括患者的年龄低，胫骨假体薄，聚乙烯放置时间长和利用的假体植入系统。

固定平台 UKA 的长期结果报道见表 7-2。

（三）如何看待 UKA 临床报道结果？

总的来说，根据文献报道提示和我们的经验，UKA 可以获得优良的长期结果。但是，所有的文献报道都强调，患者选择、手术技术是决定手术结果的一个重要因素。

精湛的手术技术，包括良好的骨水泥固定技术，去除骨水泥和骨碎片防止撞击，加上恰当的力线，对手术结果至关重要。有一些研究对患者的年龄、活动量和体重指数等指证做出了谨慎扩大，但文献仍继续强调力线、术前关节活动度和其他间室的有限病变对手术成功非常重要。大多数作者认为，可以容许髌股关节轻度至中度的退变，但需要有完整的前交叉韧带。精心设计的假体和精密的操作器械，现代聚乙烯技术，以及良好的固定，也对临床结果非常重要。最近兴起的微创手术技术、导航及机器人辅助技术将会增加 UKA 的成功率。

文献报道的中长期良好结果表明，单髁关节置换可以作为具有完整的 ACL 内侧间室关节炎的终极治疗方案，而不应被视为全膝关节置换的过渡手术。

表 7-2 固定平台 UKA 的长期结果报道

作者	时间	假体	样本量（膝）	年龄（岁）	随访时间（年）	结果	说明
Steele[21]	2006	St.Georg Sled	203	67.1（35.7~85）	14.8（10~29.4）	在第二个10年，Bristol 评分从86降至79	20年生存率85.9%，25年生存率80%
Parratte[23]	2012	Miller-Galante	79	62.8 ± 9.2	>15年（17.2 ± 4.8年）	KSS 临床评分 82 ± 2（55~100）；KSS 功能评分 88 ± 2（60~100）	20年生存率83%
Heyse[24]	2012	Genesis	223	53.7(30~60)	10.8（5~17）	KSS 评分 94.3	10年生存率94.1%（内侧 UKA）
Takao[25]	2019	ZUK	61	73.7(60~91)	6.6（6~10）	-	10年生存率90.4%
Joel Baur[26]	2015	ZUK	132	69 ± 9	3.4 ± 1.0	OKS 评分 43（8~48）	5年生存率95.2%
Danilo Bruni[27]	2014	Preservation	273	67.9(53~84)	10（6~13）	-	10年生存率87.6%
Martin H[28]	2017	Repicci Ⅱ	361	68.9 ± 28.9	10.8 ± 1.1	OKS 评分 39.5 ± 9.1	10年生存率94.6%

1. 如何看待关节登记中心数据?

关节登记中心收集不同医疗机构的纵向数据，然后再进行汇总分析。关节登记中心的 UKA 术后结果指的是全部关节置换术的数据，不能代表个人的情况。关节登记中心的主要目的是在最早阶段识别出效果差的假体，允许在大规模投入使用这些假体前对其调整或废弃。尽管每个登记中心数据之间略有不同，但是常以翻修手术作为终点。国家关节登记中心的最主要的优势就是样本量超级大。所有患者均参加这个中心登记，这样就能够将报告问题和发表偏倚最小化。国家关节登记中心的另外一个优点就是能将各个医生之间的病例结果进行比较，并且能够轻松识别那些需要召回的假体。国家关节登记中心将所有患者作为整体进行研究，也可以进行亚组分析，如分析假体类型、手术者经验、手术技术差异等等因素。

然而，国家关节登记中心的数据对于评估结果来说也存在不足。其所报告的数据依赖于手术单位的报告反馈，比较简单。通常仅以翻修为失败终点，如果没有进行翻修手术，则认为这个手术是成功的，实际上，患者可能已经出现了疼痛或者功能受限而失败，因此该数据并不能全面反映 UKA 的真实疗效。

2. 如何看待关节登记中心报道UKA的翻修率明显高于TKA?

所有国家关节登记中心数据显示 UKA 的翻修率均较高，约是 TKA 的 3 倍。因此，UKA 被很多人认为疗效较差。但是要辩证客观看待，其中 UKA 的翻修阈值低于 TKA 就是一个原因。另外，评估一个技术的好坏，还需要兼顾其他要素。如有经验的单髁大师报道的队列研究长期结果与关节登记中心的数据有着较大的差异，单髁大师 UKA 的翻修率并不高。其实，这反映的问题是单髁效果特别取决于外科手术经验。Robertsson 等统计关节登记中心数据表明，每年置换数量少于 23 膝的中心，翻修率是每年 23 膝以上中心的 1.63 倍[29]。

第三节　单髁关节置换与全膝关节置换结果比较

1. UKA的临床结果相比TKA有哪些优势?

Liddle 等[30]对 UKA 和 TKA 配对研究进行对比，这些数据不单纯来源于英国国家关节登记中心，还来自于医院案例统计数据库和国家统计办公室数据，将术前评分、患者人口资料、合并疾病和贫困指数等 20 项变量用倾向分数分析法将患者配对。25 334 例 UKA 和 75 996 例 TKA 进行配对研究。基于配对研究发现 UKA 比 TKA 有很多优势：UKA 的平均住院时间更短，平均为 1.38 天（95%CI 1.33~1.43），再住院发生率、术中并发症发生率和输血率均低于 TKA。UKA 的肺栓塞发生率为 TKA 的 49%（95%CI 0.39~0.62），感染率为 TKA 的 50%（95%CI 0.38~0.66）、卒中的发生率为 TKA 的 37%（95%CI 0.16~0.86），心肌梗死发生率为 TKA 的 53%（95%CI 0.30~0.90）。UKA 术后死亡率也是非常低（图 7-5）。第一个 30 天的危险比是 0.23（95%CI 0.11~0.50，$p<0.001$），90 天的危险比是 0.46（95%CI 0.31~0.69，$p<0.001$）。这种死亡率的差别并不仅仅局限于早期阶段。两者的生存曲线在术后 4 年渐渐地出现分开，此后一直保持平行直至第 8 年研究结束。这也表明手术效果能够影响到术后前 4 年的时间（图 7-5）。术后 8 年时，UKA 的死亡率是 TKA 的 87%（95%CI 10.80~0.94，$p<0.001$）。总的来说，这两者的死亡率还是有一定的差别。如果有 62 例患者（95%CI 43~116）行 UKA 手术而非 TKA 手术的话，8 年时间内就会挽救一条生命。在匹配的对比中，UKA 的翻修率和再手术发生率仍然高于 TKA。在第 8 年时，UKA 的翻修率是 TKA 的 2.12 倍（95%CI 1.99~2.26），且总的再手术率为 TKA 的 1.38 倍（95%CI 1.31~1.44）。然而，从客观的角度来看，可以推断“如果 100 个 TKA 的患者行 UKA 手术的话，那么术后第一个 4 年时间内将会减少 1 例死亡，但增加 3 例再手术病例”。

Liddle 等[31]在另一项配对研究中应用患者自我报告结果测量（patient-reported outcome measures，PROMs）对 UKA 和 TKA 进行对比，选择英国国家关节登记中心数据，其中 3519 例 UKA 和 10 557 例 TKA 进行配对，术后 6 个月评估结果显示，牛津膝关节评分（Oxford Knee Score，OKS）在 UKA 组为 37.7，高于 TKA 组的 36.1。欧洲五维健康量表（EQ-5D）评估结果显示，UKA 术后明显优于

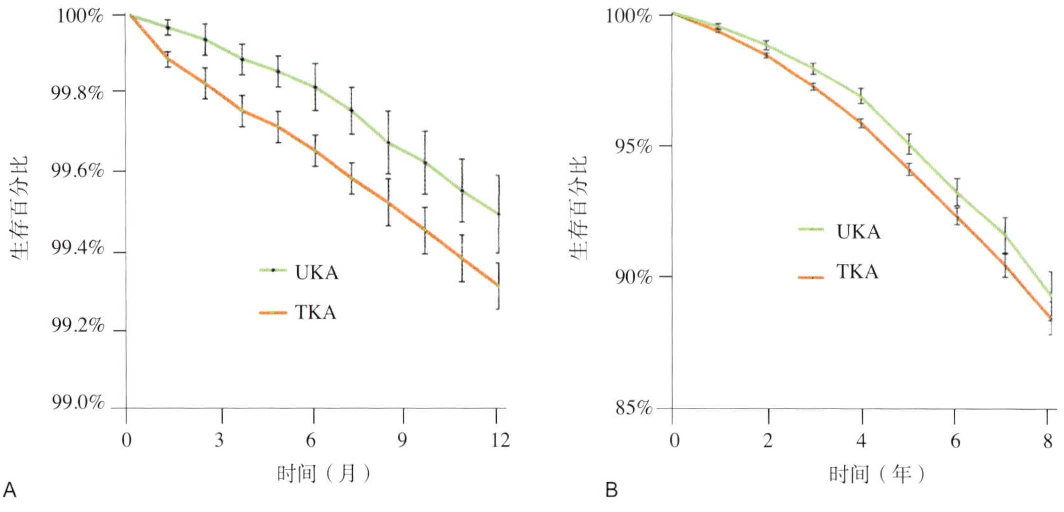

图 7-5　术后死亡率。A. 术后 1 年；B. 术后 8 年

TKA 组，分别为 0.772 和 0.751。UKA 组患者达到极佳效果比例及患者满意度方面均优于 TKA 组。此外，UKA 组的活动能力、疼痛、参加日常活动和自我照顾等 4 个方面明显好于 TKA 组，但是焦虑方面没有显著差别。

2. 相对于TKA，UKA手术占总手术量的比例多少为合适？

20 世纪 80 年代，Kozinn 和 Scott 提出了经典的 UKA 病例选择标准，理想的病例应该年龄大于 60 岁，体重小于 180 磅（82 kg），生活方式相对安静，休息时疼痛轻，关节活动度（ROM）大于 90°、屈曲挛缩不超过 15°、冠状面解剖学畸形内翻不超过 10° 并且畸形可以纠正。这个观点在早期得到了较为广泛的认同。当采用上述经典适应证选择患者时，只有 2%~5.7% 的膝关节炎符合 UKA。然而随着假体的改进及技术的进步，部分内容或已发生了很大变化，尤其是在活动型单髁关节置换。

活动型单髁关节置换适应证相对宽松，其纳入或排除标准更强调解剖学和影像学特点，其要求韧带的功能完整，病变局限在内侧间室前内侧。当这些条件都具备时，可以不考虑年龄、体重和髌股关节状态等因素，并且不影响活动型 UKA 的结果。根据活动型 UKA 病例选择标准，我们曾分析全膝置换的患者标本及膝关节病理改变，发现有 19.2% 的患者符合 UKA 手术标准[32]。事实上，在全膝关节置换治疗的患者中，有相当比例的病例可进行 UKA，这不仅会使患者能以最小创伤解决病变痛苦，也将允许外科医生提高水平，促进 UKA 发展。过少的 UKA 数量难以保证效果的稳定。有研究分析，随着 UKA 用量增加，当达到 20% 用量时，翻修率会显著地下降。对于活动平台 UKA 来说，建议占膝关节置换比例大约 20% 比较合理。当然这个数据仅供参考，也要根据各家医院和医生的具体情况而异。

3. 如何看待UKA占比很高而翻修率不高的现象？

目前，不论国外还是国内，UKA 手术的数量越来越多，UKA 占膝关节手术的比例也逐渐升高，有的单位占比甚至超过 70%。国外大的研究中心报道 UKA 手术比例上升到 50% 时反而翻修率会下降，这主要有两方面原因。首先，随着 UKA 手术占比的上升，外科医生手术量随之增加，并且手术技术得以提升，效果也得到改善。其次，适应证也随之变化。那些手术量少的医生只会选择膝关节骨关节炎早期病例进行 UKA 治疗。而事实相反，UKA 效果比较好的反倒是病变比较重、“骨对骨”改变的膝关节骨关节炎患者。为了达到好的结果，外科医生不仅需要合理的手术量，而且需要恰当的患者选择。若是 UKA 手术开展很少，很难有经验积累，也难以保证取得好的结果。建议 UKA 占比 20% 或者更多比较合理。事实上，我们医院一直坚持根据活动平台 UKA 推荐的适应证进行病例选择，每年膝关节置换 UKA 占比在 30% 左右。

4. UKA与TKA在临床对照研究中的表现如何？

我们找到 13 篇已发表的关于全膝关节置换和单髁关节置换对比的临床研究。其中 2 篇为随机对照研究（RCT），6 篇为队列研究，3 篇为病例对照研究，2 篇为一侧 TKA+ 对侧 UKA 的自身对照研究。在此，我们进行总结如下。

Newman 等[33]报道了第一篇 UKA 对比 TKA 的 RCT 研究，1989—1992 年将 102 例适合行 UKA 的病例随机分为 UKA 组和 TKA 组，结果表明 UKA 组术后并发症更少且恢复更迅速。术后 5 年时，2 例 UKA 和 1 例 TKA 翻修，另有 1 例 TKA 松动，但是 UKA 组活动度更好。在术后 15 年随访时，43 例（45 膝）患者死亡，但是假体完好。UKA 组的膝关节 Bristol 评分自始至终优于 TKA 组。以翻修或失败作为生存终点，UKA 和 TKA 的 15 年假体生存率分别是 89.8% 和 78.7%。Sun 等[34]随机将 56 例患者分为 UKA 组和 TKA 组，平均随访时间 52 个月。与 TKA 组相比，UKA 组的手术时间更短，失血量更少，术后输血量需求更少，DVT 发生率更低。UKA 组的 KSS 评分和平均关节活动度也高于TKA组，但是两组间无统计学差异。7例UKA组的患者因胫骨假体松动（6例）或下沉行翻修手术。作者将这些翻修归因于学习曲线的结果，因为所有病例都发生在活动平台UKA使用的最初2年时间里。TKA组无翻修发生。

Lombardi等[35]报道TKA和UKA病例对照研究，平均随访31个月，重点比较了康复速度。研究者将103例连续的UKA患者通过年龄、性别、BMI及术侧等因素按1:1与TKA患者配对比较，翻修的数量和并发症的数量两组相近。TKA组因关节僵硬需麻醉下手法松解的病例更为多见（7/115 *vs*. 0/115，p=0.007）。UKA组的患者出院时血红蛋白水平更高（12.1 g/dl *vs*. 11.3 g/dl，p<0.001），住院时间更短（1.4天 *vs*. 2.2天，p<0.001）、关节活动度更好（屈曲77° *vs*. 67°，p<0.001）。在KSS功能评分、客观分评分方面无明显统计学差异。Amin等[36]将54例连续UKA与54例TKA进行对比，在年龄、性别、BMI、活动范围和术前功能等方面进行配对，平均随访59个月，与TKA组相比，UKA组关节活动度更优，但假体生存率稍低。在疗效评分方面，两组间无明显差异。Sweeney等[37]进行了一个回顾性队列研究，将单中心的317例活动平台UKA与425例TKA进行对比。两组结果无明显差异。Walton等[38]回顾性分析183例UKA和非配对的142例TKA，发现UKA组和TKA组的OKS评分别为37.8和35.5，两者有明显差异（p=0.04）。Weale等[39]回顾性分析活动平台UKA（31例患者）和AGC TKA（130例患者）结果，研究显示UKA组虽然生存率略低一些，但功能疗效和TKA组相近。

另一类型研究是，同一患者一侧行UKA、另一侧行TKA，进行二者疗效对比。Costa等[40]进行了连续34例患者的一期双侧膝关节置换术，其中一侧行UKA、另一侧行TKA。5例UKA接受了翻修手术，其中4例是因为假体周围骨折，1例因为难以解释的疼痛。在KSS功能评分和客观评分方面两组之间无明显差异。Dalury等[41]回顾研究单中心一侧行UKA、另一侧行TKA的所有患者，UKA组的关节活动度更好（123° *vs*. 120°），但是两组功能评分无差异。在所有23个患者中，12例患者明显喜欢UKA手术，而没有人喜欢TKA手术。Laurencin等[42]对比了同一个患者TKA和UKA的效果，发现UKA侧的关节活动度更佳（123° *vs*. 110°）。在这项研究中，44%的患者更喜欢UKA手术，12%喜欢TKA手术，而44%的患者则表示两者膝关节功能无显著差异。

第四节　单髁关节置换功能结果

1. UKA术后的功能结果是怎么样的？

Pandit报道了第三代活动平台UKA的临床功能及效果[43]。术后随访10年，平均牛津膝关节评分为40分，55%优秀（分数>41），24%良好，11%一般，10%差。KSS评分80分，功能评分76。总体而言，根据KSS评分标准，53%优秀（85~100分），28%良好（70~84分），9%一般（60~69分）和10%差（<60分）。Tegner活动得分为2.7。膝关节活动度由术前117°提升至平均127°。在末次随访，75%的患者可弯曲超过125°。一项由韩国Choy等[44]进行166例患者的188例膝关节研究，平均随访时间为5年，研究显示平均最大屈曲角度从术前的135°变为术后150°（140°~165°）。81%患者能够蹲下，91%的患者能够打坐；这两种动作在韩国都需要膝关节完全屈曲。这种高屈曲活动度，在亚洲患者因为特殊的生活习惯及礼仪而更为需要。

KSS评分评估UKA效果也有一定局限。譬如，当屈曲超过125°时它并未给予肯定。KSS评分的另一个问题就是这些分数是按照力线不良进行扣分的。这项评分对于TKA是恰当的，因为TKA基本原则是重建中立的力线，但是其对于UKA来说可能并不理想，因为UKA的目标只是恢复术前自然状态，而未考虑术后力线。Gulati等[45]应用长臂测角仪测量髂前上棘至膝关节中心连线与膝踝关节中心连线所成的夹角，将力线定义为中立位为外翻成角 5°~10°，轻度内翻定义为 0°~ 外翻 4°，明显内翻定义为内翻成角＞0°。术后发现 18% 的患者术后存在轻度的内翻，8% 的患者有明显的内翻，轻度内翻患者的 OKS 评分并不比力线中立的患者差。但是，明显内翻组 KSS 评分变差。作者认为 UKA 术后力线应回到疾病前自然状态，否则将影响临床结果。

第五节 单髁关节置换对照研究结果

1. 非骨水泥与骨水泥假体UKA的对照临床结果如何？

非骨水泥假体是 2004 年首次应用于临床的，在中国应用还不广泛。但是混合型 UKA（胫骨采用骨水泥假体，股骨采用非骨水泥假体）在国内部分医院已经开展。

Kendrick 等利用一个基于模型的 RSA 系统来对比骨水泥和非骨水泥牛津 UKA 的假体位移情况[46]，对 43 例膝关节进行随机分配，在术后第 1 年和第 2 年，股骨假体无论是骨水泥组还是非骨水泥组，两组假体位移均没有显著统计学差异。但是，胫骨侧，在术后第 1 年，非骨水泥胫骨假体下沉明显大于骨水泥胫骨假体（0.28 mm *vs*. 0.09 mm $p<0.01$）。然而，在术后第 2 年，这种下沉差别消失了。需要指出的是，在 RSA 研究中，远期假体松动的最佳预测因素就是术后第 2 年的假体位移增加。胫骨侧透亮线发生率，非骨水泥组明显低于骨水泥组。

Kerens 等[47]的临床随访对照研究中，将连续 60 例非骨水泥型 Oxford UKA 患者与连续 60 例骨水泥型 Oxford UKA 患者进行比较。非骨水泥组的手术时间平均比骨水泥组快 10 min。在非骨水泥组中观察到 17% 的部分胫骨透亮线，而在骨水泥组中观察到 21% 的部分胫骨透亮线。但两组均未观察到完全的胫骨透亮线。无骨水泥组在 34 个月时的生存率为 90%，骨水泥组在 54 个月时的生存率为 84%（图 7-6）。

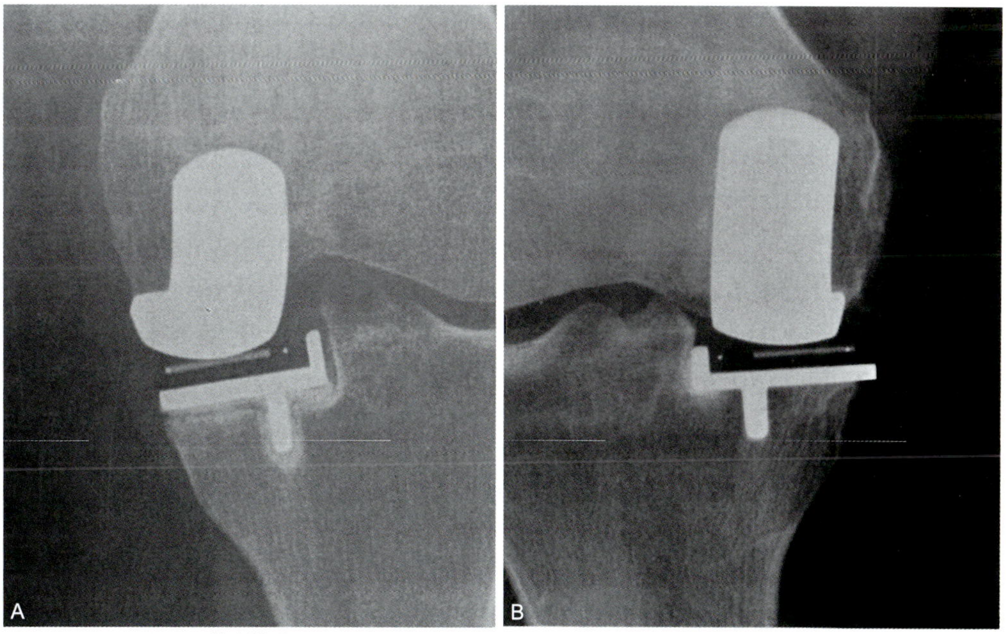

图 7-6 A. 骨水泥固定的胫骨槽和透亮线的存在；B. 非骨水泥固定的假体

Gifstad 等[48]报道 187 例骨水泥型和 261 例非骨水泥型 UKA 对照的术后患者报告结果指标（patient-reported outcome measures，PROMs）。其中，在 2 个月和 12 个月的随访中，骨水泥组的活动相关疼痛显著降低。与非骨水泥型 UKA 相比，骨水泥型 UKA 患者术后 2 个月和 12 个月的疼痛评分较低。在术后 1 年的静息疼痛和术后 2 个月的疾病特异性膝关节损伤和骨关节炎预后评分简表（disease-specific short form of the Knee injury and Osteoarthritis Outcome Score，KOOS-PS）疼痛方面，骨水泥组也存在优势差异。非骨水泥组的手术时间明显缩短，但感染发生率却比较高。

一项多中心前瞻性非骨水泥固定 UKA 研究对 1000 例膝关节（881 例患者）进行了平均 38.2 个月（1~8 年）的随访[49]。所有患者均满足骨水泥固定活动平台 UKA 的标准适应证、标准手术技术和康复管理。该研究有 19 例行翻修手术（1.9%）。其中包括衬垫脱位（0.6%）、对侧间室病变进展（0.5%）、围手术期的胫骨骨折（0.3%）、感染（0.3%）、创伤导致的晚期骨折（0.1%）等。6 年假体生存率为 97%，这一点和骨水泥假体结果相近。术前的 OKS 平均评分为 21，术后 1 年的平均评分为 40。3% 的病例有部分透亮线。这个研究的结论就是非骨水泥固定假体的并发症发生率、生存率和结果与骨水泥固定假体基本相近。正因为在术后 1 年时未出现完全透亮线，这也表明非骨水泥固定方式较骨水泥固定有所改善。但是在既往报道骨水泥固定 UKA 中，术后即使 X 线片没有透亮线产生，但是术后 1 年也会开始出现透亮线。相比较而言，非骨水泥固定组术后透亮线发生率降低。

英国国家关节登记中心和新西兰关节登记中心的数据显示非骨水泥固定假体的结果优于骨水泥固定假体。在英国国家关节登记中心，所有牛津关节置换术的 5 年生存率为 93%（CI 92.7%~93.5%，n=33 272），非骨水泥固定假体的 5 年生存率为 97%（CI 95.2%~98%，n=2011）。在新西兰，骨水泥固定假体的 5 年生存率为 93%（n=3267），而非骨水泥假体的 5 年生存率为 98%（n=795）。在这两个登记中心，非骨水泥关节置换术的 5 年翻修率还不到骨水泥组的一半，有显著统计学差异。尽管这表明非骨水泥假体结果优于骨水泥假体，但是这种优良的结果一部分原因可能和手术医生有关，也就是说经验丰富的外科医生更倾向于用非骨水泥固定假体，这也会导致好的结果。

2. 胫骨高位截骨与单髁关节置换治疗膝关节内侧间室骨关节炎的比较结果如何?

单髁关节置换与胫骨高位截骨（high tibial osteotomy，HTO）这两种术式适应证在许多方面很相似，均适用于内翻畸形膝关节单间室关节炎。它们常常被大家进行比较和争论。其实，两者手术原理不同，适应证有交叉，但也有区别，主要区别在于对患者年龄、体重、职业、关节活动度、畸形程度和是否存在关节半脱位等方面的要求有所不同。

单髁关节置换（UKA）手术原理在于通过置换病变的间室，填充弥补磨损的软骨，矫正内翻畸形，从而改善症状。单髁关节置换术适用于相对年龄较大、体重轻、活动量相对较少的患者，术后功能好，恢复快，住院时间短，无须长时间制动。缺点是术后远期假体松动、下沉等问题。

HTO 是通过关节外截骨治疗关节内病变。HTO 原理在于改变患肢的负重力线，矫正膝关节的应力分布，减轻关节退变进程，以缓解疼痛、改善功能。HTO 适用于年轻、肥胖、活动量大的患者，术后不存在假体松动、断裂现象，不足之处是截骨术对术后下肢力线的准确性要求高。另外，疼痛减轻、功能改善程度缺乏可预测性。术后疗效也会随时间推移逐渐下降。如 HTO 术后 5 年，临床结果有 65%~90% 的优良率，但到术后 10 年时，优良率下降到 30%~60%。Weale 等对比了 UKA 和 HTO 两组病例长达 12~17 年的随访结果，这两组病例术前的统计资料基本接近。数据显示，在疼痛缓解率方面，UKA 组明显好于 HTO 组（80% *vs*. 43%），翻修率 UKA 组低于 HTO 组（12% *vs*. 35%）。HTO 组出现的并发症更多，如伤口愈合不良、神经血管并发症、深静脉血栓等，10 年生存率 UKA 和 HTO 分别为 90% 和 76%，15 年生存率分别为 88% 和 65%。

有多篇文献报道 HTO 与 UKA 治疗膝关节内侧间室骨关节炎的 meta 分析[50-52]。白浩[53]纳入 13 项研究，共 711 例患者，meta 分析结果显示，HTO 组膝关节活动度（MD=-5.47，95%CI：-9.53~

-1.41，P=0.008）显著优于UKA组，UKA组末次随访时Lysholm膝关节评分（MD=0.84，95%CI：0.29~1.39，P=0.003）优于HTO组；术后并发症发生率、术后翻修率、术后感染率、髌股关节软骨退变率、外侧间室退变率、手术优良率、术后胫股角等方面，两组相比差异无显著性意义（P>0.05）；提示在治疗符合手术指征的膝关节内侧间室骨关节炎时，HTO与UKA相比，两者具有相似的并发症发生率、术后全膝关节置换术翻修率、术后感染率、髌股关节软骨退变率、外侧间室退变率、手术优良率及术后胫股角，但是HTO术后关节活动度优于UKA，而UKA可以获得更好的膝关节功能。

3. 固定平台与活动平台膝关节内侧单髁关节置换的比较结果如何?

有多篇文献比较固定平台（FB）和活动平台（MB）内侧单髁关节置换治疗膝内侧间室骨关节炎疗效的meta分析[58-61]。四川大学华西医院骨科纳入12项研究meta分析结果表明：FB衬垫聚乙烯磨损率显著高于MB，而MB置换的脱位率、再手术率、外翻发生率高于FB置换，差异有统计学意义（P>0.05）。但是，两组间在术后KSS评分（WMD=-0.05，95%CI: 2.28~2.17，P=0.961）、术后WOMAC评分（WMD=0.02，95%CI: 0.17~0.20，P=0.869）、假体无菌松动率、持续疼痛发生率、骨关节炎的进展、术中胫骨平台骨折的发生率、内翻发生率的差异均无统计学意义（P>0.05）。0~8年假体生存率两组间差异无统计学意义，但8~16年FB组假体生存率显著高于MB组（P<0.05）。此meta分析显示FB衬垫磨损率高于MB假体，衬垫脱位率、外翻发生率及再手术率低于MB，远期生存率高于MB。两者在术后功能评分上没有显著性差异。

第六节　总结

在过去40年的发展历程中，UKA经历波澜，但取得不错的结果。一些关节登记中心的数据显UKA翻修率高，但要辩证地看待这一问题，拥有较高比例UKA用量的外科医生，经验丰富，能够获得很好的临床效果。

参考文献

[1] Lewold S, Goodman S, Knutson K, et al. Oxford meniscal bearing knee versus the Marmor knee in unicompartmental arthroplasty for arthrosis: A Swedish multicenter survival study[J]. J Arthroplasty, 1995, 10(6): 722-731.

[2] Lewold S, Robertsson O, Knutson K, et al. Revision of unicompartmental knee arthroplasty: outcome in 1, 135 cases from the Swedish Knee Arthroplasty study[J]. Acta Orthop Scand, 1998, 69(5): 469-474.

[3] Murray D W, Goodfellow J W, O'Connor J J. The Oxford medial unicompartmental arthroplasty: a ten-year survival study[J]. J Bone Joint Surg Br, 1998, 80(6): 983-989.

[4] Pandit H, Hamilton T W, Jenkins C, et al. The clinical outcome of minimally invasive Phase 3 Oxford unicompartmental knee arthroplasty: a 15-year follow-up of 1000 UKAs[J]. Bone Joint J, 2015, 97-B(11): 1493-1500.

[5] Svard U C, Price A J. Oxford medial unicompartmental knee arthroplasty: A survival analysis of an independent series[J]. J Bone Joint Surg Br, 2001, 83(2): 191-194.

[6] Mohammad H R, Strickland L, Hamilton T W, et al. Long-term outcomes of over 8, 000 medial Oxford Phase 3 Unicompartmental Knees-a systematic review[J]. Acta Orthop, 2018, 89(1): 101-107.

[7] Price A J, Svard U. A second decade lifetable survival analysis of the Oxford unicompartmental knee arthroplasty[J]. Clin Orthop Relat Res, 2011, 469(1): 174-179.

[8] Emerson R H, Alnachoukati O, Barrington J, et al. The results of Oxford unicompartmental knee arthroplasty in the United States: a mean ten-year survival analysis[J]. Bone Joint J, 2016, 98-B(10 Supple B): 34-40.

[9] Kim K T, Lee S, Kim J H, et al. The survivorship and clinical results of minimally invasive unicompartmental knee arthroplasty at 10-year follow-up[J]. Clin Orthop Surg, 2015, 7(2): 199-206.

[10] Xue H, Tu Y, Ma T, et al. Up to twelve year follow-up of the Oxford phase three unicompartmental knee replacement in China: seven hundred and eight knees from an independent centre[J]. Int Orthop, 2017, 41(8): 1571-1577.
[11] Choy W S, Lee K W, Kim H Y, et al. Mobile bearing medial unicompartmental knee arthroplasty in patients whose lifestyles involve high degrees of knee flexion: A 10-14year follow-up study[J]. Knee, 2017, 24(4): 829-836.
[12] Lisowski L A, Meijer L I, van den Bekerom M P, et al. Ten- to 15-year results of the Oxford Phase Ⅲ mobile unicompartmental knee arthroplasty: a prospective study from a non-designer group[J]. Bone Joint J, 2016, 98 B(10 Supple B): 41-47.
[13] Walker T, Hetto P, Bruckner T, et al. Minimally invasive Oxford unicompartmental knee arthroplasty ensures excellent functional outcome and high survivorship in the long term[J]. Knee Surg Sports Traumatol Arthrosc, 2019, 27(5): 1658-1664.
[14] Alnachoukati O K, Barrington J W, Berend K R, et al. Corrigendum to 'eight hundred twenty-five medial mobile-bearing unicompartmental knee arthroplasties: The first 10-year us multi-center survival analysis'[Journal of Arthroplasty 33 (2018) 677-683][J]. J Arthroplasty, 2018, 33(7): 2339.
[15] Marmor L. Unicompartmental knee arthroplasty: ten-to 13-year follow-up study[J]. Clin Orthop Relat Res, 1988, 226: 14-20.
[16] Squire M W, Callaghan J J, Goetz D D, et al. Unicompartmental knee replacement: A minimum 15 year followup study[J]. Clin Orthop Relat Res, 1999(367): 61-72.
[17] Argenson J N, Chevrol-Benkeddache Y, Aubaniac J M. Modern unicompartmental knee arthroplasty with cement: a three to ten-year follow-up study[J]. J Bone Joint Surg Am, 2002, 84(12): 2235-2239.
[18] Naudie D, Guerin J, Parker D A, et al. Medial unicompartmental knee arthroplasty with the Miller-Galante prosthesis[J]. J Bone Joint Surg Am, 2004, 86(9): 1931-1935.
[19] Berger R A, Meneghini R M, Jacobs J J, et al. Results of unicompartmental knee arthroplasty at a minimum of ten years of follow-up[J]. J Bone Joint Surg Am, 2005, 87(5): 999-1006.
[20] O'Rourke M R, Gardner J J, Callaghan J J, et al. The John Insall Award: unicompartmental knee replacement: a minimum twenty-one-year followup, end-result study[J]. Clin Orthop Relat Res, 2005, 440: 27-37.
[21] Steele R G, Hutabarat S, Evans R L, et al. Survivorship of the St Georg Sled medial unicompartmental knee replacement beyond ten years[J]. J Bone Joint Surg Br, 2006, 88(9): 1164-1168.
[22] Eickmann T H, Collier M B, Sukezaki F, et al. Survival of medial unicondylar arthroplasties placed by one surgeon 1984-1998[J]. Clin Orthop Relat Res, 2006, 452: 143-149.
[23] Parratte S, Pauly V, Aubaniac J M, et al. No long-term difference between fixed and mobile medial unicompartmental arthroplasty[J]. Clin Orthop Relat Res, 2012, 470(1): 61-68.
[24] Heyse T J, Khefacha A, Peersman G, et al. Survivorship of UKA in the middle-aged[J]. Knee, 2012, 19(5): 585-591.
[25] Kaneko T, Kono N, Sunakawa T, et al. Reliable patient-reported outcome measure and survivorship of UKA for primary spontaneous osteonecrosis[J]. Eur J Orthop Surg Traumatol, 2019, 29(1): 119-124.
[26] Baur J, Zwicky L, Hirschmann M T, et al. Metal backed fixed-bearing unicondylar knee arthroplasties using minimal invasive surgery: a promising outcome analysis of 132 cases[J]. BMC Musculoskelet Disord, 2015, 31(16): 177.
[27] Bruni D, Gagliardi M, Akkawi I, et al. Good survivorship of all-polyethylene tibial component UKA at long-term follow-up[J]. Knee Surg Sports Traumatol Arthrosc, 2016, 24(1): 182-187.
[28] Redish M H, Fennema P. Good results with minimally invasive unicompartmental knee resurfacing after 10-year follow-up[J]. Eur J Orthop Surg Traumatol, 2018, 28(5): 959-965.
[29] Robertsson O, Knutson K, Lewold S, et al. The routine of surgical management reduces failure after unicompartmental knee arthroplasty[J]. J Bone Joint Surg Br, 2001, 83(1): 45-49.
[30] Liddle A D, Judge A, Pandit H, et al. Adverse outcomes after total and unicompartmental knee replacement in 101, 330 matched patients: a study of data from the National Joint Registry for England and Wales[J]. Lancet, 2014, 384(9952): 1437-1445.
[31] Liddle A D, Pandit H, Judge A, et al. Patient-reported outcomes after total and unicompartmental knee arthroplasty: a study of 14, 076 matched patients from the National Joint Registry for England and Wales[J]. Bone Joint J, 2015, 97-B(6): 793-801.
[32] 张启栋, 郭万首, 刘朝晖, 等. 内翻畸形膝骨关节炎软骨磨损的临床研究[J]. 中国矫形外科杂志, 2013, 21(23): 2345-2350.
[33] Ackroyd C E, Whitehouse S L, Newman J H, et al. A comparative study of the medial St Georg sled and kinematic total knee arthroplasties: ten-year survivorship[J]. J Bone Joint Surg Br, 2002, 84(5): 667-672.

[34] Sun P F, Jia Y H. Mobile bearing UKA compared to fixed bearing TKA: a randomized prospective study[J]. Knee, 2012, 19(2): 103-106.
[35] Lombardi A J, Berend K R, Walter C A, et al. Is recovery faster for mobile-bearing unicompartmental than total knee arthroplasty?[J]. Clin Orthop Relat Res, 2009, 467(6): 1450-1457.
[36] Amin A K, Patton J T, Cook R E, et al. Unicompartmental or total knee arthroplasty?: Results from a matched study[J]. Clin Orthop Relat Res, 2006, 451: 101-106.
[37] Sweeney K, Grubisic M, Marra C A, et al. Comparison of HRQL between unicompartmental knee arthroplasty and total knee arthroplasty for the treatment of osteoarthritis[J]. J Arthroplasty, 2013, 28(9 Suppl): 187-190.
[38] Walton N P, Jahromi I, Lewis P L, et al. Patient-perceived outcomes and return to sport and work: TKA versus mini-incision unicompartmental knee arthroplasty[J]. J Knee Surg, 2006, 19(2): 112-116.
[39] Weale A E, Halabi O A, Jones P W, et al. Perceptions of outcomes after unicompartmental and total knee replacements[J]. Clin Orthop Relat Res, 2001(382): 143-153.
[40] Costa C R, Johnson A J, Mont M A, et al. Unicompartmental and total knee arthroplasty in the same patient[J]. J Knee Surg, 2011, 24(4): 273-278.
[41] Dalury D F, Fisher D A, Adams M J, et al. Unicompartmental knee arthroplasty compares favorably to total knee arthroplasty in the same patient[J]. Orthopedics, 2009, 32(4):253-257.
[42] Laurencin C T, Zelicof S B, Scott R D, et al. Unicompartmental versus total knee arthroplasty in the same patient: A comparative study[J]. Clin Orthop Relat Res, 1991, 273: 151-156.
[43] Pandit H, Hamilton T W, Jenkins C, et al. The clinical outcome of minimally invasive Phase 3 Oxford unicompartmental knee arthroplasty: a 15-year follow-up of 1000 UKAs[J]. Bone Joint J, 2015, 97-B(11): 1493-1500.
[44] Choy W S, Kim K J, Lee S K, et al. Mid-term results of oxford medial unicompartmental knee arthroplasty[J]. Clin Orthop Surg, 2011, 3(3): 178-183.
[45] Gulati A, Pandit H, Jenkins C, et al. The effect of leg alignment on the outcome of unicompartmental knee replacement[J]. J Bone Joint Surg Br, 2009, 91(4): 469-474.
[46] Kendrick B J, Kaptein B L, Valstar E R, et al. Cemented versus cementless Oxford unicompartmental knee arthroplasty using radiostereometric analysis: a randomised controlled trial[J]. Bone Joint J, 2015, 97-B(2): 185-191.
[47] Kerens B, Schotanus M, Boonen B, et al. Cementless versus cemented Oxford unicompartmental knee arthroplasty: early results of a non-designer user group[J]. Knee Surg Sports Traumatol Arthrosc, 2017, 25(3): 703-709.
[48] Gifstad T, Nordskar J J, Egeberg T, et al. Cementless unicompartmental knee arthroplasty results in higher pain levels compared to the cemented technique: a prospective register study[J]. Knee Surg Sports Traumatol Arthrosc, 2022, 30(8):2738-2743.
[49] Liddle A D, Pandit H, O'Brien S, et al. Cementless fixation in Oxford unicompartmental knee replacement: a multicentre study of 1000 knees[J]. Bone Joint J, 2013, 95-B(2): 181-187.
[50] Cao Z, Mai X, Wang J, et al. Unicompartmental knee arthroplasty vs high tibial osteotomy for knee osteoarthritis: A systematic review and meta-analysis[J]. J Arthroplasty, 2018, 33(3): 952-959.
[51] Santoso M B, Wu L. Unicompartmental knee arthroplasty, is it superior to high tibial osteotomy in treating unicompartmental osteoarthritis? A meta-analysis and systemic review[J]. J Orthop Surg Res, 2017, 12(1): 50.
[52] Rodriguez-Merchan E C. Unicompartmental Knee Osteoarthritis (UKOA): Unicompartmental knee arthroplasty (UKA) or high tibial osteotomy (HTO)?[J]. Arch Bone Jt Surg, 2016, 4(4): 307-313.
[53] 白浩, 孙海飚, 韩晓强, 等. 胫骨高位截骨与单髁关节置换治疗膝关节内侧间室骨关节炎的Meta分析[J]. 中国组织工程研究, 2020, 24(30): 4905-4913.
[54] Arirachakaran A, Choowit P, Putananon C, et al. Is unicompartmental knee arthroplasty (UKA) superior to total knee arthroplasty (TKA)? A systematic review and meta-analysis of randomized controlled trial[J]. Eur J Orthop Surg Traumatol, 2015, 25(5): 799-806.
[55] Wilson H A, Middleton R, Abram S, et al. Patient relevant outcomes of unicompartmental versus total knee replacement: systematic review and meta-analysis[J]. BMJ, 2019, 364: l352.
[56] Tripathy S K, Varghese P, Srinivasan A, et al. Joint awareness after unicompartmental knee arthroplasty and total knee arthroplasty: a systematic review and meta-analysis of cohort studies[J]. Knee Surg Sports Traumatol Arthrosc, 2020.
[57] 张江涛, 尚延春, 李启义, 等. 全膝关节置换术与单髁关节置换术治疗内侧间室膝骨关节炎疗效对比的meta分析[J]. 中华骨与关节外科杂志, 2020, 13(10): 830-835.
[58] Zhang W, Wang J, Li H, et al. Fixed- versus mobile-bearing unicompartmental knee arthroplasty: a meta-analysis[J]. Sci Rep, 2020, 10(1): 19075.

[59] Peersman G, Stuyts B, Vandenlangenbergh T, et al. Fixed- versus mobile-bearing UKA: a systematic review and meta-analysis[J]. Knee Surg Sports Traumatol Arthrosc, 2015, 23(11): 3296-3305.

[60] Cao Z, Niu C, Gong C, et al. Comparison of fixed-bearing and mobile-bearing unicompartmental knee arthroplasty: A systematic review and meta-analysis[J]. J Arthroplasty, 2019, 34(12): 3114-3123.

[61] Huang F, Wu D, Chang J, et al. A comparison of mobile-and fixed-bearing unicompartmental knee arthroplasties in the treatment of medial knee osteoarthritis: a systematic review and meta-analysis of 1, 861 patients[J]. J Knee Surg, 2021, 34(4): 434-443.

第8章 单髁关节置换并发症

本章内容

第一节 单髁关节置换并发症概述

1. 单髁关节置换常见的并发症有哪些？

膝关节单髁关节置换术（UKA）是治疗膝关节单间室病变的有效方法。但是，单髁关节置换也因为失败率高而备受争议。英国国家关节登记中心数据显示单髁关节置换的翻修率是全膝关节置换的3倍。因此，很多医生认为单髁关节置换疗效较差，不认可单髁关节置换治疗。当然，这也反映出单髁关节置换的并发症不容小觑。经验丰富的医生或单髁技术中心的报道手术效果优良，假体10年生存率为85%~95%，20年生存率为80%~90%。但需要客观看待这些结果，这些结果并不适用于每个人。初学者、手术量少、经验不丰富的医生更容易出现手术并发症，尤其是手术开展早期都会存在一定的学习曲线和并发症发生率。

单髁关节置换并发症包括无菌性松动、对侧间室关节炎进展、不明原因的疼痛、不稳定、感染、聚乙烯磨损、活动型半月板垫片脱位、力线不佳、假体周围骨折等。其中，主要是对侧间室关节病变进展、假体无菌性松动、活动型半月板垫片脱位、假体周围感染等。Van der List JP等[1]在2016年*The Journal of Arthroplasty*发表了*Why Do Medial Unicompartmental Knee Arthroplasties Fail Today*，纳入了37项队列研究（4项Ⅱ级研究和33项Ⅲ级研究）和2项基于注册中心的研究，3967个失败病例，其中无菌性松动（发生率36%）、对侧间室关节炎进展（20%）是最常见的失败模式。Tay等[2]荟萃分析报道，纳入24个队列研究和2个基于注册的研究（Ⅱ级和Ⅲ级），最常见的失效模式是无菌性松动（24%）和对侧间室关节炎进展（30%）。早期失败（<6个月）原因前三位分别是感染（40%）、垫片脱位（20%）、骨折（20%）。中期失败（2~5年）原因前三位分别是对侧间室关节炎进展（33%）、无菌性松动（17%）和疼痛（21%）。晚期（>10年）失败主要原因是对侧间室关节炎进展（56%）（表8-1）。

表8-1 单髁关节置换早、中、晚期不同的失败模式

	早期失败（<5年）	中期失败（5~10年）	晚期失败（>10年）
单髁关节置换失败例数	267	79	42
无菌性松动（%）	25%	29%	29%
对侧间室关节炎进展（%）	20%	38%	40%
疼痛（%）	8%	0%	5%
不稳定（%）	3%	0	0
感染（%）	7%	0	5%
聚乙烯磨损（%）	1%	6%	10%

（续表）

	早期失败（<5 年）	中期失败（5~10 年）	晚期失败（>10 年）
半月板垫片脱位（%）	17%	8%	2%
力线不佳（%）	1%	1%	0
假体周围骨折（%）	4%	0	0
胫骨下沉（%）	7%	10%	5%
其他（%）	7%	8%	5%

2. 固定平台和活动平台单髁关节置换的失败模式有什么不同?

Van der List JP 等[1]报道在活动平台单髁关节置换中，疼痛（14%）和半月板垫片脱位（11%）最常见。而对侧间室关节炎进展和无菌性松动是固定平台单髁关节置换的主要失败模式。

Cheng 报道[3]在活动平台单髁关节置换中，早期失败常见形式是半月板垫片脱位，与手术技术有关。相比之下，固定平台失败常见原因是聚乙烯磨损，且见于晚期。

Tay 等[2]的 meta 分析报道单髁关节置换最常见的失效模式是无菌性松动（24%）和对侧间室关节炎进展（30%）。固定平台单髁关节置换假体的磨损失败率较高（5% *vs.* 0.3%），而活动平台单髁关节置换假体的半月板垫片脱位率较高（14% *vs.* 0%）。使用骨水泥固定单髁关节置换时，无菌性松动造成的失败率较高（27%），而使用非骨水泥固定单髁关节置换时则降低无菌性松动发生率（4%）（表 8-2）。

表 8-2　固定平台单髁关节置换与活动平台单髁关节置换失败模式的比较

	固定平台单髁关节置换	活动平台单髁关节置换
单髁关节置换失败例数	597	708
无菌性松动（%）	28%	35%
对侧间室关节炎进展（%）	36%	24%
疼痛（%）	2%	14%
不稳定（%）	12%	1%
感染（%）	2%	6%
聚乙烯磨损（%）	12%	0
半月板垫片脱位（%）	0	11%
力线不佳（%）	0	0
假体周围骨折（%）	0	4%
胫骨下沉（%）	4%	1%
其他（%）	5%	4%

第二节　单髁关节置换假体周围感染

1. 单髁关节置换假体周围感染发生率如何?

假体周围感染（prosthetic joint infection，PJI）是关节置换最严重的并发症，是单髁关节置换早期失败的常见原因。单髁关节置换由于创伤小，感染发生率相对低，但是一旦发生，结果往往是灾难性的，需要早期诊断、及时处理。

Tay 等[2]报道，感染是单髁关节置换早期失败（<6 个月）主要原因，其中早期失败中感染占40%，其次是脱位（20%）和骨折（20%）。

Lee 等[4] 报道，636 例单髁关节置换与 16 890 例全膝关节置换配对研究，单髁关节置换在 90 天和 1 年的手术治疗 PJI 率显著低于全膝关节置换。90 天内 PJI 发生率，单髁关节置换组 15 例（0.27%），全膝关节置换组 79 例（0.47%），二组风险比为 0.57（P=0.04）。1 年内 PJI 发生率，单髁关节置换组 0.53%（30 例），全膝关节置换组 0.81%（136 例），风险比为 0.66（P=0.04）。两者之间均有显著的差异。

2. 单髁关节置换术后感染如何进行诊断？

关节置换术后感染最常见的症状就是术后疼痛。如经过一段时间的无症状期后突然出现疼痛，或休息与主动活动时疼痛均存在，应考虑感染的可能。典型的红、肿、热、痛炎症表现多见于急性感染者。严重时形成窦道（图 8-1）。慢性低毒感染，临床症状及体征往往比较轻微，症状不典型，容易与无菌性松动相混淆。

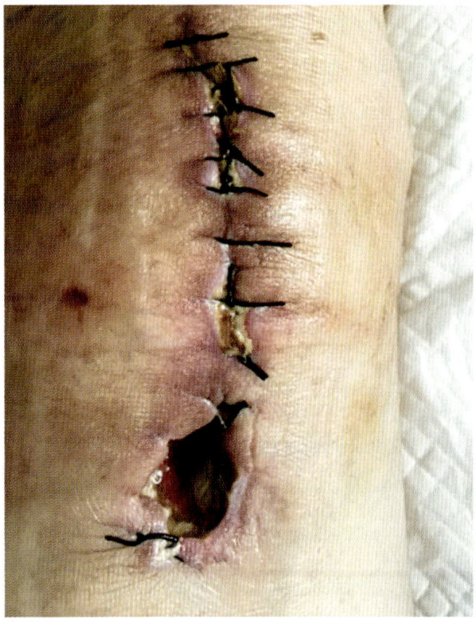

图 8-1 单髁关节置换感染切口窦道、裂开

实验室检查可以帮助鉴别。常用的化验检查包括红细胞沉降率（erythrocyte sedimentation rate，ESR）、C 反应蛋白（C-reactive protein，CRP）、血常规、关节穿刺液细胞计数和培养。ESR 通常在术后 3 个月降至正常，CRP 一般在术后 3 周恢复到正常水平。关节穿刺是诊断感染的重要手段。细菌培养是诊断感染的“金标准”，应包括需氧菌、厌氧菌培养及药敏试验。如果高度怀疑感染，初次培养阴性时，可以行多次关节穿刺。关节穿刺属有创性检查，应严格无菌操作。另外，患者在穿刺前停用抗生素至少 2 周时间，以避免假阴性结果。联合应用 ESR、CRP、血常规、关节穿刺细胞计数等检查，可增加 PJI 检测的敏感度和特异度（图 8-2）。

影像学上，单髁关节置换感染的放射性核素检查意义不大。在单髁关节置换术后数年，核素扫描常仍显示固定假体下方骨代谢很活跃，为“热”区，但这不能说明有感染或者松动。单髁关节置换术后假体周围感染的影像学改变在早期可能出现在对侧间室，这是由于致病菌和慢性滑膜炎所致的软骨溶解，外侧间室关节软骨可变薄和关节边缘的多孔状改变。这类似于急性类风湿滑膜炎的表现。最终的假体周围感染的影像学表现就是假体下方有一边界不清晰的 X 线透亮区。CT 检查有助于判断骨溶解的位置和程度。MRI 检查对单髁关节置换术后外侧间室软组织评估及周围软组织肿胀、关节腔积液显示等有一定价值。

术中冷冻切片及术后石蜡切片检查可以进一步明确诊断，每高倍视野（×400）内多形核白细胞超过 5 个，或任何一个部位高倍视野内多形核白细胞超过 10 个即可诊断感染（图 8-3）。

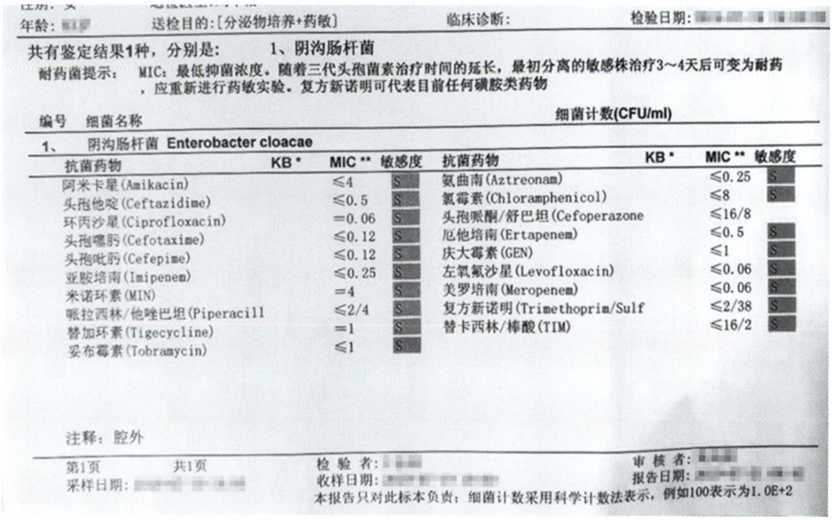

年龄：[redacted]　送检目的：[分泌物培养+药敏]　临床诊断：　检验日期：[redacted]

共有鉴定结果1种，分别是：　1、阴沟肠杆菌

耐药菌提示：　MIC：最低抑菌浓度。随着三代头孢菌素治疗时间的延长，最初分离的敏感株治疗3~4天后可变为耐药，应重新进行药敏实验。复方新诺明可代表目前任何磺胺类药物

编号　细菌名称　细菌计数(CFU/ml)

1、　阴沟肠杆菌 Enterobacter cloacae

抗菌药物	KB *	MIC **	敏感度	抗菌药物	KB *	MIC **	敏感度
阿米卡星(Amikacin)		≤4	S	氨曲南(Aztreonam)		≤0.25	S
头孢他啶(Ceftazidime)		≤0.5	S	氯霉素(Chloramphenicol)		≤8	S
环丙沙星(Ciprofloxacin)		=0.06	S	头孢哌酮/舒巴坦(Cefoperazone		≤16/8	
头孢噻肟(Cefotaxime)		≤0.12	S	厄他培南(Ertapenem)		≤0.5	S
头孢吡肟(Cefepime)		≤0.12	S	庆大霉素(GEN)		≤1	S
亚胺培南(Imipenem)		≤0.25	S	左氧氟沙星(Levofloxacin)		≤0.06	S
米诺环素(MIN)		=4	S	美罗培南(Meropenem)		≤0.06	S
哌拉西林/他唑巴坦(Piperacill		≤2/4	S	复方新诺明(Trimethoprim/Sulf		≤2/38	S
替加环素(Tigecycline)		=1	S	替卡西林/棒酸(TIM)		≤16/2	S
妥布霉素(Tobramycin)		≤1	S				

注释：腔外

第1页　共1页　检 验 者：[redacted]　审 核 者：[redacted]

采样日期：[redacted]　收样日期：[redacted]　报告日期：[redacted]

本报告只对此标本负责：细菌计数采用科学计数法表示，例如100表示为1.0E+2

图 8-2　单髁关节置换感染细菌培养及药敏

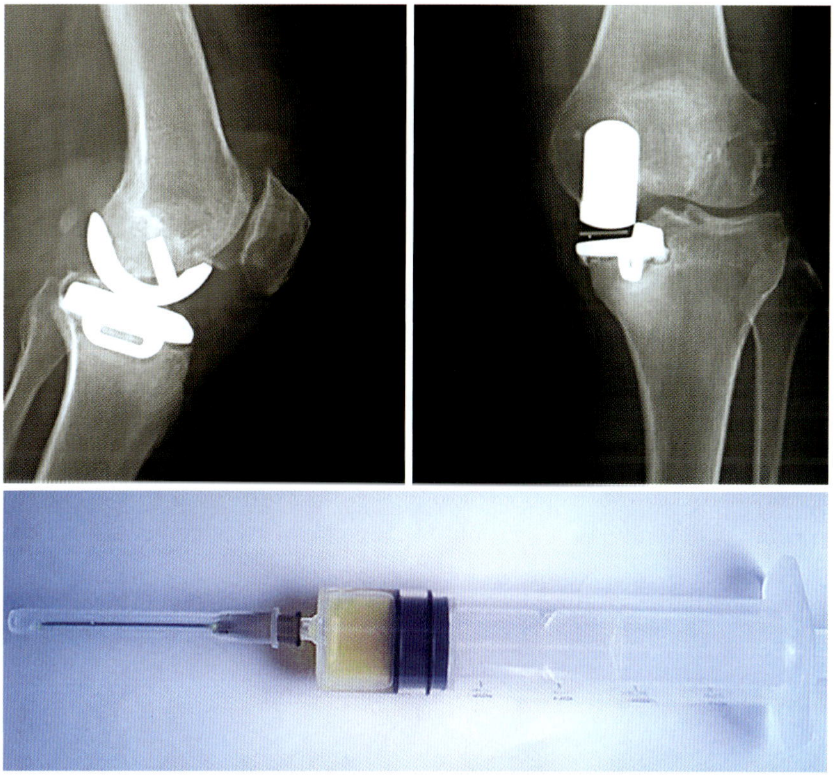

图 8-3　单髁关节置换感染影像及关节腔穿刺液

美国肌肉骨骼感染协会（Musculoskeletal Infection Society，MSIS）制定的 PJI 的诊断指南可用于 UKA 术后感染诊断评估，即当至少满足主要标准中的 1 项或者次要标准中的 4 项时便可诊断为 PJI。此标准被广泛认可，并适用于单髁关节置换的诊断：

（1）**主要标准（满足 1 项即可诊断）：**

①两次假体周围的标本中培养出相同的病原菌；

②存在与假体相通的窦道。

（2）**次要标准（满足至少 4 项即可诊断）：**

①血清 C 反应蛋白和红细胞沉降率升高；

②关节液白细胞计数升高；

③关节液中性粒细胞百分比升高；

④关节内存在脓液；

⑤单次关节液或组织标本培养阳性；

⑥假体周围组织病理学检查，5个高倍镜视野下每个高倍视野（×400）中的中性粒细胞数>5个。

关于检查指标的参考界值存在争议，也在不断变化。美国肌肉骨骼感染学会（MSIS）将关节液白细胞计数>3000/μl、关节液多形核的百分比>80%作为诊断假体周围感染的界值[5]。2018年假体周围感染国际共识会议（ICM）联合美国肌肉骨骼感染学会（MSIS）修订了PJI诊治共识（费城共识），慢性假体周围感染界值定义为：红细胞沉降率（ESR）>30 mm/h、CRP>10 mg/L、关节滑液白细胞计数（WBC）>3000/μl、关节液多形核细胞计数（PMN%）>80%。而对急性假体周围感染的界值定义为CRP>30 mg/L、关节液WBC>10000/μl、关节液PMN%>90%。

美国单间室研究与继续教育学会在2012年发表文章阐述单髁关节置换术后假体周围关节感染的诊断，认为单髁关节置换后的PJI诊断界值是：ESR>21 mm/h、CRP>14 mg/L、关节液WBC>6200/μl、关节液PMN%>60%[6]。其中关节液白细胞计数比全膝关节置换计数偏高，这可能与未置换间室的反应变化有关。

3. 单髁关节置换术后感染如何进行治疗?

关节置换术后感染重在预防。术前恰当的评估、术中严格无菌操作、术后有效抗生素的合理应用是预防感染的有效方法。

假体周围感染的分型目前多采用Tsukayama分型：Ⅰ型，术中培养阳性的感染；Ⅱ型，术后早期感染包括浅表感染和深部感染（术后4周以内）；Ⅲ型，急性血源性感染；Ⅳ型，晚期慢性感染。

单髁关节置换感染的治疗包括敏感抗生素保守治疗、保留假体清创、一期或二期全膝关节置换翻修。急性感染，可以早期切开保留假体清创与一期翻修，联合静脉使用敏感抗生素控制感染。亚急性或慢性感染，应该将假体取出，通常采用一期或二期全膝关节置换翻修。

（1）**急性感染**：在术后早期阶段，急性感染诊治和全膝关节置换术后急性感染相同。早期的切开彻底清创、更换垫片和静脉使用抗生素可以控制感染并拯救关节假体。保留假体清创适用于稳定且固定良好的假体、症状持续时间短、软组织良好且无窦道形成、致病菌明确且有敏感抗生素。保留假体清创的主要操作包括关节切开，广泛的滑膜、伤口边缘、疑似感染坏死组织切除彻底清创术，清除任何坏死的软组织碎片。反复生理盐水、碘伏、过氧化氢冲洗。更换聚乙烯垫片（图8-4）。为了改善局部感染和减少生物膜，可以同时使用各种辅助治疗，包括使用局部抗生素（如抗生素珠、海绵和粉末）、化学清创冲洗和物理治疗。目前有人使用可吸收硫酸钙颗粒抗生素载体，收到了不错的结果。不过，不推荐关节镜置管灌洗，因为它的疗效并不可靠。

（2）**迟发性感染**：急性感染治疗失败，或者是低毒性感染发生的较晚，会出现迟发性感染。迟发感染临床症状上主要表现是持续疼痛，休息与主动活动时疼痛均存在。治疗上主要是取出假体、彻底清理炎性组织，继而行一期或者二期全膝关节置换翻修手术。我们倾向二期翻修手术，一期手术彻底清创，取出假体并切除保留间室关节面软骨，放置载有抗生素的占位器以保持关节间隙，并保证局部释放高浓度抗生素。待感染完全控制后取出占位器，进行二期全膝关节置换翻修手术。

对于关节清创后旷置，有3种占位器可以使用：单髁、双髁、全膝式占位器。由于考虑存留软骨在迟发性感染时控制难以彻底，首选使用全膝式占位器。这样可以在清创旷置手术时，切除所有感染的关节软骨，并进行彻底清创，便于感染控制。但是这只是经验之谈。

二期翻修，常采用全膝关节置换进行翻修（图8-5、图8-6）。在翻修时，骨缺损是不可回避的话题。股骨侧骨缺损常常是包容性骨缺损，骨量丢失不多，处理较为容易，一般情况下普通假体即可。

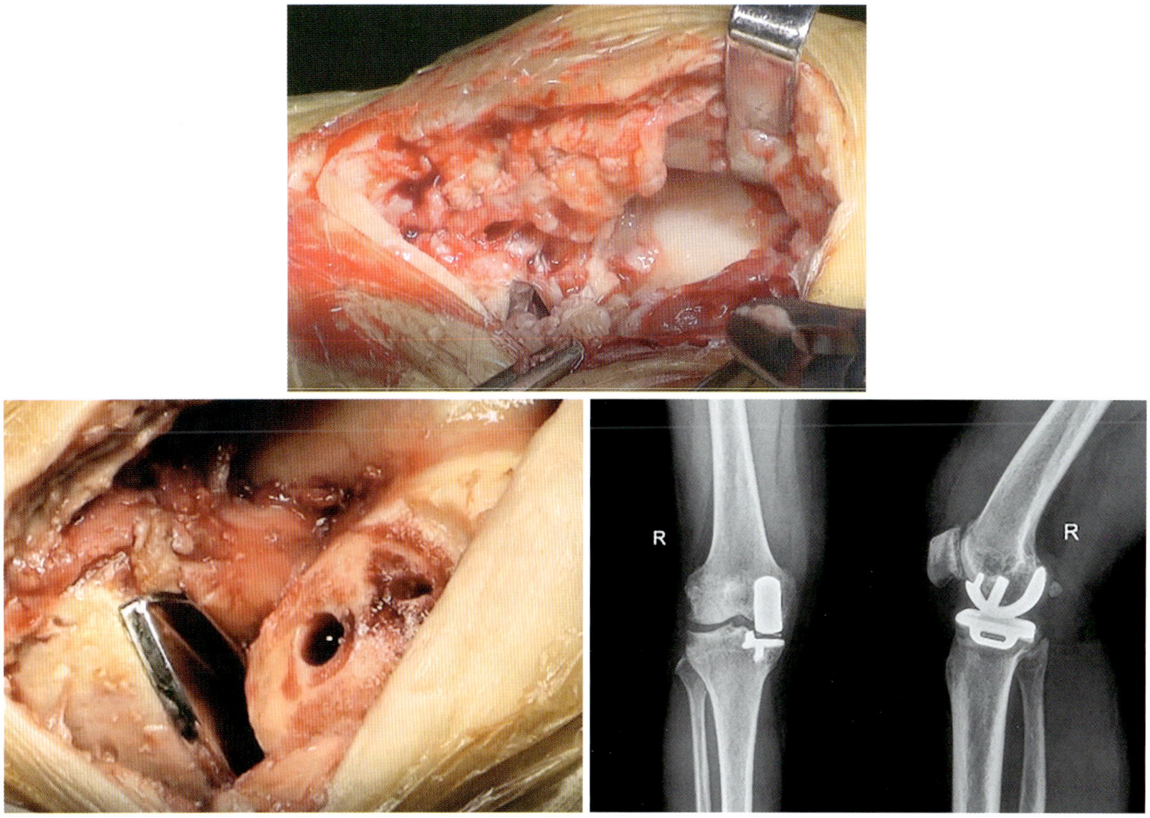

图 8-4 患者女性，63 岁，术后 2 周急性感染，给予切开清创，更换垫片及生物型股骨假体，并静滴抗生素，感染控制，随访 X 线未见异常

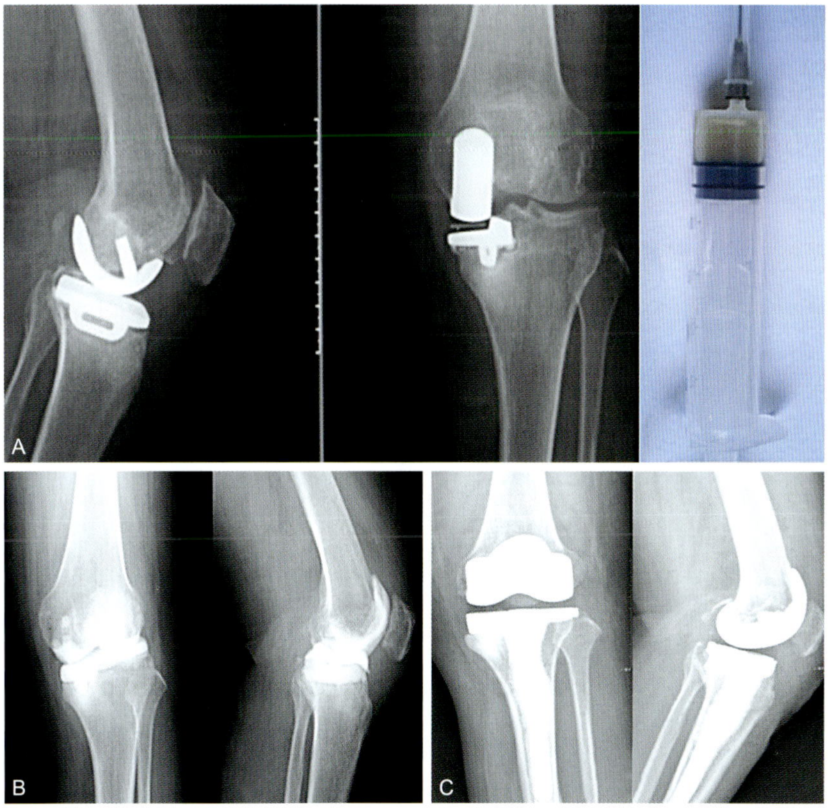

图 8-5 单髁关节置换感染，给予二期翻修

但是，胫骨侧由于初次单髁关节置换截骨时内侧固有的切骨量比较多，会存在内侧骨缺损，处理要视骨缺损程度而定。若是骨缺损比较少，使用厚一点的聚乙烯垫片即可。若是内侧骨缺损大于 5 mm 以上，常常需要带垫块、植骨或者带延长杆的胫骨假体。

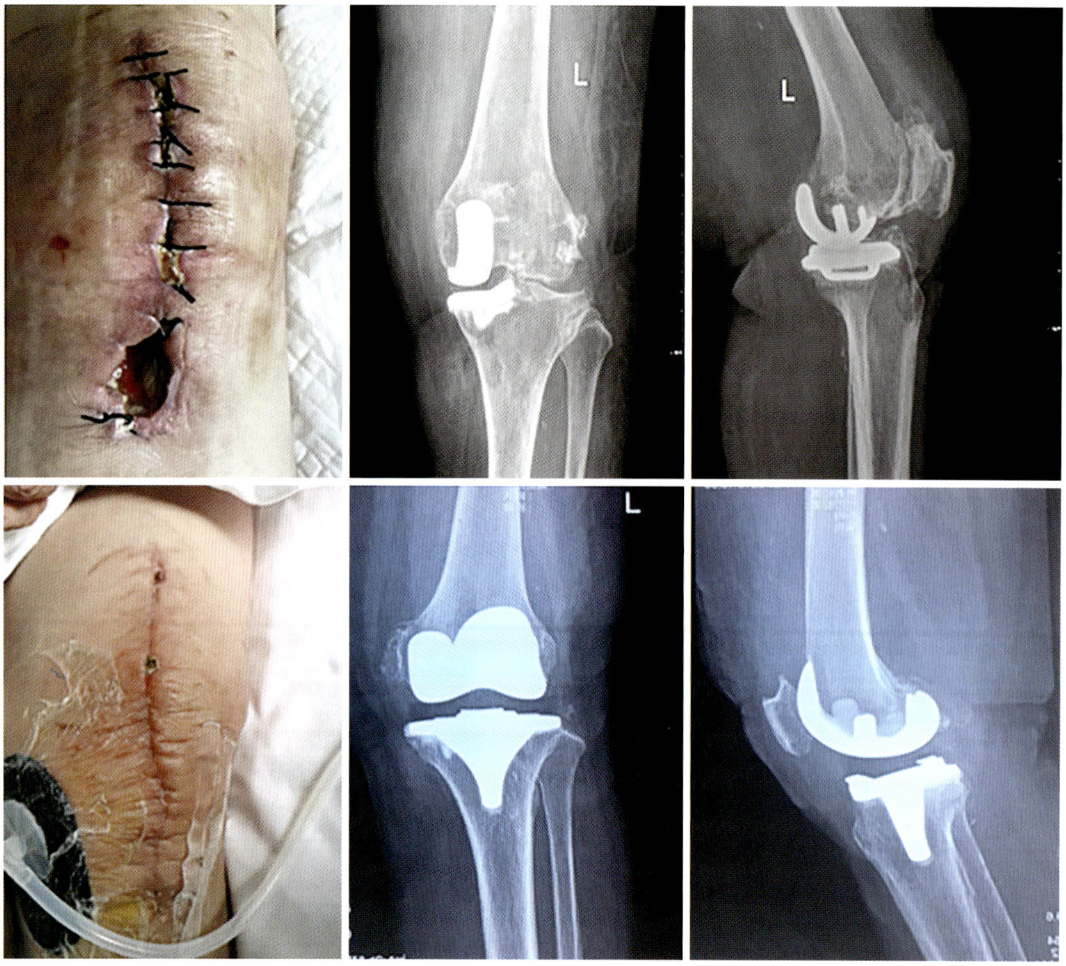

图 8-6 患者女，83 岁，术后 2 周急性感染，给予切开清创，一期全膝关节置换翻修，并局部 + 全身应用敏感抗生素，感染控制

第三节 单髁关节置换对侧间室病变进展

1. 对侧间室病变进展发生率如何?

对侧间室病变进展是单髁关节置换特有且主要的并发症，是晚期最常见的并发症，也是手术失败翻修的主要原因。Saldanha 报道英国近 15 年内 1060 例 Oxford 内侧单髁关节置换，翻修 36 例，其中首位翻修原因是对侧间室关节病变进展，有 13 人，占 36%[7]。Squire 对 103 例 140 膝行 Marmor 假体单髁关节置换，20 年中 14 膝进行了翻修，其中一半（7 膝）是因为对侧间室病变进展[8]。Lewold 报道 14 772 例瑞典关节登记中心病例，内侧单髁关节置换翻修原因 25% 是因为外侧间室病变进展[9]。牛津单髁研究中心对将近 15 年随访的 1000 例第三代活动型单髁关节置换假体进行统计，发现因对侧间室关节炎进展需行翻修的病例为 25 例，发生率为 2.5%。

2. 如何诊断对侧间室病变进展?

膝关节疼痛是对侧间室关节病变进展的主要症状，通常是对侧疼痛，但也不尽然。外侧间室半月板撕裂、外侧副韧带损伤、髂胫束综合征等也可以引起外侧疼痛，甚至腰椎问题也可以引起膝关节疼痛，所以要注意鉴别。

内侧单髁关节置换术后对侧间室的骨关节炎影像学改变，常常表现为力线外翻，外侧间室的关节间隙变窄或消失，关节软骨下硬化（图 8-7），这可能比疼痛出现要早很多。临床上，有些患者虽然外翻，不一定存在症状。骨关节炎有很多患者也存在症状和影像学并不一致。外侧间室边缘出现骨赘很常见，但不是外侧间室骨关节炎进展的诊断依据。

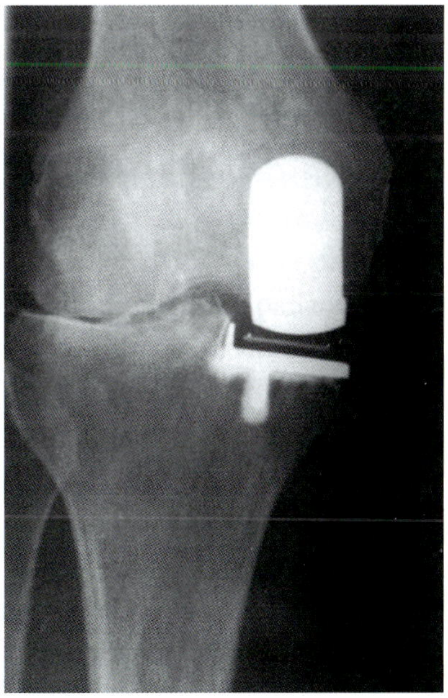

图 8-7 单髁关节置换术后外侧间室退变

3. 对侧间室病变进展的原因有哪些?

随着时间的发展，单髁关节置换对侧间室的关节炎进展发生概率会增高。事实上，即使不手术，随着时间发展，膝关节的退变也是不断进展的。不过，因为关节腔内植入了外来材料，内外两侧间室内的材料力学属性不同、应力负荷分布不同，可能会使得外侧间室退变加速发展。对于那些少数发生对侧间室进展关节炎的病例来讲，发生原因可能与患者选择、手术技术，甚至炎症因素等有关。

技术性因素以手术矫枉过正为主要原因。内侧间室过度填充，下肢力线矫正过度，内翻畸形变成外翻，从而导致外侧间室应力异常，是对侧间室病变进展的主要原因。因此，目前有很多医生进行单髁关节置换时都遗留一些内翻角度来避免矫正过度。单髁关节置换术后力线预测对手术效果至关重要，术后力线与术前内翻畸形能否矫正有关，垫片厚度主要取决于内侧韧带能拉伸的长度。若是能过度填充，有两种可能：一种是患者术前内侧副韧带即松弛，另一种是术中内侧副韧带损伤。为了降低对侧间室关节炎进展的发生率，我们推荐术前行外翻应力 X 线评估外侧间室情况，术中仔细保护内侧副韧带，不要选择过厚的聚乙烯垫片“过度填充”内侧间室，以避免外侧间室压力过高导致外侧间室退变。若是术前外翻应力下，膝关节内侧松弛，能轻易转为外翻，不建议单髁关节置换。术中避免矫形过度，保持软组织足够稳定，可以防止关节炎进展等并发症发生。另外，聚乙烯磨损碎屑可引起关节滑膜炎，加速关节软骨退变；同时对侧间室内有大量聚乙烯碎屑，会加重软骨面磨损。选用接触面大、低接触应力的假体对减轻聚乙烯磨损，减缓对侧间室病变进展有一定帮助（图 8-8）。

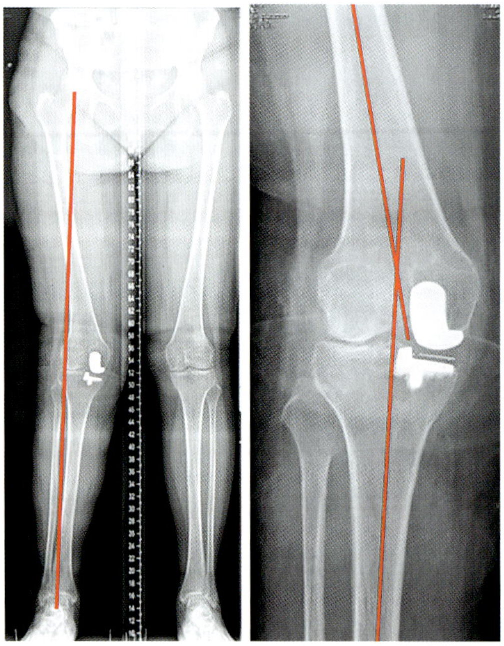

图 8-8 过度矫正成外翻膝的术后影像学表现。术后出现外侧间室退变

4. 如何治疗单髁关节置换术后对侧间室病变进展?

若对侧间室病变进展，最终导致单髁关节置换失败，通常去除单髁假体，应用全膝关节置换进行翻修（图 8-9）。如果患者内侧单髁关节置换假体稳定，且效果满意的话，有经验的外科医生也可以选择加做一个外侧单髁关节置换进行治疗。

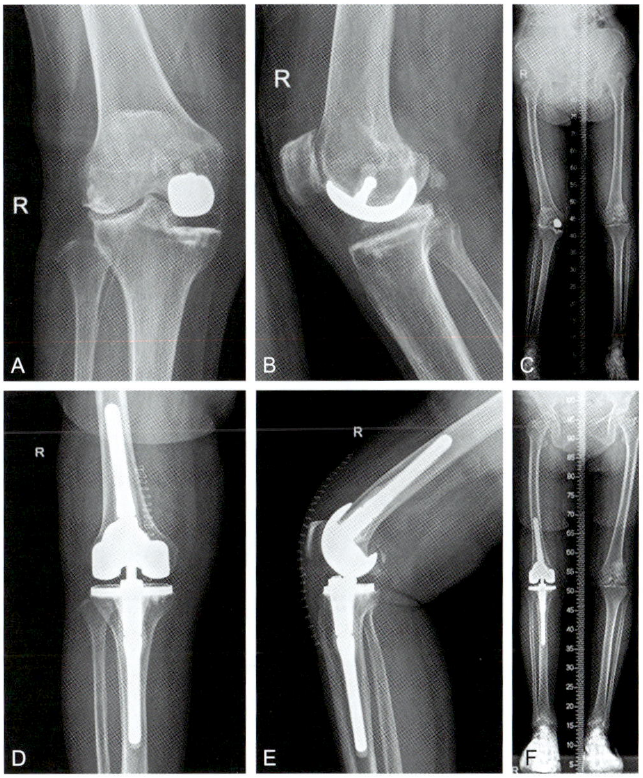

图 8-9 内侧固定平台单髁置换术后 15 年，外侧间室退变，应用全膝关节置换翻修

第四节 单髁关节置换假体松动

1. 单髁关节置换术后假体松动的发生率如何?

单髁关节置换术后假体松动是单髁关节置换失败的主要原因。假体松动分为感染性松动和无菌性松动。本节阐述的是无菌性松动。单髁关节置换开展早期，失败最常见的原因是无菌性松动，占所有单髁关节置换翻修的 28%~59.2%[10-12]，尤其是国家关节登记中心的数据。国家关节登记中心报告显示单髁关节置换假体松动率为 4/1000 人年。Lewold 报道的瑞典关节登记中心病例，内侧单髁关节置换翻修原因 45% 是假体松动，而外侧髁置换病例的比例为 31%[11]。Saldanha 报道的英国 1060 例 Oxford 内侧单髁关节置换，第二位翻修原因是假体无菌性松动[7]。Leta 报道 578 膝单髁关节置换翻修病例，其中 42.9% 的翻修原因是无菌性假体松动[13]。然而在一些单髁关节置换大师的大型病例系列报告中的发病率却不高，中期随访中报告的比率为 1.5%~2.7%[12, 14]。

2. 单髁关节置换术后假体松动的原因有哪些?

假体松动也与病例选择、假体材料和设计、手术技术等方面有关。病例选择不当是过去单髁关节置换术后假体松动的主要原因。年轻、活动量大的患者出现假体松动和下沉的机会增多。

假体设计方面，早期股骨髁假体关节面过窄，松动下沉发生率高。后来股骨髁假体关节面加宽，胫骨髁假体聚乙烯垫片增厚并附加金属托，有效防止了应力集中和聚乙烯垫片蠕变。选择假体过小和假体安放在松质骨上容易导致假体下沉。

手术技术不恰当，初始固定不牢固，假体安放位置偏差，可能导致术后假体承受应力增加，加速假体磨损，聚乙烯颗粒产生增加，导致骨溶解，进而假体松动。假体早期松动可能是由于初始固定不牢固造成的，如术中截骨不佳，胫骨龙骨槽过深过宽，股骨孔道变形，骨水泥固定不满意等。假体选择过小导致覆盖不足，假体后方未坐在后方的骨皮质上，导致支撑力减弱，可以出现假体松动。

垫片因素：垫片在屈伸运动时过度旋转撞击假体侧壁，假体侧壁会承受比较大的负荷，进而引起假体松动。生物型假体初始固定不牢靠，与骨面接触不佳，或不贴服，也可以导致早期假体松动。

通常来讲，假体移位一般发生于术后数年，原因可能是多方面的。甚至有报道称，后期胫骨松动的一部分原因是由于过伸时股骨髁对垫片前方发生撞击而产生的负荷积累效应引起的（图 8-10）。

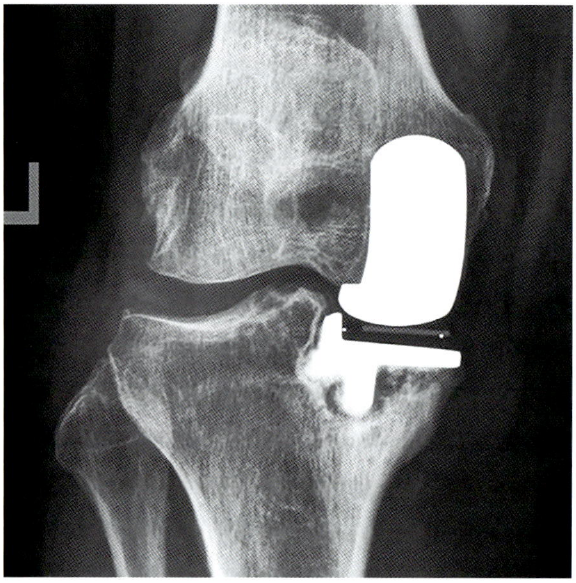

图 8-10 单髁关节置换并发无菌性假体松动

3. 单髁关节置换术后假体松动如何诊断?

单髁关节置换术后假体无菌性松动，同其他关节置换无菌性松动症状类似，通常表现为负重痛。本来无痛的关节开始出现负重时疼痛，提示可能发生了无菌性松动。术后持续疼痛应高度怀疑感染。但有些假体松动患者并不总是表现为疼痛，因此定期复查 X 线片很重要。

假体松动 X 线典型表现：①金属假体发生移位，如胫骨假体发生倾斜或股骨假体旋转；②假体或骨水泥周围完全被宽度大于 2 mm 的 X 线透亮线所包围；③透亮线进行性增宽，假体变形或断裂；④固定假体的骨水泥外鞘断裂。有时，垫片脱位也可能是假体松动的一个信号。但是，骨或骨水泥界面部分区域不连续的透亮线可能是局部骨重塑的反映，不一定是假体松动。需要比较两次不同时间的 X 线片来诊断，以鉴别“生理性透亮线”。一旦怀疑的话，建议行不同投照角度下的 X 线片。这种情况下，一旦出现假体位置移动的证据，就可以诊断假体松动。有时，难以确定原因的时候，关节镜可以辅助诊断（图 8-11）。

骨动态核素扫描（骨三相）对于鉴别假体感染和松动也有一定的价值。单髁关节置换术后骨扫描改变表现为胫骨假体下方会出现摄取增加，无论松动与否，并且会持续很多年，推测其原因可能与骨重塑有关。不过，医生要结合临床表现、查体、骨扫描结果进行综合判断。有报道称，骨扫描报告提示了胫骨假体松动，而股骨假体是牢固的，但是在单髁关节置换翻修手术时发现骨扫描结果与术中的情况恰恰相反，胫骨假体反而是牢固的，而股骨假体是松动的。

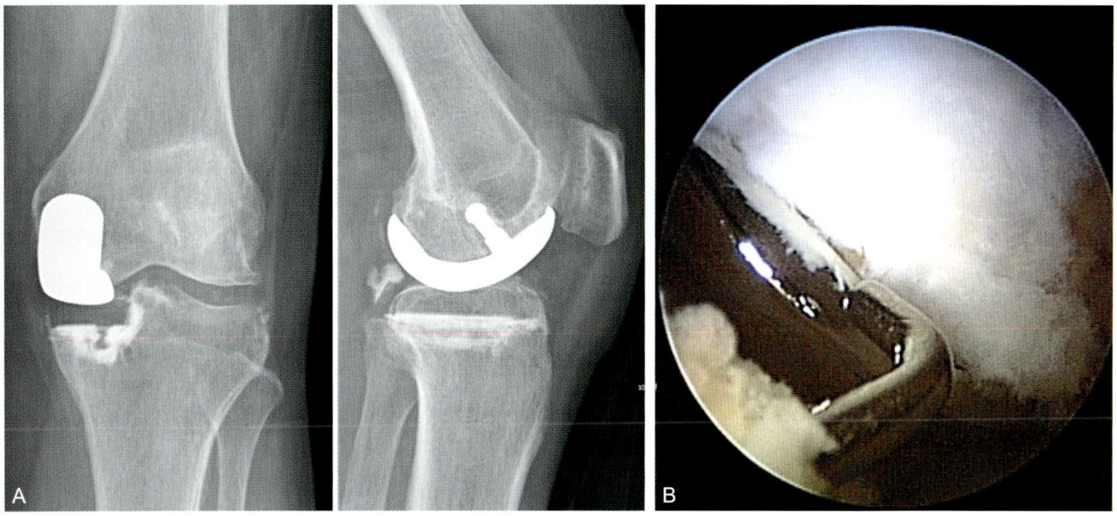

图 8-11 （A）单髁关节置换 X 线片未见股骨假体松动证据，患者疼痛原因难以确定，进行关节镜探查（B）发现股骨无菌性假体松动

4. 如何治疗单髁关节置换术后假体松动？

一旦发生假体松动和下沉，要进行翻修手术，一般依据骨质缺损、韧带功能等情况进行翻修，翻修方式可以是应用单髁关节置换翻修，或全膝关节置换进行翻修。

早期的松动，如果骨质没有丢失，可以再次骨水泥固定，但一定要保证初始的稳定性和固定后应力分布的理想（图 8-12）。若是骨质缺损、韧带功能不全或者外侧间室退变，更多的医生选择使用初次全膝关节置换进行翻修。

然而，对于晚期松动，骨量的丢失十分严重，最好行全膝关节置换翻修手术治疗。

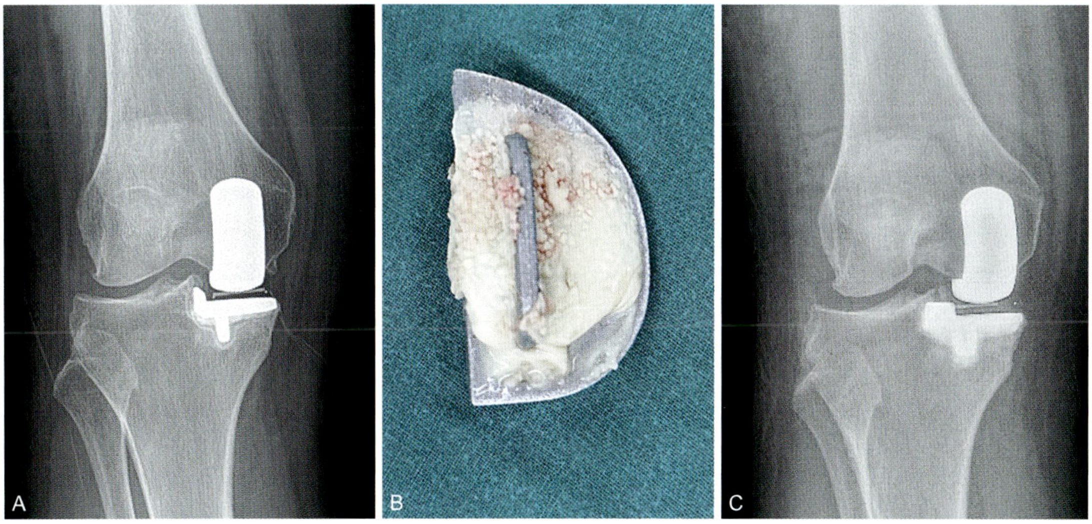

图 8-12 女性，65 岁，右侧单髁关节置换术后 1 年胫骨平台松动。A. 胫骨下透亮线；B. 胫骨假体底托见骨水泥固定不足；C. 再次骨水泥固定

5. 非骨水泥型假体发生松动常见吗?

与骨水泥型假体相比较，非骨水泥型假体松动的发生率低。但是，对于非骨水泥型假体，初始稳定很重要，这要求截骨及假体安装都要非常准确、术中谨慎操作，避免损伤，尤其是股骨侧 6 mm 孔及胫骨龙骨槽。

文献对非骨水泥型假体发生早期胫骨假体松动的报道不多。非骨水泥型假体松动常发生在胫骨侧，通常术后 1 个月内 X 线表现是正常的，但是随后的几个月患者仍然存在持续性的疼痛，或新发疼痛，X 线片会提示胫骨假体周围完全的透亮线形成，假体呈外翻后倾位坐落在胫骨表面。针对这种情况，建议患者严格限制负重，密切观察。保守治疗常常可以有效，患者疼痛症状会自发缓解，假体位置将停止下沉，假体与骨将会牢固结合，周围透亮线会最终消失。

第五节　单髁关节置换垫片脱位

1. 单髁关节置换活动型半月板垫片脱位的发生率如何?

单髁关节置换分为固定型和活动型。半月板垫片脱位是活动型单髁关节置换假体术后比较常见的并发症，尤其是亚洲人[15, 16]。在术后短期(<5 年)、中期(5~10 年)、长期(>10 年)的比例分别为 17%、8%、2%[17]。亚洲人群发生率是西方人群的 3 倍以上[18]。Choy 等[19]报道 164 膝韩国人活动型单髁关节置换，随访 12.1 年，其中 13 膝脱位，脱位发生率 7.9%，主要发生在术后早期，与东方人高屈曲活动相关。

Lewold 报道瑞典关节登记中心活动型单髁关节置换半月板垫片脱位率为 2.3%，其是 Oxford 第一代和第二代假体失败的最常见原因(占翻修原因的 32%)[19]。随着假体改进，Oxford 解剖型半月板垫片分左、右侧，且半月板垫片内侧边增加一凸起，从而有效减少了屈曲旋转，降低了脱位率。Price 报道非解剖型 Oxford 假体脱位率第一代为 2.5%，第二代为 0.5%，而解剖型脱位率为 0.2%[20]。

英国国家关节登记中心数据显示，活动型垫片的单髁关节置换中脱位或半脱位的发生率为 1.2/1000 人年(95%CI: 1.05~1.37)。在目前已经发表或提供的关于第三代活动型单髁关节置换假体的 meta 分析中显示，共包括 34 项研究，平均随访时间为 54 个月，10 125 例膝关节有 74 例脱位，脱位发生率为 0.73%。

2. 单髁关节置换活动型半月板垫片脱位如何分类?

一旦发生半月板垫片脱位，仔细分析脱位原因、确定脱位分类很重要，决定着不同的治疗方式。

(1)按照原因分类，可以分为原发性脱位、继发性脱位、外伤后脱位。

①**原发性脱位**：最为常见，确切原因尚未完全明确。

②**继发性脱位**：常继发于假体松动或者下沉，使得垫片的包容减少而导致脱位的发生。

③**外伤性脱位**：偶尔发生在那些功能正常的活动型单髁关节置换患者中，膝关节屈曲、旋转等动作导致，常合并内侧副韧带损伤。

(2)按照半月板垫片脱出的位置，常分为前脱位、后脱位及侧方脱位(图 8-13、图 8-14)。

①**前脱位**：移位的垫片进入前方的关节间隙，常在髌上囊里。

②**后脱位**：垫片移位进入了后关节间隙。后脱位常伴随半月板垫片的旋转，因此，后脱位症状往往更严重。半月板垫片呈凹型，前后唇都较最低点要高，前唇高 5 mm，后唇高 3 mm，也就是说前唇比后唇还要高 2 mm，所以后脱位一般不是从前向后直接挤出来，而是伴随旋转而脱位的。

③**侧方脱位**：移位的垫片进入膝关节内、外侧间隙。

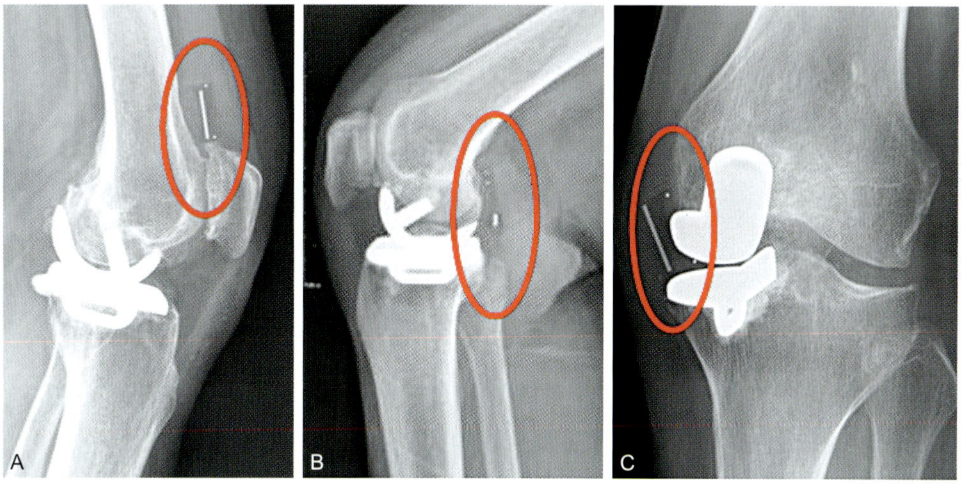

图 8-13 A. 垫片前脱位；B. 垫片后脱位；C. 垫片侧方脱位

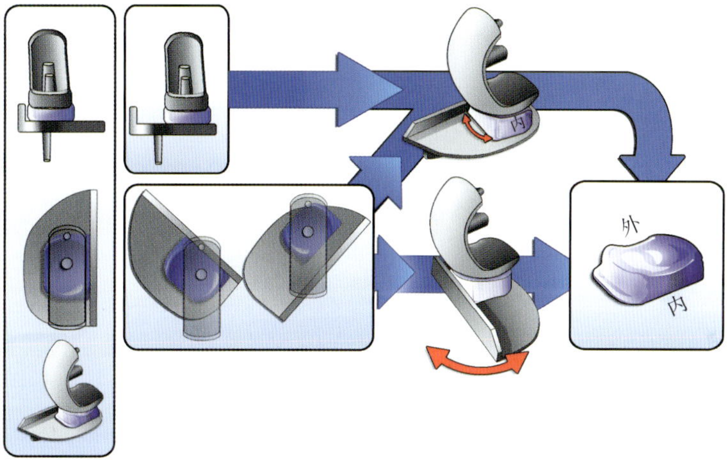

图 8-14 单髁关节置换半月板垫片脱位机制

3. 单髁关节置换活动型半月板垫片脱位的原因有哪些?

半月板垫片脱位原因有多个方面，轨迹不良及膝关节屈伸间隙不平衡是主要原因。总结如下：

（1）**原发性脱位**：是最常见的脱位类型，常发生在术后早期，与外科手术不当密切相关。常常是关节牵张和撞击导致。以下是垫片脱位的常见危险因素：

①**骨赘去除不彻底**：没有完全去除的股骨髁后方骨赘在膝关节屈曲时碰撞半月板衬垫，导致垫片向前脱位，尤其是高屈曲患者。

②**伸屈间隙不平衡**：屈伸间隙不一致，尤其是深屈曲间隙过紧，在膝关节屈曲时，半月板衬垫由于受到过大的挤压力，容易向前被挤出脱位。

③**骨水泥残留**：骨水泥去除不彻底，残留骨水泥突出，超过胫骨平台表面，导致撞击，引起垫片脱位。

④**半月板垫片运动轨迹不良**：半月板垫片随股骨假体运动而运动，因此股骨假体位置对半月板垫片运动轨迹非常重要。如果股骨假体位置不良，股骨假体中心线与胫骨假体不一致，股骨假体的位置离胫骨假体竖壁过远，半月板垫片在伸屈活动过程中会存在过大的旋转，甚至可以轻易地旋

转 90°，在距离胫骨假体竖壁过远而缺少约束的情况下，容易出现脱位。

⑤**填充不足，过度松弛**：理论上讲放置的垫片太薄，导致术后很松弛，容易发生脱位。但事实上，很多医生担心填充不足，由于害怕发生脱位，相反选择厚的垫片而使膝关节“填充过度”，进而矫枉过正，力线外翻。

⑥ **MCL 损伤**：MCL 损伤使内侧稳定结构失效。

（2）**继发性脱位**：由于金属假体松动或者下沉使得垫片的包容减少而导致脱位发生。另外，聚乙烯磨损，导致相对的松弛，也可以继发脱位。继发性脱位相对少见。

（3）**外伤性脱位**：膝关节损伤，屈曲位外展外旋，容易导致脱位，常常伴随内侧副韧带瞬间被拉长损伤或受到破坏断裂。

4. 如何诊断单髁关节置换术后半月板垫片脱位？

单髁关节置换术后半月板垫片脱位的诊断通常不难，患者多有损伤史，出现疼痛、肿胀或包块、关节交锁、功能障碍等表现。脱位通常发生在膝关节突然改变体位的瞬间，例如蹲厕所、从椅子上站起或者起床的时候。也有患者有时难以说清楚原因。有些脱位也可以发生在休息时，甚至睡眠时。偶尔，也有患者自行复位的情况，但通常是半脱位。有些脱位并不引起症状，患者甚至完全可以正常行走，很长一段时间都发现不了。我们曾有一例患者，半月板垫片脱位半年后复查时偶然发现，这个过程患者一直没有明显疼痛而忽略，并且可以正常行走不受限，所以术后定期复查非常重要。

X 线检查可以发现垫片脱位的位置。阅读 X 线片时，应注意观察半月板垫片金属标记物是否位于内侧关节间隙，若脱出关节间隙，可以诊断半月板垫片脱位。阅读 X 线片时，还要注意分析造成脱位的原因，如骨赘、骨水泥残留、金属假体移位等。

5. 单髁关节置换术后半月板垫片脱位如何治疗？

单髁关节置换术后半月板垫片脱位发生后，需要仔细分析原因，根据相关原因选择相应的治疗方案，这样才能做出准确的治疗。

单髁关节置换术后半月板垫片脱位治疗，包括以下方式：闭合复位、切开复位、翻修。

（1）**闭合复位**：麻醉下，给予闭合复位。在麻醉状态下，有一些脱位可以自发性复位。有些时候，虽然可以闭合复位，但是再脱位发生率高。因为，脱位患者常常伴有内侧间隙松弛，原垫片复位后，仍有脱位可能。

（2）**切开复位**：麻醉下，绝大部分病例需要关节切开复位。通常应用原切口进入关节腔，取出垫片。若是半月板垫片在后侧关节囊，从前方取出来非常困难，必要时可以增加一个后侧切口。取出脱位半月板垫片。术中需仔细分析脱位原因。若是因为撞击导致的脱位，术中将后方残余骨赘或骨水泥清除干净，同时注意保护韧带。若是聚乙烯垫片磨损变薄，需要更换聚乙烯垫片。若是内侧间隙松弛，需要更换厚一点的垫片，但不要填充过度。外伤致内侧副韧带损伤的患者则需在翻修术后佩戴支具。更换垫片后建议患者术后减少膝关节高屈曲的动作如盘腿等，以减少再次脱位的可能。

（3）**全膝关节置换翻修**：如果反复发生脱位，则可能存在假体位置不良、内侧副韧带损伤或者关节屈伸间隙严重不平衡，则应行全膝关节置换翻修手术。另外，若是脱位患者的关节稳定性不佳、肌肉力量薄弱，也应翻修为全膝关节置换。全膝关节置换可以减少垫片再脱位的发生，减少再手术率和治疗费用。

也有人尝试将活动平台单髁胫骨部分调整为固定平台的胫骨托治疗半月板垫片脱位，但对此方法存在争议。

总之，恰当的软组织平衡、精确放置假体、良好的半月板垫片轨迹是降低单髁关节置换假体脱位的有效方法。

第六节 单髁关节置换假体周围骨折

1. 单髁关节置换假体周围骨折的发生率如何？

单髁关节置换假体周围骨折是单髁关节置换一个相对少见的并发症。文献多以个案报道为主。单髁关节置换技术要求非常高，需要术者有丰富的临床经验，手术经验不足的医生发生技术性的错误常常是单髁关节置换假体周围骨折的主要原因。2014 年英国国家关节登记中心的数据显示，单髁关节置换假体周围骨折的翻修率为 0.30/1000 人年（95%CI 0.24~0.37）。韩国 Song 等报道 100 例小切口活动型单髁关节置换，其中 7 例翻修，2 例是因为胫骨内侧平台骨折[21]（图 8-15）。

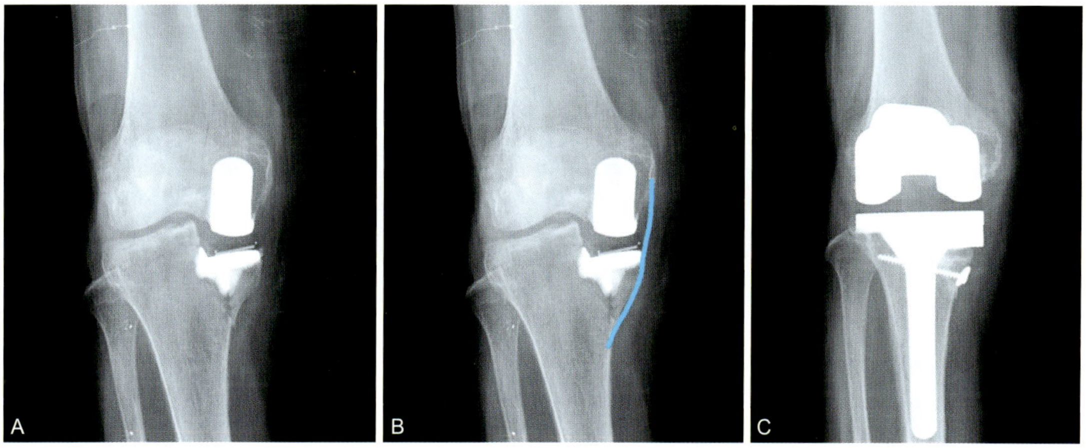

图 8-15 A. 移位的内侧胫骨平台骨折；B. 垫片并没有发生脱位，因为有完整的内侧副韧带维持着“间隙”的宽度；C. 应用全膝关节置换翻修术后

2. 单髁关节置换术后导致假体周围骨折的原因有哪些？

单髁关节置换假体周围骨折发生的原因主要是：胫骨截骨过多、假体置放不准确、力线异常、胫骨钻孔过深、矫形不足而致置换侧负荷过大[22, 23]。Yokoyama 等报道骨质疏松是单髁关节置换胫骨平台骨折发生的危险因素[24]。Brumby 等报道 4 例平台骨折，认为假体置入时的栓孔数目偏多和手术器械不精确是单髁关节置换术后骨折发生的原因[24]。

胫骨平台截骨过多，胫骨平台软骨下骨板强度减弱是导致骨折的主要原因。从内侧胫骨平台上切除的骨质越多，远离关节面的骨质强度就越弱，假体型号也会变小，接触面积减小，单位面积分担的负荷增加。除此之外，安装胫骨截骨导向器时在前方骨皮质上的两个小钉孔也降低了胫骨平台支撑强度。东方人身材相对矮小。在这些矮小患者中，应尤为注意减少截骨量。

胫骨矢状面垂直截骨时，如果往复锯没有与导引截骨器保持平行，锯片倾斜可致截骨过深损伤后方骨皮质。研究表明，胫骨锯片呈 10° 后倾角进行垂直截骨后，胫骨平台的抗骨折载荷下降近 30%，因而被认为是假体周围骨折的首要风险因素。对于缺乏经验的手术医师，后倾截骨的可能性高达 30%。

胫骨牙刷锯或鹰嘴凿制备胫骨龙骨槽时，频繁开凿晃动，常常突破前后方骨皮质而损伤胫骨周缘的坚硬骨质，或者开槽过深，接近甚至穿透骨皮质，容易导致术中或术后的假体周围骨折。

纵向锯截骨过深或者偏内侧也增加骨折风险。如果胫骨纵向垂直截骨切割过深致胫骨后方骨皮质破坏，做胫骨龙骨时挖槽过深过后导致后方组织结构损伤，均会导致骨折风险（图 8-16）。因此，当进行胫骨纵向垂直截骨时，往复锯后把手不能抬高以免损伤后方骨皮质，另外，要避免电锯倾斜。内侧纵向垂直截骨线应该紧邻内侧胫骨髁间棘的内侧。为了避免纵向锯切除过深，我们采取一个简单的方法，那就是先行水平截骨后放置一个垫片，它能够在纵向垂直截骨时起到一个限深的作用。胫骨龙骨挖槽时，术者应该采用牙刷锯锯片，固定在截骨模板上的固定钉要把持稳定，防止锯槽时随着锯片的震动而前后移动，导致假体周围过度后移而损伤胫骨后方骨皮质。

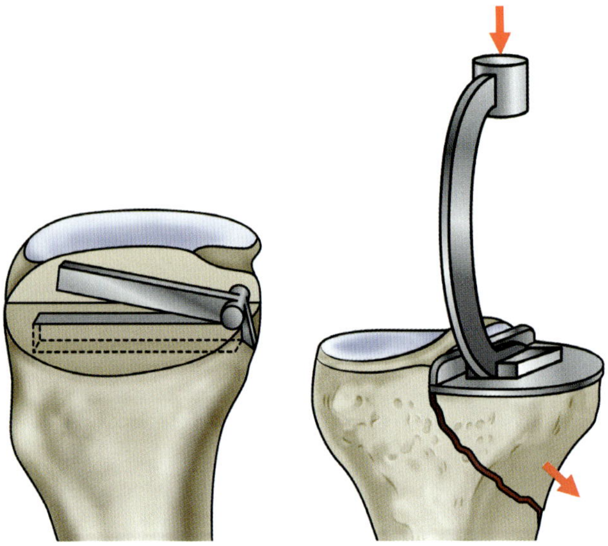

图 8-16 挖槽损坏后方骨皮质，造成骨折风险增加

术中暴力是导致假体周围骨折的另一原因。在全膝关节置换术中使用的那种大锤通常不用于单髁关节置换手术。单髁关节置换手术中，要使用小锤，假体植入时轻敲到位即可。非骨水泥胫骨平台假体植入后，偶尔会有一个 0.5 mm 的间隙，这种情况可以接受，因为术后随着时间推移，它会下沉并和胫骨成为一个整体。如果强行对其锤击试图消弭间隙，可能会导致骨折。非骨水泥型假体相对于骨水泥型假体所承载的发生骨折负荷量要小，因此要求术者对非骨水泥型假体应尤为注意，每一步都需要精确且小心。

患者选择不合适也是单髁关节置换假体周围骨折的风险因素。比如，代谢性疾病如严重骨质疏松症患者，胫骨平台支撑力明显减低，全膝关节置换可能是比较合适的选择。文献报道胫骨抗骨折载荷能力与骨密度存在强相关性，骨密度很低的患者使用非骨水泥型假体具有很高的单髁关节置换假体周围骨折风险，此类患者推荐选用骨水泥型假体。

另外，术中单髁关节置换假体位置放置不准确、内侧间室负荷过载等也是造成假体周围骨折的原因。有限元分析表明，胫骨组件内外翻倾斜会显著影响胫骨内侧髁的应力集中以及假体 - 骨界面的接触应力分布。当胫骨假体逐渐从外翻位变为内翻位倾斜时，股胫假体接触点内移，干骺端内侧骨皮质的应力集中、剪切应力及界面接触应力均显著增加，10° 内翻倾斜位应力集中增幅高达 50%，这一风险因素累积或叠加其他因素，可能诱发骨折。考虑假体生存率，应避免过度内、外翻位放置胫骨组件，推荐的最佳位置为中立位 0° 至轻度内翻 3°（图 8-17）。

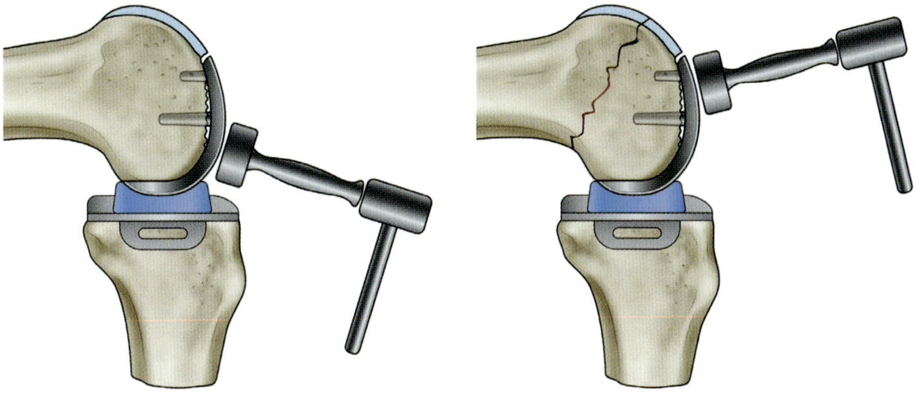

图 8-17 打击于股骨髁的作用力方向对骨折发生的影响。左：倾斜向上打击，使受力与内侧髁一致。右：倾斜向下打击导致内侧髁受到剪切力而骨折风险增加

3. 单髁关节置换术后假体周围骨折如何诊断和治疗？

单髁关节置换术后假体周围骨折的诊治，需要综合考虑以下几个方面：骨折发生的时机、骨折移位的程度、假体有无松动、患者的症状、内翻畸形的程度等。

（1）**术中出现骨折：**

术中如果发现单髁关节置换假体周围骨折，及时采用积极的治疗手段是必需的选择。因为一旦发生骨折移位，可能会影响假体的稳定性，导致手术失败。

没有明显移位的骨折，可以采取石膏托或者支具固定的方式，严格限制负重活动，4~6 周后复查 X 线片，骨折临床愈合后方可下床活动。研究表明，如果骨折愈合且无进一步移位，保守治疗的临床疗效仍会比较满意。

如果为劈裂骨折，假体周围可以在术中给予 2~3 枚空心拉力螺钉或者一块支撑接骨板固定。术后使用支具固定，通常情况下预后满意。

如果为内侧平台粉碎性骨折，则需要使用内侧支撑接骨板固定，必要时改为带延长杆的全膝关节置换。

但是事实上，术中常常难以发现骨折情况，骨折一般是术后 2~12 周才发现。如果骨折刚开始没有移位，手术后即刻的 X 线检查可能看不到骨折。只有当后期患者负重后，导致骨折出现移位，才发现存在骨折，或者手术后患肢疼痛及畸形时才注意到这个问题。

（2）**术后 3 个月内骨折：**

单髁关节置换术后假体周围骨折如果是术后早期拍片发现的，骨折仅有轻微移位或者没有移位，且假体稳定，那么可以使用石膏、外固定夹板或支具等固定，限制下床负重，维持良好的下肢力线直至骨折愈合。一般而言，只要骨折愈合，可以接受 5° 以内的内翻畸形。这与全膝关节置换术后下肢力线内翻会带来严重并发症（偏心性负荷过载、倾斜及假体松动）不同，事实上单髁关节置换术后保留轻度内翻也是一些医生手术的目标之一。

如果骨折发生明显移位，胫骨假体无松动，可以采用切开复位，支撑接骨板内固定治疗或者骨折块螺钉固定。术中如果发现骨折块小或骨折块质量差难以牢固固定，直接采用全膝关节置换翻修是比较合理的选择。

（3）**术后 3 个月后骨折：**

①如果骨折愈合且内翻畸形可以接受，不需要特别处理。

②如果骨折愈合，但引起疼痛，存在胫骨假体松动等问题，那么应该翻修为全膝关节置换。

③如果骨折不愈合，仍然持续疼痛伴功能障碍，或胫骨内侧髁明显塌陷伴部分骨质缺损，或胫骨假体松动，则需要进行全膝关节置换翻修。胫骨假体常需要选用带延长杆的假体，骨缺损需加用金属垫块，对大的骨折块以辅助拉力螺钉或支撑接骨板内固定。

概括起来，如果骨折基本无移位、发生时间距离单髁关节置换时间短、没有并发关节假体松动，可以尝试保守治疗；如果骨折伴有移位，但关节假体没有松动，可以采取切开复位内固定术；如果伴有假体松动，应当选择全膝关节置换翻修手术（图 8-18）。

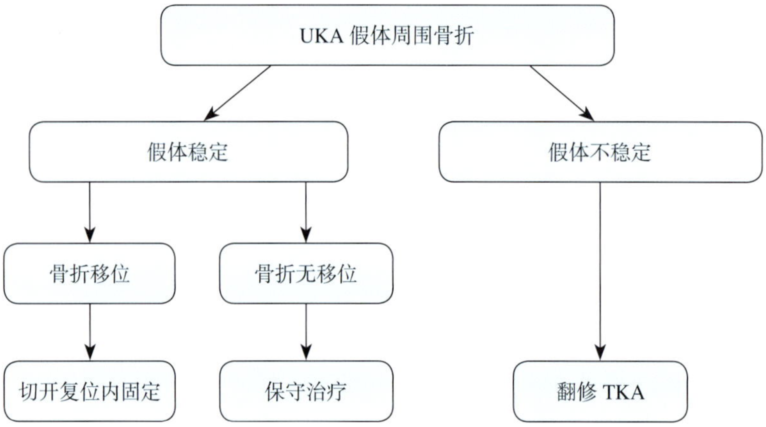

图 8-18 UKA 假体周围骨折治疗策略

4. 单髁关节置换假体周围骨折如何预防?

为了尽可能避免单髁关节置换假体周围骨折的发生，建议：

（1）胫骨水平截骨不要过多，遵循由少到多的原则，尽可能保留较多的骨量。

（2）胫骨锯垂直截骨时应特别注意保护后方骨皮质，避免锯入过深。

（3）胫骨龙骨准备时，挖槽牙刷锯要把持稳定，不能左右摇摆，更不要过度深入后方造成后方骨皮质损伤。

（4）植入假体时，使用小锤敲击，避免使用大锤，避免过度用力敲击；敲击股骨假体，不要形成剪切力。

（5）假体大小选择合适，避免过小；假体位置安放良好，覆盖在坚硬的骨皮质上。

（6）尽量恢复下肢的力线，避免内翻畸形纠正不足。

（7）对于年老或者明显骨质疏松患者，术前注意评估，必要时加强骨质疏松的药物治疗。

第七节 单髁关节置换术后疼痛

1. 单髁关节置换术后疼痛发生情况如何?

虽然单髁关节置换术后成功率提高，但在 *Why Do Medial Unicompartmental Knee Arthroplasties Fail Today* 的文献报道中，活动平台单髁关节置换术后疼痛发生率并不低，占 14%，甚至高于半月板垫片脱位（11%）[1]。新西兰国家关节登记中心的数据显示单髁关节置换翻修病例中 38% 是因为疼痛原因导致的；而英国国家关节登记中心的数据则显示单髁关节置换翻修病例中 23% 是因为疼痛导致。

单髁关节置换术后短期内疼痛比较正常。术后最初6个月，疼痛比较常见，可以观察，随时间推移会慢慢缓解，并逐渐会自发消失。但是术后持续无法解释的疼痛是一个问题，不仅困扰患者，也困扰医生，它常会导致不必要的翻修。这种疼痛最常分布于胫骨近端和前内侧部位。

2. 单髁关节置换术后疼痛的原因有哪些?

单髁关节置换术后持续疼痛是手术失败的危险信号，必须引起重视，并认真分析评估，及时妥善处理。除感染、假体松动、关节炎进展、应力性骨折等原因所致外，尚有部分关节疼痛难以找到明确原因和有效的治疗办法。Vardi 报道术后疼痛的部分患者通过关节镜下清理冲洗可以缓解症状，关节镜发现术后软组织粘连是造成这些患者疼痛的重要原因之一。关节镜手术效果不佳者，进行全膝关节置换翻修，术中发现了关节不稳的因素存在，可能是其疼痛原因。有临床资料报道术后假体滑膜撞击是术后残留疼痛的因素之一，关节镜手术可以使疼痛得到一定程度的缓解。Kobayashi 报道3例单髁关节置换术后疼痛病例，原因是假性痛风，病理证实是一种焦磷酸钙晶体沉积于关节软骨并引起周围组织炎，因症状类似痛风而称之为假性痛风[25]。

单髁关节置换术后疼痛有很多原因，且常常是多因素造成的。其可能涉及的原因包括炎症、撞击、软组织激惹、骨过度负荷、骨水泥问题、鹅足滑囊炎或者神经瘤等因素。大体上可以分为感染性因素和非感染性因素。

（1）**假体周围感染**：感染是造成单髁关节置换术后持续性疼痛的最主要原因，需要首先考虑并进行排除。关节置换术后短期内疼痛常见，但随时间推移常能自行缓解。如经过一段时间的无症状期后出现疼痛，或静息疼痛，应考虑感染的可能。实验室检查及放射学可以帮助鉴别。常用的化验检查包括 ESR、C 反应蛋白、血常规、关节穿刺液细胞计数和培养。

（2）**除感染以外的疼痛原因分析和诊断**：根据疼痛的部位可以分为关节内因素和关节外因素。

1）**关节外因素**：引起单髁关节置换术后疼痛的关节外因素包括：腰椎病变（腰椎间盘突出症、腰椎管狭窄），髋关节疾病，血管疾病（血管功能不良、动脉瘤、血栓形成），髂胫束炎，反射性交感神经营养不良，心理疾病等。虽然上述原因不常见，但分析术后疼痛原因时，不能忽略上述因素。

2）**关节内因素**：引起单髁关节置换术后疼痛的关节内因素包括：感染，外侧间室退变，假体松动，聚乙烯磨损，假体周围骨溶解，关节纤维化，软组织撞击等。

①**对侧间室关节炎**：对侧膝关节疼痛是对侧间室关节炎的主要症状。对侧间室关节炎影像学改变是对侧间室的关节间隙变窄或消失，关节软骨下硬化。对侧间室边缘出现骨赘不一定提示对侧间室关节炎进展。

②**假体松动**：单髁关节置换假体松动的可靠征象是金属假体发生移位，如胫骨假体发生倾斜或股骨假体旋转呈钩状。出现 X 线透亮区不一定是松动，需要比较两次不同时间的 X 线检查结果来诊断，以鉴别“生理性透亮线”。有时，需要关节镜检查才可确诊。

③**髌骨周围痛**：手术采用膝关节内侧切口，常常会将髌骨周围皮神经切断，术后一般会出现髌骨外下方皮肤麻木，有时还会有窜电般皮肤过敏和疼痛现象，通常这种情况会随着神经修复而慢慢恢复。

④**假体边缘悬出撞击引起的疼痛**：假体周围悬出超过 2~3 mm 时，容易与周围软组织撞击摩擦而产生不适，这种不适主要表现为酸痛、弹响和胀痛，尤其屈伸时明显。另外，对于活动型半月板垫片假体，由于半月板垫片的非限制性，若垫片运动轨迹不良，可以在屈伸活动时对周围软组织撞击而产生疼痛，该种疼痛位置主要是前内侧关节间隙，并且与屈伸运动明显相关。

⑤**腘窝处的疼痛**：术后还有一些疼痛出现在腘窝处，这类患者常伴有膝关节轻度屈曲畸形，行侧位 X 线检查时常发现膝关节后方存在骨赘或游离体。如果股骨后方的骨赘、游离体没有清理彻底时，不仅影响术后伸膝障碍，还会妨碍屈膝活动，进而引起疼痛。

⑥**软组织撞击综合征**：关节内软组织刺激有很多原因，包括前面提到的假体悬出，还包括骨赘残留、骨水泥残留形成游离体、假体边缘骨水泥突出、关节内的纤维条带等。

⑦**骨内高压**：有研究报道，内侧单髁关节置换术后造成的内侧负荷集中，并出现相关的骨与软组织的高压力，出现内侧疼痛，尤其是胫骨的倾斜角度增加时。不过，该部分研究尚未完全明了，还需要在这个领域做更多的研究工作。

骨的尸体研究和有限元分析研究（finite element analysis，FEA）均提示单髁关节置换术后胫骨假体下方的前内侧的胫骨应力是增加的[26]。这在一定程度上可以解释为什么术后前内侧会出现疼痛、为何重塑发生后疼痛消失和应力恢复正常。有限元分析研究显示当进行胫骨截骨后，会出现 60% 的应力增加，其中纵向垂直截骨过深、纵向垂直截骨偏内侧和胫骨截骨过多均会显著增加局部应力，因此应当注意操作，避免这些错误（图 8-19）。

⑧**其他**：如颗粒引起的滑膜炎、复发性关节血肿、异位骨化、皮下神经瘤等。磨损颗粒导致的滑膜炎常常发生在术后几个月到数年，常伴有关节积液，严重情况下还可以闻及关节摩擦音。异位骨化也可以导致疼痛。当发生滑膜或瘢痕组织嵌顿时会表现疼痛和关节内血肿反复发作。

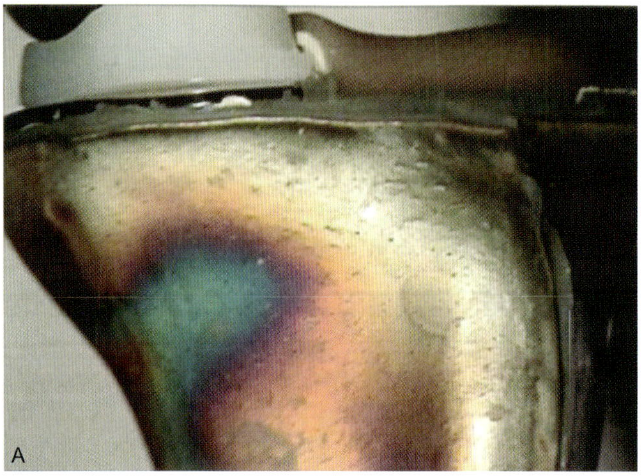

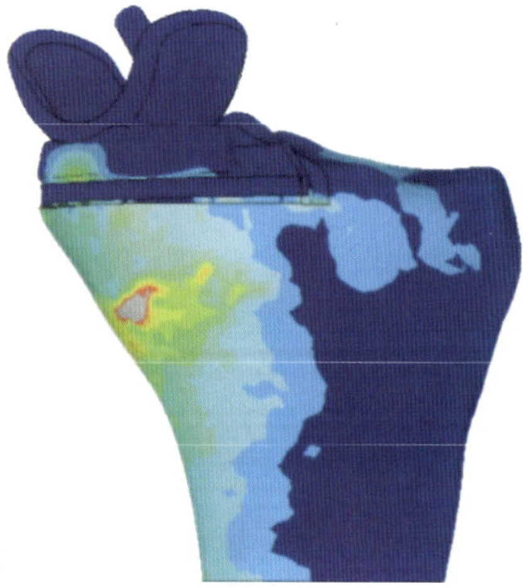

图 8-19 （A）尸体和（B）FEA 研究显示胫骨假体下方前内侧应力增加，这一部分往往是发生疼痛的区域

3. 如何检查引起疼痛的原因?

仔细的病史问询对于鉴定疼痛原因很重要。常用的化验检查包括 ESR、CRP、血常规，怀疑感染时需要关节穿刺液细胞计数和培养。X 线检查是基本的评价手段。如前所述，应该努力获得一个标准的前后位 X 线片，不同时间点进行对比以便发现一些蛛丝马迹。生理性透亮线并不会引起疼痛，但是建议密切随访观察。放射性核素骨扫描可以用来辅助诊断。如果疼痛局限于另一侧间室的话，有必要行 MRI 检查明确是否发生了外侧间室问题，如半月板撕裂等。通过超声引导下的穿刺来除外感染也是非常有帮助的。

关节镜也是一种检查手段。在难以明确病因的情况下，可以行关节镜检查，其不仅可明确诊断，同时可以处理关节内病变。如果高度怀疑外侧半月板病变、骨水泥松动、游离体、撞击或者髌股关节软骨不稳定等问题存在，行关节镜检查是有效果的。

4. 如何对难以解释原因的疼痛进行治疗?

对于UAK术后不明原因的疼痛，早期翻修需要慎重。由于单髁关节置换的翻修门槛相对较低，许多患者因为难以解释的疼痛行早期翻修，其结果术后并没有改善疼痛，文献报道75%行全膝关节置换翻修且无力线问题的患者并没有得到症状的改善[27]。

对于这些患者，应该进行保守治疗，因为这种疼痛倾向于自发性消失。医生应该术前告知患者术后3~6个月会有一些疼痛，且其中一小部分人这种疼痛甚至会持续1~2年。单髁关节置换患者出现疼痛，应建议其减少活动并用手杖助行。如果疼痛部位局限的话，可以尝试局部注射封闭治疗。如果疼痛时间超过6个月，且患者本身比较焦虑时，可以加用抗焦虑药物。或者向其他有经验的医生咨询，有无其他补充性意见。有时候，换个医生能够帮助患者消除疑虑，收到效果。

对于长期保守治疗无效的严重疼痛，全膝关节置换翻修手术是必要的治疗手段。但翻修手术难度大，存在一定结果不可预测性，需严格掌握手术适应证。

第八节 单髁关节置换其他并发症

1. 单髁关节置换术后运动受限如何改善?

通常来讲，单髁关节置换术后膝关节运动恢复会比较迅速，很少出现活动受限，尤其是近年来采用微创小切口，不翻转髌骨，不干扰伸膝装置。但是，最近很多医生比较激进地要求患者早期下地、深蹲等锻炼，严重的时候反而会过犹不及，导致膝关节肿胀、疼痛而影响康复速度。由于活动型单髁关节置换是单半径假体，术后屈曲活动度容易实现，绝大多数患者术后不需要外力即可自行屈曲。但是，术后2周内要求屈曲度数至少90°，以防止粘连影响活动度。

一种很罕见的情况，单髁关节置换术后6周膝关节屈曲还不能达到90°。若是关节活动度不佳，可以麻醉下手法松解。麻醉下，通过撕裂髌上囊的粘连获得较满意的屈曲度数。截至目前，我们还没有碰到需要术后麻醉下手法松解的单髁关节置换病例。

虽然牛津单髁小组指出膝关节伸直受限会在活动型单髁关节置换术后得到自发的改善，但我们认为，术后需要密切关注患者伸直锻炼，如果患者术前存在较大的屈曲畸形，术后常常存在一定程度的屈曲畸形，需要积极锻炼，否则可能影响长期效果。另外，固定屈曲畸形的患者术前要仔细评估，术中要去除髁间窝顶部或ACL胫骨止点前方的骨赘，这对于术后屈曲畸形的改善非常重要。

2. 如何处理单髁关节置换术后反复的关节积血?

单髁关节置换术后反复的关节积血不常见。

术后即刻的关节腔积血，常与术中止血不彻底、术后引流不畅或未放置引流有关。这种情况下，我们常采用加压包扎+抬高患肢治疗，积血慢慢就会吸收。如果存在凝血功能障碍的话，建议停用像阿司匹林、低分子量肝素、利伐沙班等所有可能干扰凝血功能的药物。当然，对于膝关节置换术后血栓预防的措施也可采用物理预防。若是术后未放置引流，且短期内关节腔积血严重，引起患者严重不适，关节穿刺对于缓解关节肿胀、改善患者的局部症状有一定作用。若是怀疑感染时，关节穿刺液送检病原学培养可用于排查感染。

术后远期出现的关节肿胀，不一定是积血。若是关节积血，病因可源自于全身因素和局部因素。全身因素指的是系统性或遗传性疾病等因素引发凝血功能异常，进而导致关节内血肿的出现；局部因素较全身因素而言，是血肿更为常见的病因。其中，引起关节内反复出血的最常见原因是残留或肿胀的滑膜、半月板嵌顿于关节假体之间，反复机械刺激滑膜组织增生等。反复的关节积血也会导致增生滑膜脆弱，从而再次引起关节内出血，形成恶性循环。术后关节积血若是突然出现伴有严重肿胀，有时需要通过紧急穿刺来缓解疼痛症状。如果仍然出现反复血肿，就应该进行血管造影和血管栓塞。有时非止血带下关节镜下行滑膜切除加上电凝出血点可能有一定帮助。如果关节软骨已经破坏或者症状持续存在且变得难以忍受时，有必要进行全膝关节置换翻修和滑膜切除术。

3. 单髁关节置换假体碎裂如何处理?

单髁关节置换假体碎裂比较少见。据文献报道，发生碎裂的垫片通常是最薄的（3 号）那种，常与过度磨损有关（图 8-20）。

治疗方法是：查明原因，根据原因有目的治疗。过度磨损导致聚乙烯变薄而碎裂，可以更换新的厚垫片。从外科角度来看，通常的聚乙烯磨损原因是撞击导致的磨损，术者需要确认是否存在撞击因素。若是存在撞击，需要同时处理撞击。

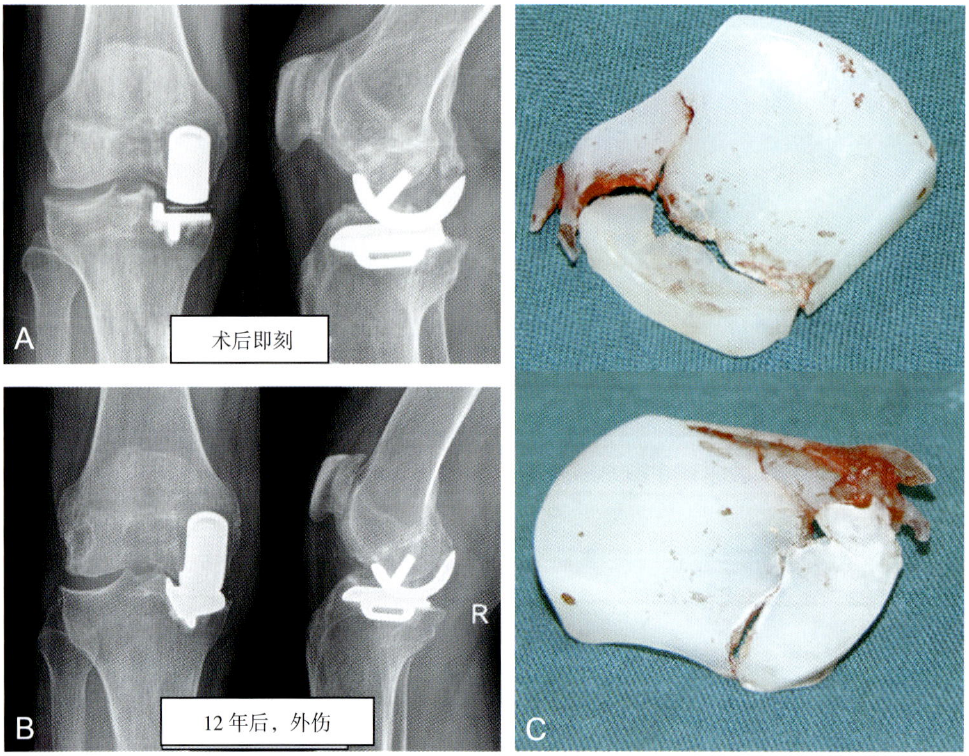

图 8-20 半月板垫片碎裂。患者男性，73 岁，2011 年行右膝单髁关节置换，术后功能恢复良好。2023 年外伤致垫片碎裂脱位，术中发现垫片磨损变薄而碎裂，给予更换新的厚一号的垫片处理

第九节　单髁关节置换翻修

1. 单髁关节置换翻修方式有哪些?

单髁关节置换术是一种外科手术，用于治疗主要影响膝关节单个间室的骨关节炎和骨坏死。自20世纪50年代以来，单髁关节置换的假体设计和手术技术不断改进，手术适应证不断扩大。多项研究表明，符合适应证的患者经过单髁关节置换手术后能够获得满意的长期临床疗效。相比全膝关节置换，单髁关节置换具有创伤小、恢复快、保留前交叉韧带等优势，使膝关节运动更接近于正常人体膝关节。然而，仍有少数患者经历手术失败，需要进行单髁关节置换翻修手术。在讨论单髁关节置换的翻修方式时，需要根据手术失败的原因选择适当的翻修方式，有针对性地解决患者所面临的问题。

单髁关节置换手术失败的原因主要包括：假体无菌性松动、假体位置不佳、其他间室骨关节炎进展、衬垫磨损、衬垫脱位和假体周围感染等。针对不同的失败原因，可以选择不同的翻修方式，下面介绍三种常见的翻修方式。

（1）**更换衬垫**：适用于仅存在衬垫磨损的患者。这些患者的胫骨和股骨假体固定良好，无松动迹象，并且膝关节其他间室的骨关节炎未发生进展，仅将已磨损的衬垫更换即可达到满意的疗效。对于衬垫脱位的患者，如果胫骨和股骨假体固定良好，但存在衬垫安装后过于松弛的情况，可以通过适当增加衬垫厚度来降低再次脱位的风险。但需要注意的是，增加衬垫厚度可能会改变下肢的力线，增加对侧间室骨关节炎进展的风险。

（2）**“单髁翻修单髁”**：存在两种常见的情况。第一种情况是单髁关节置换术后假体出现无菌性松动或假体位置不佳，而骨量保留较好，对侧间室情况良好，符合单髁关节置换的适应证。尽管这些患者可以通过单髁关节翻修术获得满意的治疗效果，但需要严格筛选患者，确保剩余骨量可以满足单髁关节翻修手术的基本要求，以实现假体的稳定和下肢力线的恢复。此外，该翻修手术对术者的技术要求较高。第二种情况是单髁关节置换术后对侧间室骨关节炎出现进展，而初次单髁关节假体固定良好、衬垫无明显磨损、整体功能满意，此时可以考虑通过对侧单髁关节置换进行翻修。相比于直接进行全膝关节置换翻修，该方法具有手术创伤小、风险低、术后恢复快等优势。

（3）**“单髁翻修全膝”**：适用于绝大多数单髁关节置换手术失败的情况。对于不满足之前提及的翻修手术适应证的情况，均可通过全膝关节置换进行翻修以获得满意的治疗效果。由于单髁关节置换相比于全膝关节置换可以保留更多骨量，因此相比于全膝关节置换的翻修手术，“单髁翻全膝”手术难度明显降低，相当一部分患者可以通过初次全膝关节置换假体完成翻修手术。而对于骨量缺损较多的患者，需使用垫块和延长杆以获得满意的假体稳定性和良好的下肢力线（图8-21）。

2. 单髁关节置换翻修技术有哪些?

在计划进行单髁关节置换翻修手术时，精准把握手术指征并做好术前准备至关重要。首先，通过病史、体格检查和术前化验、检查结果明确是否存在假体周围感染。急性期感染可考虑仅行清创手术、保留原假体，而慢性期感染则需要考虑采用全膝关节置换翻修，此时采用分期手术的方式更加稳妥。接下来可以根据手术失败的具体原因选择合适的翻修方式。

针对单髁关节置换术后衬垫脱位、磨损或厚度不合适的情况，可以尝试仅更换衬垫。若更换衬垫后仍出现反复脱位，则需要考虑侧副韧带松弛或垫片轨迹不良等问题，必要时需通过全膝关节置换进行翻修。

针对单髁关节置换术后对侧间室骨关节炎进展的情况，需考虑初次单髁关节置换假体的稳定性和功能。若初次假体的稳定性和功能满意，可考虑行对侧单髁关节置换进行翻修，以减小手术创伤、

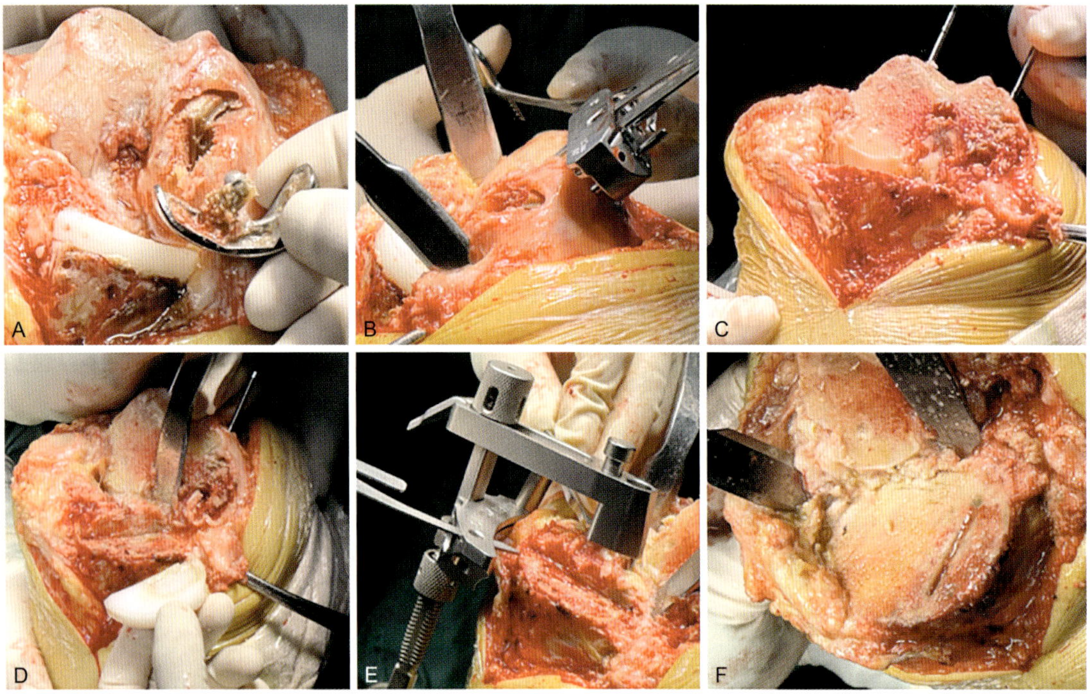

图 8-21 单髁翻修全膝，股骨侧骨缺损常为包容性，胫骨侧骨缺损取决于初次假体位置，通常截骨后使用稍厚一些的聚乙烯垫片即可以

降低手术风险、加快术后康复。在内侧单髁置换术后行外侧单髁关节置换翻修时，应考虑股骨外侧髁在膝关节屈曲时向后方滚动较多的生理特征，使用外侧固定平台可降低衬垫脱位的风险，获得更好的临床疗效。若初次假体的稳定性和功能不满意，应采用“单髁翻修全膝”手术方式。

针对单髁关节置换术后假体无菌性松动、骨溶解的情况，重点在于判断剩余骨量和韧带功能。尽管通过术前 X 线和 CT 检查可以初步评估骨缺损的程度，但需手术中取出假体后才能准确判断。若骨量丢失较少且可通过适当增加垫片厚度保证韧带功能和下肢力线良好，则可采用“单髁翻修单髁”手术方式，否则应选择“单髁翻修全膝”。

针对单髁关节置换术后前交叉韧带功能不佳、矫正过度导致外翻畸形、髌股关节骨关节炎进展以及胫骨平台骨折等情况，“单髁翻修全膝”仍然是最常用的翻修方式。骨缺损问题是翻修手术的最大难点，需评估剩余骨量是否满足初次全膝关节假体稳定的最低需求。若骨缺损严重，可采用骨移植、垫块或骨水泥加强等方式实现假体稳定，必要时可借助延长杆进一步提高假体的稳定性。翻修手术的另一难点在于间隙平衡。当下肢力线凹侧韧带松弛时，通过矫正下肢力线易于实现间隙平衡，而当下肢力线凸侧韧带松弛时，手术难度增加，必要时需通过松解或缩紧韧带实现间隙平衡。此外，在进行“单髁翻修全膝”时，选择保留后交叉韧带的 CR 假体有助于维持屈曲间隙、限制股骨后滚、保留髁间骨量，较 PS 假体具有一定优势，但需要术者具备较高的技术水平。

3. 单髁关节置换翻修手术的结果如何?

有人认为单髁关节置换翻修全膝置换跟初次全膝置换一样，这个说法不严谨。这取决于翻修时的原因和假体周围骨量的丢失情况。

若是外侧间室疾病进展、骨水泥技术失败致松动、反复脱位或者内侧副韧带深层结构的破坏等原因导致的失败，这种情况下通常无明显骨缺损，翻修成初次全膝关节置换是很容易的。通常在胫骨内侧平台水平进行胫骨截骨即可，剩余的包含型的骨缺损可以用骨水泥或者截下来的骨植骨填充。进行全膝关节置换翻修通常需要安放 12 mm 或 14 mm 的胫骨垫片。这些翻修的结果与初次全膝关节置换手术相同。

若是假体松动伴有严重的骨缺损，或胫骨平台骨折、感染二期翻修、胫骨切除过多、膝关节不稳等情况，翻修全膝关节置换可能需要应用延长杆、垫块和增加假体限制性。这种类型手术结果可能与翻修全膝关节置换的结果相类似。

另外，如果找不到导致疼痛的原因进行翻修，常常效果不佳。虽然这些患者翻修成全膝关节置换也是比较容易的，但是临床结果并不理想。典型例子就是早期骨关节炎合并部分软骨厚度丢失行单髁关节置换的患者，单髁关节置换并没有缓解疼痛，并且外科医生误把生理性透亮线当作了假体松动，这些翻修为全膝关节置换并没有能缓解疼痛，且在将来可能需要再次翻修。这从侧面反映出来患者选择的重要性，对于部分软骨厚度丢失患者，若是疼痛来源不明确，不建议行单髁关节置换。若是进行了单髁关节置换，除非有明确力学问题，否则不要轻易进行翻修。

我们曾对失败的单髁关节置换翻修为全膝关节置换与初次全膝关节置换的临床结果比较，Meta 分析 8 项符合条件的回顾性比较研究。结果显示，单髁关节置换翻修为全膝关节置换与初次全膝关节置换相比还是稍差，初次全膝关节置换组的关节活动度更好、KSS 评分更高，生存率高。

参考文献

[1] Van der List J P, Zuiderbaan H A, Pearle A D. Why do medial unicompartmental knee arthroplasties fail today?[J]. J Arthroplasty, 2016, 31(5): 1016-1021.

[2] Tay M L, Mcglashan S R, Monk A P, et al. Revision indications for medial unicompartmental knee arthroplasty: a systematic review[J]. Arch Orthop Trauma Surg, 2021.

[3] Cheng T, Chen D, Zhu C, et al. Fixed- versus mobile-bearing unicondylar knee arthroplasty: are failure modes different?[J]. Knee Surg Sports Traumatol Arthrosc, 2013, 21(11): 2433-2441.

[4] Lee C S, Su E P, Cross M B, et al. Unicompartmental knee arthroplasty is associated with a lower rate of periprosthetic joint infection compared to total knee arthroplasty[J]. Arthroplast Today, 2021, 10: 117-122.

[5] Parvizi J, Tan T L, Goswami K, et al. The 2018 definition of periprosthetic hip and knee infection: an evidence-based and validated criteria[J]. J Arthroplasty, 2018, 33(5): 1309-1314.

[6] Society of Unicondylar Research and Continuing Education. Diagnosis of periprosthetic joint infection after unicompartmental knee arthroplasty[J]. J Arthroplasty, 2012, 27(8 Suppl): 46-50.

[7] Saldanha K A, Keys G W, Svard U C, et al. Revision of Oxford medial unicompartmental knee arthroplasty to total knee arthroplasty - results of a multicentre study[J]. Knee, 2007, 14(4): 275-279.

[8] Squire M W, Callaghan J J, Goetz D D, et al. Unicompartmental knee replacement. A minimum 15 year followup study[J]. Clin Orthop Relat Res, 1999(367): 61-72.

[9] Lewold S, Robertsson O, Knutson K, et al. Revision of unicompartmental knee arthroplasty: outcome in 1, 135 cases from the Swedish Knee Arthroplasty study[J]. Acta Orthop Scand, 1998, 69(5): 469-474.

[10] Van der List J P, Mcdonald L S, Pearle A D. Systematic review of medial versus lateral survivorship in unicompartmental knee arthroplasty[J]. Knee, 2015, 22(6): 454-460.

[11] Di Martino A, Bordini B, Barile F, et al. Unicompartmental knee arthroplasty has higher revisions than total knee arthroplasty at long term follow-up: a registry study on 6453 prostheses[J]. Knee Surg Sports Traumatol Arthrosc, 2021, 29(10): 3323-3329.

[12] Bordini B, Stea S, Falcioni S, et al. Unicompartmental knee arthroplasty: 11-year experience from 3929 implants in RIPO register[J]. Knee, 2014, 21(6): 1275-1279.

[13] Leta T H, Lygre S H, Skredderstuen A, et al. Outcomes of unicompartmental knee arthroplasty after aseptic revision to total knee arthroplasty: A Comparative Study of 768 TKAs and 578 UKAs Revised to TKAs from the Norwegian Arthroplasty Register (1994 to 2011)[J]. J Bone Joint Surg Am, 2016, 98(6): 431-440.

[14] Bergeson A G, Berend K R, Lombardi A J, et al. Medial mobile bearing unicompartmental knee arthroplasty: early survivorship and analysis of failures in 1000 consecutive cases[J]. J Arthroplasty, 2013, 28(9 Suppl): 172-175.
[15] van der List J P, Zuiderbaan H A, Pearle A D. Why do medial unicompartmental knee arthroplasties fail today?[J]. The Journal of Arthroplasty, 2016, 31(5): 1016-1021.
[16] Kim K T, Lee S, Lee J I, et al. Analysis and treatment of complications after unicompartmental knee arthroplasty[J]. Knee Surg Relat Res, 2016, 28(1): 46-54.
[17] Pandit H, Murray D W, Dodd C A, et al. Medial tibial plateau fracture and the Oxford unicompartmental knee[J]. Orthopedics, 2007, 30(5 Suppl): 28-31.
[18] Ro K, Heo J, Lee D. Bearing dislocation and progression of osteoarthritis after mobile-bearing unicompartmental knee arthroplasty vary between Asian and Western patients[J]. Clinical Orthopaedics and Related Research, 2018, 476(5): 946-960.
[19] Choy W S, Lee K W, Kim H Y, et al. Mobile bearing medial unicompartmental knee arthroplasty in patients whose lifestyles involve high degrees of knee flexion: A 10-14year follow-up study[J]. Knee, 2017, 24(4): 829-836.
[20] Price A J, O'Connor J J, Murray D W, et al. A history of Oxford unicompartmental knee arthroplasty[J]. Orthopedics, 2007, 30(5 Suppl): 7-10.
[21] Song M H, Kim B H, Ahn S J, et al. Early complications after minimally invasive mobile-bearing medial unicompartmental knee arthroplasty[J]. J Arthroplasty, 2009, 24(8): 1281-1284.
[22] Thoreau L, Morcillo M D, Thienpont E. Periprosthetic fractures after medial unicompartmental knee arthroplasty: a narrative review[J]. Arch Orthop Trauma Surg, 2021.
[23] Yokoyama M, Nakamura Y, Egusa M, et al. Factors related to stress fracture after unicompartmental knee arthroplasty[J]. Asia Pac J Sports Med Arthrosc Rehabil Technol, 2019, 15: 1-5.
[24] Brumby S A, Carrington R, Zayontz S, et al. Tibial plateau stress fracture: a complication of unicompartmental knee arthroplasty using 4 guide pinholes[J]. J Arthroplasty, 2003, 18(6): 809-812.
[25] Kobayashi H, Akizuki S, Takizawa T, et al. Three cases of pseudogout complicated with unicondylar knee arthroplasty[J]. Arch Orthop Trauma Surg, 2002, 122(8): 469-471.
[26] Pegg E C, Walter J, Mellon S J, et al. Evaluation of factors affecting tibial bone strain after unicompartmental knee replacement[J]. J Orthop Res, 2013, 31(5): 821-828.
[27] Psychoyios V, Crawford R W, O'Connor J J, et al. Wear of congruent meniscal bearings in unicompartmental knee arthroplasty: a retrieval study of 16 specimens[J]. J Bone Joint Surg Br, 1998, 80(6): 976-982.

第9章　外侧单髁关节置换

本章内容

第一节　外侧单髁关节置换概述

1. 外侧UKA为什么少见？

外侧间室骨关节炎相对少见，孤立性外侧单间室关节炎占膝关节骨关节炎的比率在 5%~10%。在膝关节置换手术中，外侧 UKA 占比大约为 1%。外侧 UKA 少，很大程度上是由于评估不足，导致实际上临床潜在的患者数量被低估。另外，膝关节外侧间室与内侧间室在解剖学、生物力学及运动学方面存在巨大差异，很多医生对外侧 UKA 并不熟悉，认为难度较高，而选择熟悉的全膝关节置换解决问题，导致外侧 UKA 开展得不多。

2. 外侧间室的解剖结构与内侧间室有什么不同？

外侧间室的结构与内侧间室有很大不同。内侧胫骨平台大，并且稍凹，而外侧胫骨平台较小，表面稍凸。另外，外侧胫股关节面并不完全吻合，外侧平台相对于股骨外髁向外侧方向突出 3~4 mm，而内侧平台与股骨内侧髁相齐平。外侧胫骨平台关节面的前 1/3 渐凸，而后 2/3 呈渐下降的凹面，内、外侧间室的平台坡度相差 27° 左右。

外侧半月板与关节囊的结合松弛，活动度大。而内侧半月板与关节囊结合紧密，活动度小。外侧半月板随着屈伸活动而移位，轴向旋转也大于内侧半月板。在深屈曲（>120°）时，股骨外髁滑向胫骨平台后缘，带着外侧半月板后角与胫骨平台后侧关节面接触。相反，内侧半月板后凸非常少见，股骨内侧髁和内侧半月板一直保持在胫骨平台上表面。

外侧间室相对内侧间室稳定性差。外侧稳定由外侧副韧带、髂胫束、腘肌腱共同维持。内侧间室的内侧副韧带在伸、屈膝过程中均保持张力，因此内侧间室活动垫片的脱位少见。然而，外侧副韧带仅在伸直位保持紧张。屈曲位，外侧副韧带纤维即松弛，屈曲 90° 时，外侧间室分离可达 5~10 mm。一项 MRI 研究显示，屈曲位在外翻或内翻应力下，内侧间室平均张开 2 mm，而外侧间室是 7 mm[1]。因此，在外侧间室，使用活动垫片假体，垫片脱位的概率高（图 9-1、图 9-2）。

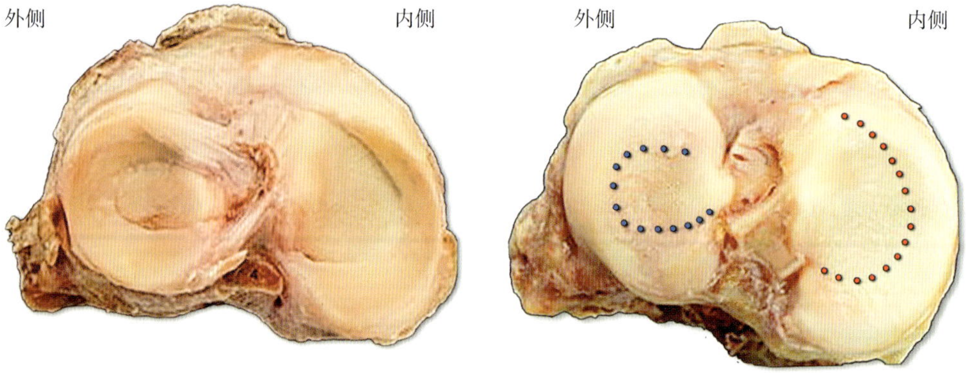

图 9-1 内、外侧间室解剖结构不同：内侧胫骨平台大，并且稍凹，而外侧胫骨平台较小，表面稍凸

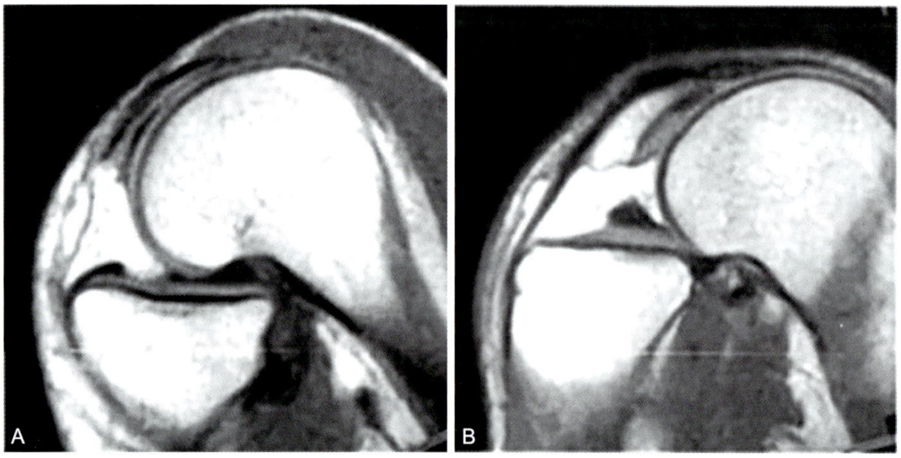

图 9-2 正常膝，深屈曲。（A）股骨内侧髁在内侧胫骨平台上面；（B）外侧间室，外侧股骨髁相对外侧胫骨平台向后半脱位

3. 外侧间室骨关节炎的病理基础与内侧间室有什么不同?

外侧间室软骨及骨磨损形式与内侧间室不同[2]。内侧单间室骨关节炎是伸直状态的疾病，而外侧间室是屈曲状态的疾病。在外侧间室，软骨及骨磨损趋向从胫骨平台中央开始，这是屈膝 45° 时与股骨接触的地方。随后，病变向前后两个方向延伸。因此，在伸直位及屈曲 90° 位，股骨侧常保留一部分软骨[3]。内侧间室骨关节炎病损发生在伸直位，可能是始动于着地相[4]。外侧间室骨关节炎病变始于步态周期中单腿站立的屈曲位，因此，是运动形式而不是步态引起外侧间室骨关节炎。

Gultai 等[3]研究了膝关节内侧和外侧单间室骨关节炎的全层软骨磨损形式，40 例内侧，20 例外侧，相比内侧间室骨关节炎，外侧间室骨关节炎的胫骨、股骨磨损部位均偏向后方。在内侧间室骨关节炎，磨损中心平均在屈膝 11°，而外侧间室骨关节炎，磨损中心平均在屈膝 40°。内侧间室骨关节炎，股骨磨损面积最小者，几乎在完全伸直位，随着面积增大，磨损向后方延伸。外侧间室骨关节炎，股骨磨损面积最小者，磨损是在屈膝 20°~60° 位，随着面积增大，磨损向前后两个方向延伸。内侧间室骨关节炎和外侧间室骨关节炎的关系，提示不同的机械因素是不同形式骨关节炎的始动因素。

第二节　外侧单髁关节置换适应证及禁忌证

1. 外侧UKA的适应证是什么?

外侧间室单髁关节置换适应证为膝关节外侧单间室退变，症状局限于外侧间室。理想的患者是 Kellgren-Lawrence 分级 3~4 级；内侧间隙正常；外翻畸形≤15° 且外翻畸形可矫正；膝关节稳定，前交叉韧带（ACL）功能正常；屈曲畸形≤10°；活动度≥90°。外侧 UKA 的适应证是基于放射学、解剖学和临床标准（图 9-3）。

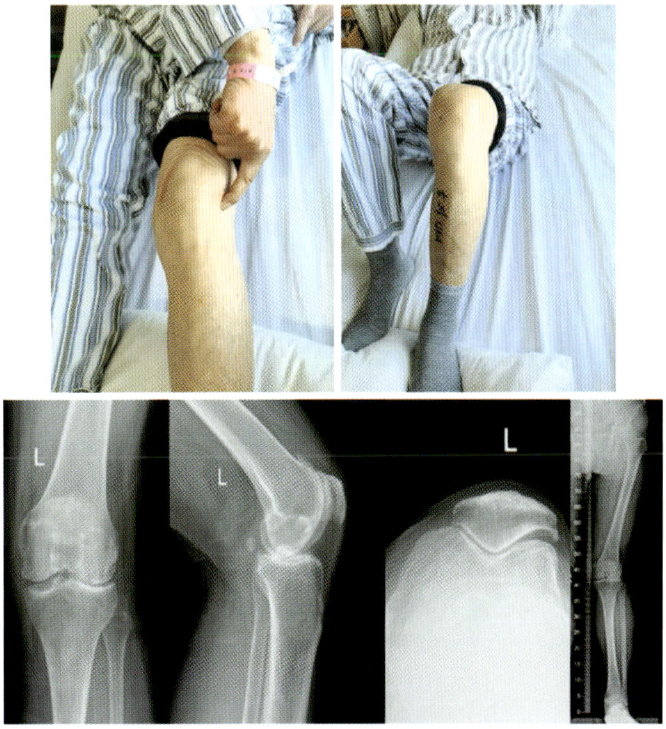

图 9-3　外侧间室单髁关节置换适应证为外侧单间室退变

准确评估外侧间室置换条件，需要具备以下条件：

（1）**外侧间室间隙变窄或消失**：外侧间室骨关节炎的 X 线检查显示外侧间室骨对骨改变，最佳拍摄方式是屈曲 45° Rosenberg 位像或屈膝 45° 外翻应力位像（图 9-4）。

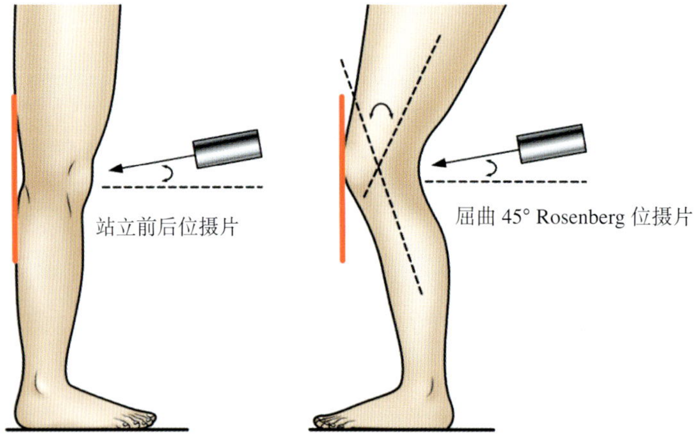

图 9-4 外侧间室骨关节炎的 X 线检查显示外侧间室骨对骨改变，最佳拍摄方式是屈曲 45° Rosenberg 位像

这是因为外侧间室软骨磨损呈屈曲型改变，表现为外侧胫骨平台磨损在中后部，股骨磨损在外侧髁后方，也就是股骨外髁磨损通常发生在屈曲 40°~70° 处，平均磨损最多的位置是屈曲 45° 处，而股骨屈曲 0° 和 90° 处软骨厚度通常可以保留。这是由膝关节运动学特征决定的，膝关节屈伸运动过程中，股骨外髁相对胫骨平台不仅存在滚动，还存在向后滑动，平均移位 15~20 mm。130° 以上屈曲时，股骨外髁中心可脱出至外侧胫骨平台后方。这与内侧间室有明显不同，相对于内侧间室而言，膝关节屈曲时以内侧为轴运动，股骨内侧髁在平台前后方向仅移动 2 mm，并保持在胫骨平台中央。所以，内、外侧间室软骨磨损形式存在显著不同。内侧为伸直型改变，而外侧间室磨损形式常是屈曲型病变。这也是为什么屈曲 45° Rosenberg 位片可更好地发现外侧间室间隙变窄或消失的原因。相对应的是，站立前后位片常常低估了病变的严重程度（图 9-5、图 9-6）。

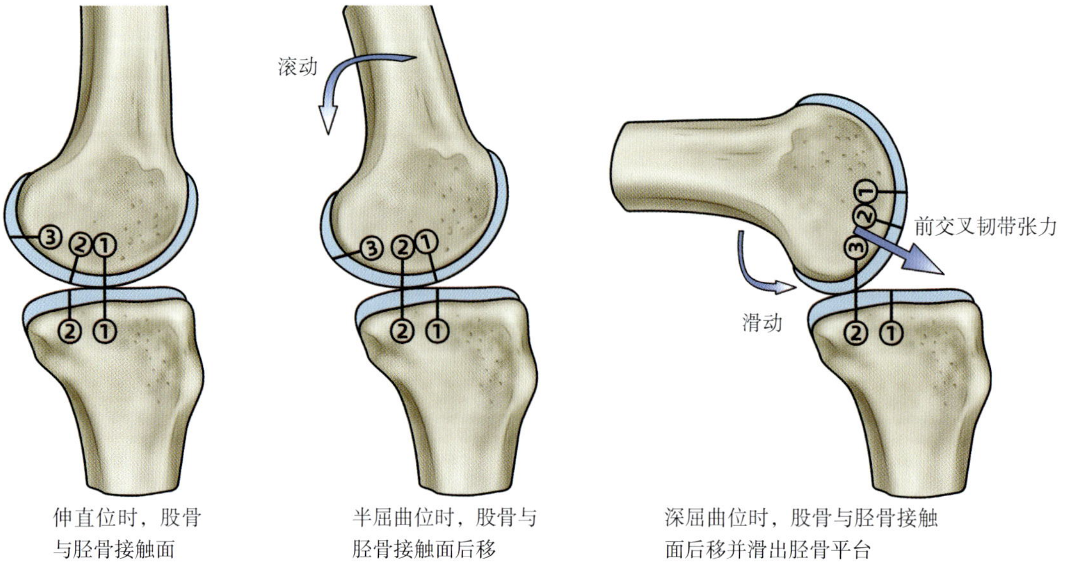

图 9-5 外侧间室运动学特征。深屈曲时，股骨外髁中心可脱出至外侧胫骨平台后方

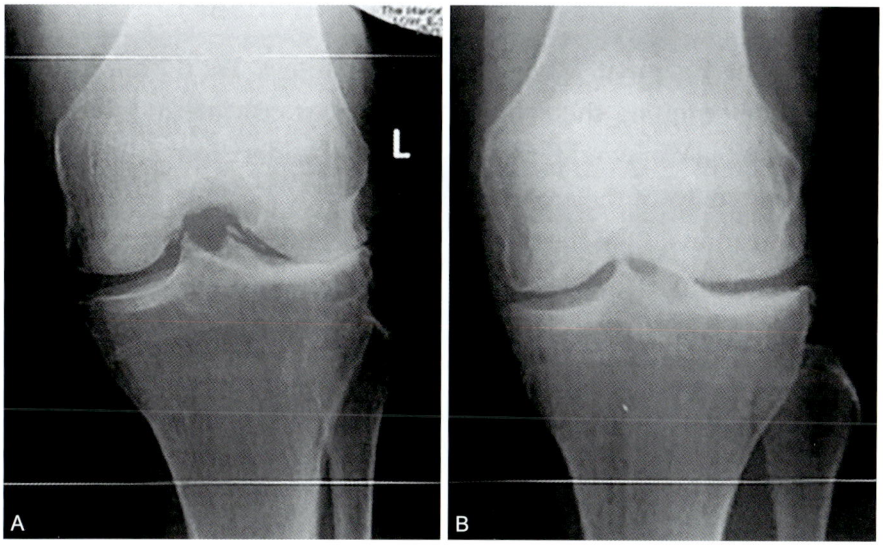

图 9-6 A. 屈膝 45° 外翻应力位像显示外侧间室骨关节炎“骨对骨”；B. 站立负重位 X 线却没有显示此征象

（2）**内侧间室全层软骨存在：**内侧间室全层软骨存在最佳显示方式是内翻应力位 X 线片。Rosenberg 位像可以用于评估内侧间室，若是还存在不确定，可以进一步行 MRI 检查。如果对内侧间室情况存疑，UKA 手术前应用关节镜探查也有一定意义。当然，术中直接观察内侧间室，是进一步确保手术效果的关键。

（3）**关节内畸形可以矫正：**外翻畸形≤15° 且外翻畸形可矫正。其最佳显示方式是内翻应力位 X 线片（图 9-7），应力位 X 线片上外翻畸形可以矫正，外侧间室关节间隙可以打开，恢复正常或更宽。

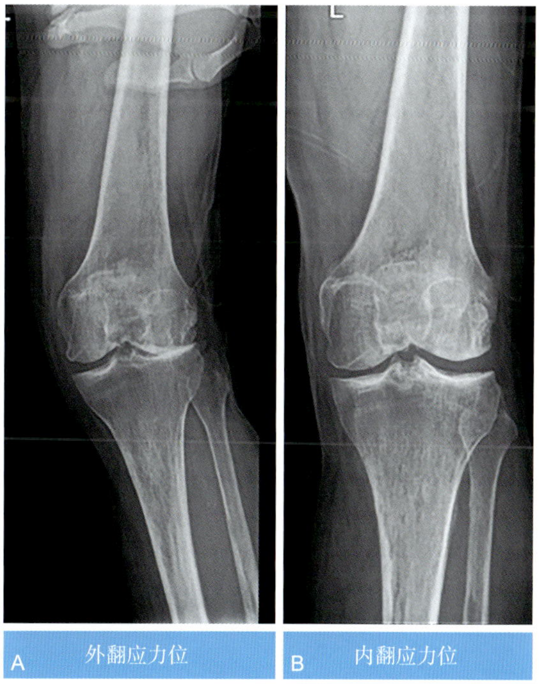

图 9-7 （A）外翻应力下外侧间隙彻底消失；（B）内翻应力下外侧间室间隙可以打开

（4）**前交叉韧带**：ACL 应该完整，以保证膝关节前后的稳定。MRI 检查可以辅助判断外侧间室骨关节炎的 ACL 完整性。术中再次确认，直接观察 ACL 状态。若是 ACL 缺失，需要中转为全膝关节置换。

2. 外侧UKA的禁忌证是什么？

不同医生对 UKA 手术适应证的把握差异较大，但是严格的患者选择是手术成功的关键。外侧 UKA 常规禁忌证与内侧间室置换等类似。

若存在急性或慢性感染、股四头肌功能障碍、患者一般情况差不能耐受手术等因素，是外侧 UKA 的禁忌。类风湿关节炎和炎性关节病不适合行 UKA，因为这些滑膜性疾病会累及多个间室。

如内侧间室 UKA 一样，年轻、肥胖和无症状髌股关节退变不是外侧 UKA 的禁忌证。症状性髌股关节炎或影像学提示沟槽样软骨下骨磨损，不适合行外侧 UKA。

外侧间室单髁关节置换特殊禁忌证包括：

①内侧间室或髌股关节严重退变；

②前交叉韧带或其他韧带缺失或功能不完整；

③固定外翻畸形，关节内畸形不能在术前应力下充分矫正，残留外翻畸形＞10°；

④固定屈曲畸形＞15°；

⑤屈曲活动度范围＜90°；

⑥关节发育存在解剖学畸形。

3. 累及内侧间室的病变是否是外侧UKA的禁忌证？

对于内侧间室及髌股关节退变，一般认为如局部无疼痛表现，并且关节间隙无明显狭窄，不应视为外侧 UKA 的禁忌证。而对于有症状的内侧间室病变并且关节间隙明显变窄的患者，应视为外侧 UKA 的禁忌证。

4. 创伤性关节炎和骨坏死是否适合外侧UKA？

对于创伤性关节炎和骨坏死，如果病变为外侧单间室退变，症状局限于外侧间室，韧带功能完整，外翻畸形可被动矫正，可以行外侧 UKA。但是这类患者比较少见。

第三节 外侧单髁关节置换假体选择

1. 外侧UKA推荐使用固定平台假体，为什么不用活动平台假体？

固定平台单髁假体是外侧单髁置换的首选。活动平台单髁假体在内侧间室置换中表现良好，但是在外侧间室由于脱位率极高而不能使用。如前所述，外侧间室假体脱位主要是由于外侧间室稳定性差，尤其是屈曲位外侧韧带的松弛。另外，膝关节屈曲活动过程中，外侧髁的前后活动范围较内侧大。因此，外侧单髁置换使用活动垫片脱位率较高。虽然活动型外侧平台单髁假体不断改进，但是脱位问题仍然未解决。因此，现在仍然推荐使用固定平台单髁假体进行外侧间室置换（图 9-8、图 9-9）。

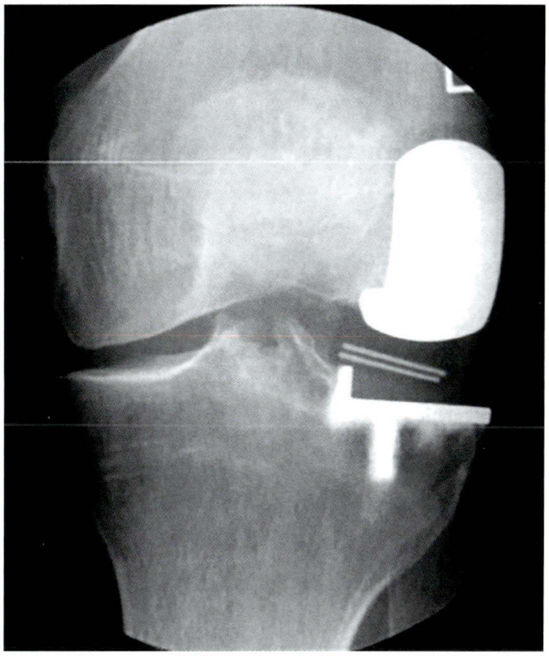

图 9-8　外侧活动平台单髁假体术后垫片脱位

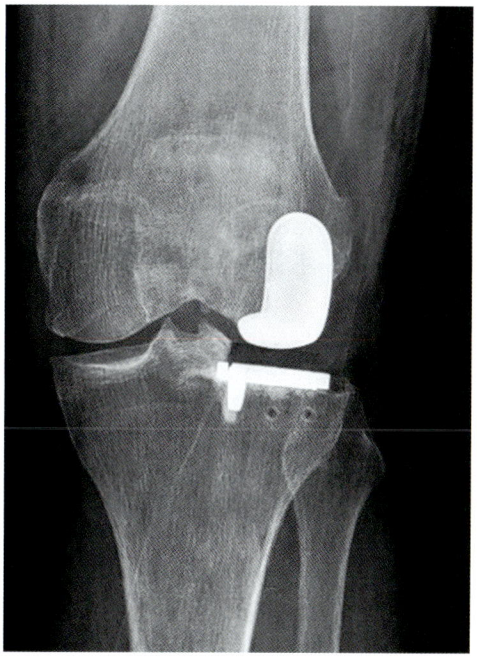

图 9-9　使用固定平台单髁假体进行外侧置换

第四节　外侧单髁关节置换手术技术

1. 外侧UKA入路如何选择?

外侧间室手术可采用外侧斜切口入路，切口起自髌骨上极，止于胫骨结节外侧。切口长度以允许足够显露为宜，皮下不宜过度剥离。切开皮肤及皮下脂肪，沿髌腱外侧缘切开外侧支持带。去除部分髌下脂肪垫，必要时去除髌骨外侧部分骨组织，以利于显露。胫骨平台外侧缘充分暴露，拉钩放于胫骨Gerdy结节上方拉开髂胫束。膝关节随着屈伸运动，可以方便观察其他间室。放置一拉钩或股骨固定斯氏针辅助髌骨向内侧牵开显露，观察前交叉韧带并证实其完整。切除外侧半月板，放置外侧Z形拉钩保护髂胫束和外侧韧带、关节囊。

有人也采用正中切口髌旁内侧入路，该入路为大家普遍熟悉，也便于内旋截骨，且方便术中转为全膝关节置换。但缺点是切口大，有损伤内侧组织风险，无法体现微创的优势。

我们认为，外侧髌旁入路是可以成功进行手术，并且微创，术中及术后翻修都没带来麻烦，外侧入路可提供良好的视野以显露手术结构，减少软组织牵拉伤。但是膝关节外侧软组织较薄，外侧组织切开时注意分层切开，保留筋膜，以方便闭合切口。若是显露不充分，必要时适当向近端延长切口可避免术中暴露时组织过度牵拉，尽可能做到软组织缝合好、覆盖住假体，降低感染发生率(图 9-10)。

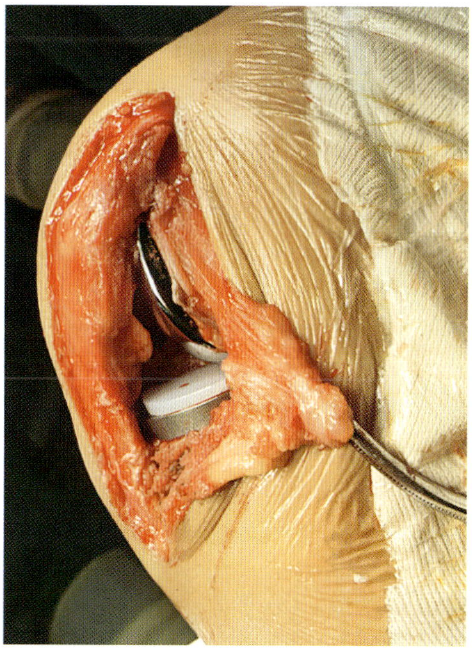

图 9-10　外侧斜切口入路进行外侧 UKA

2. 外侧UKA手术步骤如何?

外侧入路外侧单髁关节置换术

全身麻醉或椎管内麻醉，通常采用髌旁外侧入路，皮肤切口长为 6~9 cm。切开关节囊后，将髌骨向内推脱位而不是翻转，膝关节即可以完全显露。彻底去除外侧骨赘，若是显露困难，可去除部分髌骨外侧缘骨质。切除外侧半月板前角，但要保护 Hoffa 脂肪垫和 ACL。胫骨截骨时，先放置胫骨截骨导向器，内旋位 10°~15° 进行纵行截骨。水平截骨垂直于胫骨解剖轴。胫骨截骨的后倾应在 0°~3°。完成截骨后，外侧胫骨平台较内侧更接近于对称、半圆外形。股骨假体在屈伸膝关节时均须垂直于胫骨假体中心，股骨假体安装要尽可能靠外侧，稍作外旋位安装。避免过度矫正下肢力线，可以保持轻度外翻，但是不能内翻。此外，外侧间室股骨截骨必须非常谨慎，避免截骨过多。因为膝关节外侧间室骨关节炎患者常存在外翻畸形，合并股骨髁发育不良，这些患者通常需要更厚的假体来实现关节线和下肢力线矫正。最后，关节面准备完成后钻孔，并以钻孔消除硬化区域。采用骨水泥固定假体。

3. 外侧UKA中胫骨截骨为什么要内旋位截骨?

胫骨内旋位截骨是因为膝关节锁扣机制而决定的。外侧 UKA 术中胫骨假体应内旋 10°~15° 放置，一方面可增加股胫假体的接触面，另一方面可防止垫片与侧壁撞击。

由于股骨内外髁形态不同，股骨内侧髁横径及前后径较外髁宽长，关节接触面不对称，产生所谓的锁扣机制。在伸膝过程中，股骨外髁在胫骨平台上，相对于股骨内侧髁向前滚动的更多，致使其在伸膝末端 20° 时胫骨外旋，而同时股骨内旋，最终使膝关节锁定在伸直位。股骨髁相对于胫骨平台发生内旋，每伸直 1°，约有 0.5° 股骨髁内旋。当膝关节完全伸直时，这一旋转活动也最终完成。在完全伸直时，膝关节被锁住，这允许以最小的能量消耗维持该位置稳定。而当屈膝启动时，解锁机制开始，股骨在胫骨关节面上外旋。这种锁扣与解锁机制是通过膝关节旋转运动完成的，旋转轴位于内侧胫股关节面，受交叉韧带影响很大。

正因如此，屈曲位进行胫骨截骨时，需要考虑伸直过程中的股骨旋转运动。胫骨矢状面截骨应内旋位截骨以适应股骨和胫骨完全伸直时“锁扣”机制导致的旋转。矢状面纵行截骨时候，锯片应沿股骨外髁的内缘，内旋 10°~15°，但是要注意避免损伤前交叉韧带胫骨附着点（图 9-11）。

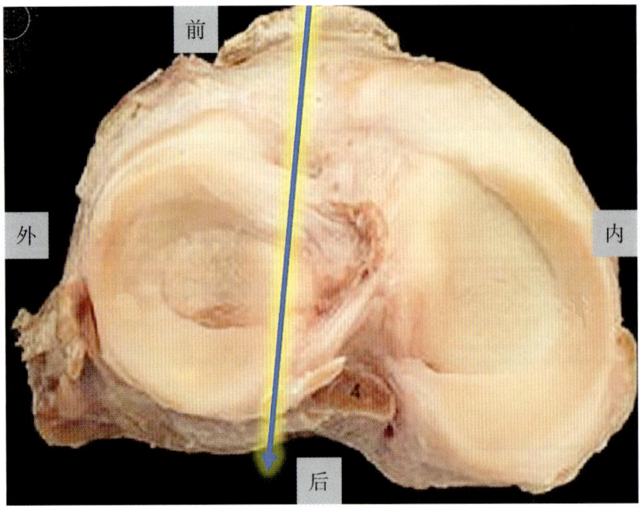

图 9-11 内旋位进行胫骨纵行截骨

4. 外侧UKA中胫骨截骨后倾多少?

外侧间室与内侧间室不同，本身后倾不大。若是假体过大后倾放置，会增加失败的风险。因为膝关节伸屈运动过程中，股骨外髁相对胫骨平台不仅存在滚动，还存在向后滑动，平均移动 15~20 mm，130° 以上深度屈膝时股骨外髁中心可脱出至胫骨平台后方。胫骨每增加 5° 后倾，胫骨后方区域的应力增加 53%，从而导致应力集中、假体下沉，松动，或不明原因疼痛。Jamali 和 Scott 证实胫骨后倾超过 7° 会导致胫骨过度前移和 ACL 张力异常增加，UKA 失败率增加。因此，外侧 UKA 一般推荐胫骨假体后倾 0°~3°。

5. 外侧UKA中股骨截骨为什么要偏外侧?

解剖学上，外侧胫股关节面并不完全吻合，外侧平台相对于股骨外髁向外侧方向突出 3~4 mm，而内侧平台与股骨内侧髁相齐平。股骨外髁在解剖学上相对内旋，屈膝 90° 位，如果股骨假体放置在外髁解剖中线上，伸膝过程中股骨假体和胫骨外棘会发生所谓的“胫骨棘撞击”，患者会有伸膝痛等症状。因此，将股骨假体向外侧偏心并外旋放置，一方面可以减少撞击的风险，另一方面还可使伸直位时股胫假体中心保持一致（图 9-12）。

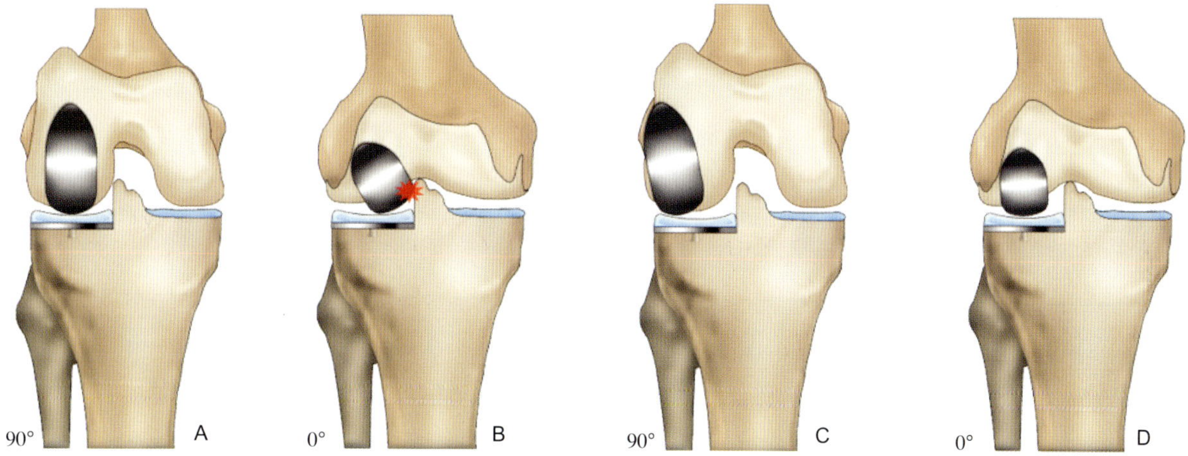

图 9-12　（A、B）股骨假体放在解剖中线上，伸直时，发生撞击;（C、D）股骨假体向外偏心且外旋放置，伸直时，未发生撞击且两假体中心保持一致

6. 股骨假体安放如何防止髌股撞击?

由于膝关节外侧间室关节炎患者常合并外翻畸形，其髌骨的运动轨迹经常趋于外侧，并且股骨外髁比内髁更加靠前，因此股骨假体放置需要非常精确，否则，外侧 UKA 术后髌股撞击的发生率较高。因此，要注意：

（1）股骨假体的前缘与相邻骨组织应保持齐平，避免股骨截骨深度不足导致股骨假体凸出关节面，或假体过屈放置导致假体前缘嵌入不充分。

（2）股骨假体放置避免过度偏前。

（3）术中应避免股骨截骨太多而出现凹槽，导致髌骨弹跳。

（4）选择合适大小的股骨试模，大小以能覆盖截骨面为宜，前方不宜超出过多。如果股骨假体两个型号均适合，尽量选择小一号假体以避免髌股撞击。

7. 外侧UKA的间隙是否需要紧一点?

由于外侧间室有更大的活动度，外侧间室比内侧间室的屈伸间隙应该稍大些。与内侧 UKA 相比，外侧 UKA 间隙判断要感觉稍松些，因此外侧间室安装不能过紧，但是要保证稳定。膝关节稳定性检查分别在完全伸直位、屈曲 30° 位、中度屈曲位、完全屈曲位检查。矢状面上关节稳定性检查也很重要。检查膝关节的运动和稳定性时，应去除拉钩以保证韧带处于正常张力状态。通常情况下，安装试模后，我们使用一侧为 3 mm、另一侧为 2 mm 的插片进行测试，确保膝关节在屈曲时有 2~3 mm 的松弛，在伸直时有 2 mm 的松弛，以达到膝关节的适当平衡。

第五节　外侧单髁关节置换临床结果

1. 外侧UKA的疗效如何?

外侧间室膝关节骨关节炎比较罕见，整体而言，外侧固定型 UKA 报道相对较少。虽然许多文献包含内侧和外侧 UKA 结果，但关于孤立外侧间室 UKA 的数据有限。Ashraf 等[5]报道 88 膝 St. Georg Sled 外侧单髁关节置换，平均随访 9 年（2~21 年），15 膝翻修，10 年生存率为 83%。15 年生存率为 74.5%。作者指出，15 个翻修的膝中有 4 膝是由于假体断裂引起。Pennington 等[6]讨论了有关胫骨假体正确放置的“锁扣”机制，作者强调将胫骨假体内旋 10°~15° 非常重要。他们使用此改进方法连续进行 29 例外侧 UKA，平均随访 12.4 年（3.1~15.6 年），没有翻修病例，所有病例 HSS 评分是优秀或良好。Sah 和 Scott[7]报道 49 例内侧入路进行的外侧 UKA 中期结果，平均随访 5.2 年（2~15 年）。术前诊断是原发性骨关节炎或创伤性关节炎。术后平均 KSS 得分提高至 89 分，没有翻修病例。值得注意的是，原发性骨关节炎患者术后平均膝关节功能评分显著高于创伤性关节炎患者。Argenson 等[8]报道 40 膝外侧 UKA 的长期结果，平均随访 12.6 年。在最后的随访时，62% 的患者非常满意，24% 满意，2.7% 认为没有变化，10.7% 不满意，10 年假体生存率为 92%，16 年生存率为 84%（表 9-1）。

外侧单髁假体也有人尝试活动垫片假体置换，但是垫片脱位率比较高，第一代脱位率高达 11%，4 年失败率为 18%[9]。因此，安全起见，建议大家使用固定平台单髁假体进行外侧间室置换。

总体而言，外侧单髁关节置换是解决外侧单间室关节炎的有效方式。

表 9-1　外侧单髁关节置换报道结果

研究	基础数值	假体	数量	结果	生存率
Deroche（2019）[10]	年龄 65.4 ± 11 岁；BMI 26 kg/m^2（18~32 kg/m^2）	HLS Uni Evolution（Tornier）	54	KSS 评分 66.5 ± 26.8 提高至 84.4 ± 13.2.	15 年生存率 82.1%；20 年生存率 79.4%
Edmiston（2018）[11]	年龄 61.3 岁；BMI 28.2 kg/m^2	Miller-Galante（Zimmer）	65	KSS 术前 125，术后 146	随访 6.8 年生存率 94%
Kim（2016）[12]	年龄 63.3 岁（48~80 岁）	ZUK（Zimmer）	30	KSS 评分 63~86；KSS 功能评分 69~92	3 年生存率 97%
Heyse（2012）[13]	年龄<60 岁，平均 54 岁（30~60 岁）	Accuris（Smith & Nephew）	50	KSS 评分 90.4~97；KSS 功能评分：91.2~98.8	10 年生存率 94.1%
Pandit（2010）[9]	年龄 63 岁（42~85 岁）	Oxford Domed（Biomet）	69	OKS 评分术前 22.1，术后 40.6	2.3 年生存率 98%；1 脱位
Walker（2018）[14]	年龄 65 岁（36~99 岁）	Oxford Domed（Biomet）	363	OKS 40.3；Tegner 评分 3.2 UCLA 评分 40.3	5 年生存率 85%；脱位率 8.5%（20 例）
Argenson（2008）[8]	年龄 61（37~84 岁）	Marmor（15）Alpina（1）Miller-Galant（20）ZUK（4）	40	23 非常满意 9 满意 1 没变化 4 不满意	10 年生存率 92%，16 年生存率 84%

参考文献

[1] Beard D J, Pandit H, Gill H S, et al. The influence of the presence and severity of pre-existing patellofemoral degenerative changes on the outcome of the Oxford medial unicompartmental knee replacement.[J]. The Journal of Bone and Joint Surgery, British Volume, 2007: 1597-1601.

[2] Pandit H, Jenkins C, Gill H S, et al. Unnecessary contraindications for mobile bearing unicompartmental knee replacement.[J]. Journal of Bone & Joint Surgery, British Volume, 2011(No.5): 622-628.

[3] Mohammad H R, Strickland L, Hamilton T W, et al. Long-term outcomes of over 8, 000 medial Oxford Phase 3 Unicompartmental Knees—a systematic review.[J]. Acta Orthopaedica, 2018(No.1): 101.

[4] Schwab P E A, Lavand Homme P B, Yombi J C C, et al. Lower blood loss after unicompartmental than total knee arthroplasty(Article)[J]. Knee Surgery, Sports Traumatology, Arthroscopy, 2015(No.12): 3494-3500.

[5] Ashraf T, Newman J H, Evans R L, et al. Lateral unicompartmental knee replacement survivorship and clinical experience over 21 years[J]. J Bone Joint Surg Br, 2002, 84(8): 1126-1130.

[6] Pennington D W, Swienckowski J J, Lutes W B, et al. Lateral unicompartmental knee arthroplasty: survivorship and technical considerations at an average follow-up of 12.4 years[J]. J Arthroplasty, 2006, 21(1): 13-17.

[7] Sah A P, Scott R D. Lateral unicompartmental knee arthroplasty through a medial approach. Study with an average five-year follow-up[J]. J Bone Joint Surg Am, 2007, 89(9): 1948-1954.

[8] Argenson J N, Parratte S, Bertani A, et al. Long-term results with a lateral unicondylar replacement[J]. Clin Orthop Relat Res, 2008, 466(11): 2686-2693.

[9] Pandit H, Jenkins C, Beard D J, et al. Mobile bearing dislocation in lateral unicompartmental knee replacement[J]. Knee, 2010, 17(6): 392-397.

[10] Deroche E, Batailler C, Lording T, et al. High survival rate and very low wear of lateral unicompartmental arthroplasty at long term: a case series of 54 cases at a mean follow-up of 17 years[J]. J Arthroplasty, 2019, 34(6): 1097-1104.

[11] Edmiston T A, Manista G C, Courtney P M, et al. Clinical outcomes and survivorship of lateral unicompartmental knee arthroplasty: does surgical approach matter?[J]. J Arthroplasty, 2018, 33(2): 362-365.

[12] Kim K T, Lee S, Kim J, et al. Clinical results of lateral unicompartmental knee arthroplasty: minimum 2-year follow-up[J]. Clin OrthopSurg, 2016, 8(4): 386-392.

[13] Heyse T J, Khefacha A, Peersman G, et al. Survivorship of UKA in the middle-aged[J]. Knee, 2012, 19(5): 585-591.

[14] Walker T, Zahn N, Bruckner T, et al. Mid-term results of lateral unicondylar mobile bearing knee arthroplasty: a multicentre study of 363 cases[J]. Bone Joint J, 2018, 100-B(1): 42-49.

第10章　单髁关节置换前沿进展及热点问题

本章内容

第一节　单髁关节置换微创手术

1. 什么是微创手术？

微创手术（minimally invasive surgery，MIS）理念已几乎深入所有医学领域。微创 UKA 一般用来描述用一个较小的切口完成单髁置换。过去常采用膝关节普通手术切口（长约 15 cm）进行单髁置换，即使现在，也有人使用全膝关节置换切口做单髁置换。但随着技术进步，目前绝大多数术者采用微创手术切口。20 世纪 90 年代初，Repicci 改进单髁关节置换技术，提出采用小切口进行单髁关节置换，也就是单髁微创手术，并随后被大家广泛采用，切口长度一般只需要 6~8 cm。真正的微创不应该仅仅是切口更小，而是要保护所有的组织，保护更多功能。单髁关节置换微创手术最重要的是保护伸膝装置及周围肌肉软组织，避免劈开股四头肌和避免髌骨外翻。微创切口不干扰伸膝装置，相对于传统手术有着明显优势。

2. 微创手术主要的争议在于哪方面?

支持微创手术的医师认为微创手术可以减少患者软组织的破坏，减少康复和住院的时间，并且可以获得和常规切口一样精确的假体置入。而且，微创手术可以避免手术中髌骨外翻，髌骨翻转一般认为会对伸膝装置造成干扰及影响术后康复。反对微创手术的专家认为微创手术可能会有假体置入不准确的风险。一些专家认为肥胖患者不适合微创切口，实施微创 UKA 手术会有更高的翻修率[1]。目前进行 UKA 手术主流采用微创手术切口，但是建议各位医生根据自己的习惯和技术水平选择手术切口，显露不充分时候可以适当延长切口，以保证假体安装的准确。

3. 机器人和导航技术对小切口手术有什么帮助?

机器人和导航技术使小切口进行微创手术变得相对操作精确。微创技术存在的主要问题是手术视野较小，相对不容易取得精确的假体置入位置。导航技术和机器人辅助技术可以给医师提供计算机模拟图像，引导精确的骨组织切割，从而更容易实现假体的精确置入。另外，微创手术需要较为熟练的手术技术，计算机导航技术和机器人辅助技术可以缩短医生的学习曲线，对于微创技术是一个促进因素。

4. 如何选择微创技术?

目前微创技术应用已经非常广泛了，是否选择微创切口进行 UKA 取决于以下因素。首先应该是医生的技术，如果外科医生并不熟悉微创技术或者是没有足够多的手术经验，应该优先选择长切口足够暴露。其次是医院团队的情况，微创手术的技术、麻醉、康复方案都和传统切口手术有很大不同，在开展微创手术的同时，应该取得住院医生、麻醉和康复团队的配合。再次是患者因素，如患者肥胖、瘢痕、凝血状况和其他状况也应该考虑在其中。切口小虽然可以减少对软组织的破坏，但切口大小应该满足准确置入假体、充分评估交叉韧带和各个间室状况的需求，而不应片面追求切口尺寸而忽视对结果的影响。

第二节　机器人辅助单髁关节置换

1. 什么是机器人辅助手术?

机器人辅助手术一般指外科医生控制一个机械臂进行的手术。Cobb 等[2]最早在 2006 年报道在 UKA 手术中引入机器人辅助系统（Acrobot 系统），并和传统 UKA 进行了前瞻性比较研究，结果显示机器人辅助手术更为精确。机器人手术系统主要有两种分类方法：一种分类方法是分为直接系统或间接系统。直接系统是使用机器人将骨骼切割到预先设定好的形态，间接系统本质上是导航系统。另一种分类方法是分为主动系统和边界控制系统或半自动系统。主动系统机器人是在外科医生的监督下通过术前制订方案、自主完成一些手术步骤；边界控制系统或半自动系统需要在医生的约束下，完成符合预先制订的手术方案，具有触觉反馈回路，实时与医生沟通，并可以防止医生切割到预先设定的边界之外。

目前已有多个机器人系统，包括 Mako 机器人触觉引导系统、Mako 机器人手臂交互矫形系统（Mako RIO）、Navio Precision 手持切削系统、CORI 机器人系统、Acrobot 和 UniAlign 系统。国产机器人，如北京纳通机器人单髁关节置换也在积极开展临床应用。Mako RIO 机械臂辅助交互式骨科手术系统（RIO: Robotic-Arm Interactive Orthopedic System，美国 Stryker 公司）是目前单髁系统使用比较多的机器人系统，属于半主动式机器人辅助手术系统，在国外应用的历史已有十余年。Mako 智能骨科手术系统由操作计划工作站、红外线导航、交互式实时反馈机械臂构成（图 10-1）。Mako 智能骨科手术系统应用患者术前的 CT 影像资料生成术前规划；在手术过程中，手术医生按照术前规划操纵机械臂，在实时触觉反馈的引导下利用机械臂尖端的高速磨钻精准完成截骨操作，为假体的精确植入提供保障；同时，术中还能够根据软组织张力的量化评估结果对术前规划进行微调，实现屈伸活动全程内最佳的软组织平衡。Mako 交互式实时反馈机械臂突破传统关节置换手术的限制，将截骨安全、精确地限制在计划截骨范围内，减少误差，保证术中将假体的位置及角度调整至满意的位置（图 10-2、图 10-3）。

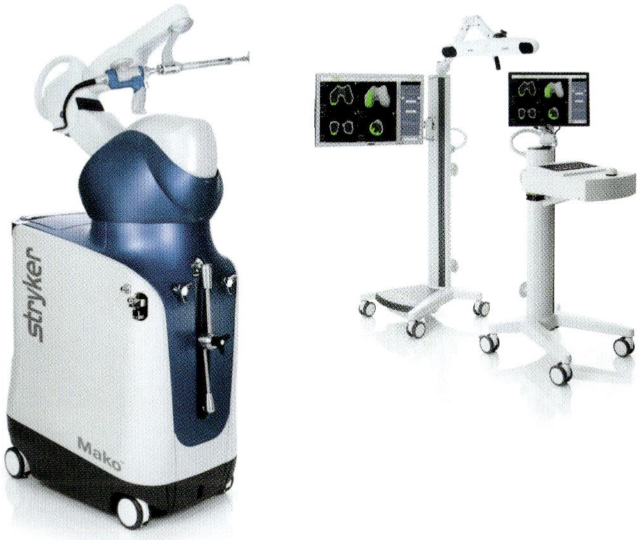

图 10-1　Mako 智慧关节机器人系统

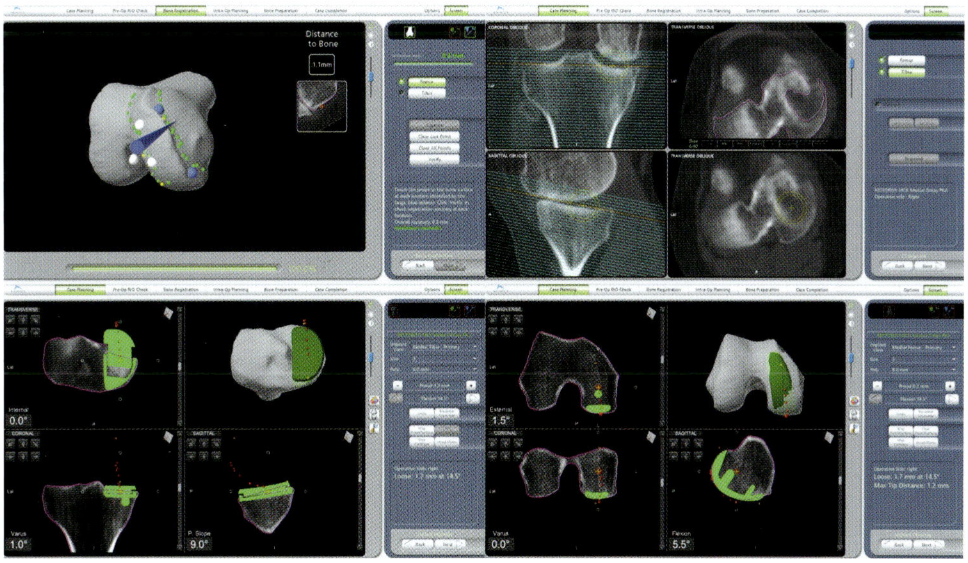

图 10-2　Mako 机器人术前规划，允许医生在截骨前规划精确的假体位置和相互关系

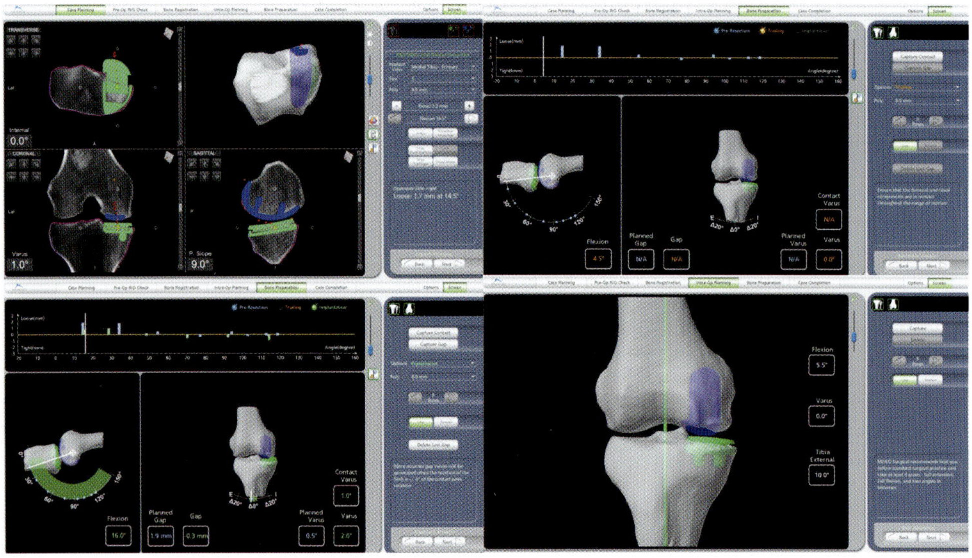

图 10-3 截骨前运动学分析、动态韧带平衡允许微调假体的位置以达最佳

机器人单髁置换联合微创小切口，可以达到最小创伤的截骨、良好的韧带平衡，术后恢复快，及早达到预期关节活动度，增加患者满意度。Citak 等 [5] 的对照研究均证实，Mako 机器人手术系统假体植入角度更容易控制在预设的目标范围内，误差更小。Gaudiani 等 [6] 的研究表明，机器人手术 UKA 结果改善，患者满意度高，功能恢复良好，中期生存率极好。Bell 等 [3] 的随机对照研究比较机器人单髁置换与传统手术单髁置换，发现 Mako 机器人辅助下单髁置换术后股骨假体和胫骨假体的位置处于目标位置 2° 以内的比例，显著高于利用传统工具手术者。与传统手术相比，股骨假体位置精确性分别是矢状位 57% *vs*. 26%，冠状位 70% *vs*. 28%，轴位 53% *vs*. 31%；胫骨假体位置精确性分别是矢状位 80% *vs*. 22%，轴位 48% *vs*. 19%。Pearle 等 [7] 进行的多中心研究纳入了 797 例 909 膝机器人单髁置换的数据进行分析，平均随访 29.6 个月，11 膝翻修，患者满意率达 92%。Kleeblad 等 [8] 报道 4 个中心 473 例 528 膝机器人单髁置换的数据，随访 5.7 年，13 例翻修，翻修的主要原因是无菌性松动（7/13），5 年假体生存率为 97%，满意率为 91%。机器人辅助 UKA 与传统 UKA 的荟萃分析发现，与传统 UKA 相比，机器人辅助 UKA 的机械轴和胫骨假体位置偏差明显更低。然而，研究还表明，经验丰富、手术量大的外科医生在 UKA 胫骨对线的操作中，可以达到或超过手动机器人的精度 [4]。

2. 机器人辅助UKA有什么优势?

机器人辅助手术目前最主要的优势在于可以更精确地置入假体，并且有专家认为可以减少关节置换术中软组织损伤。一项纳入 8 篇研究 337 名机器人辅助 UKA 手术和 448 名传统 UKA 手术患者的 meta 分析显示，虽然机器人辅助 UKA 手术与传统 UKA 手术表现出相似的生存率。但是，与传统手术相比，机器人辅助手术带来更多收益，包括缩短住院时间，减少术后疼痛评分，改善功能结果 [9]。一篇系统综述对比了 Mako 机器人辅助 UKA 手术和传统 UKA 手术，结果显示 Mako 机器人系统在假体置入精确度、软组织平衡、患者功能评分和满意度、并发症发生率和缩短学习曲线方面均优于传统手术 [10]。

3. 机器人辅助UKA主要存在哪些争议问题?

虽然机器人辅助 UKA 手术可以提高假体置入的准确性已经达成共识，但也存在一些争议。其最大缺点是手术时间和成本的增加。另外，机器人辅助手术是否能提高临床效果尚存在争议。有研究者认为，虽然机器人手术可以实现更精确的假体置入，但并不能提高UKA手术效果。最近发表的一篇单中心队列研究中，175名患者200膝机器人辅助手术对比传统手术随访1年以上，短期并发症及再手术率、患者满意率、对侧OA发生率无显著差异，仅KSS评分机器人辅助手术组较高[11]。另一项计算机辅助UKA对比传统手术UKA研究显示，更精确的假体位置不能提高临床效果。机器人手术在临床效果、功能评分以及翻修率方面和传统手术相当[12]。有研究对比机器人辅助手术和传统手术的短期生存率，结果机器人辅助手术与传统手术有相同的翻修率、临床结果也没有显著差异（p=0.6）。另外，机器人辅助手术需要术前CT扫描。使患者暴露于高剂量的辐射风险[13]。

机器人辅助UKA手术是否是一个经济成本效益高的手术也存在争议。机器人系统价格非常昂贵，机器人辅助关节置换手术时间相对较长，手术时间的延长带来相关的成本增加。机器人系统本身也可以出现术中注册失败、工作站故障等，红外跟踪器相关的瞄准线问题、骨骼标记注册等问题也不同程度地存在于当前机器人系统中。机器人系统的应用增加了手术成本，使用基于影像学的机器人系统需要额外的CT扫描也增加了患者治疗成本[13]。支持该技术的学者认为，机器人辅助手术可以使患者住院时间和康复时间缩短，由此节约成本。机器人辅助手术节省的成本是否可以抵消影像学检查和机器人系统使用的成本目前也存在争议。

机器人辅助技术是一项正在不断探索和发展的技术，拥有很好的发展前景，机器人辅助手术在精确置入假体和软组织平衡方面更好，但为何短期生存率没有提高？是因为缺乏长期观察还是天花板效应？还是需要更完善的手术设计和医师训练？这是未知的。由于目前还缺乏中长期生存率的观察，其临床应用还需要进一步时间验证。

第三节 计算机辅助单髁关节置换

1. 什么是计算机辅助导航技术？

计算机辅助导航在一些骨科手术中起着重要作用。它允许外科医生获得实时反馈，并减少术中误差和优化了手术结果。计算机辅助导航系统可以是主动导航，也可以是被动导航。主动导航系统可以辅助进行手术，也可以禁止外科医生通过预定义的区域。被动导航系统提供术中信息，这些信息显示在监视器上，但外科医生可以依据导航提供的信息自由地做出他认为必要的任何决定。导航技术的使用发展一度非常迅速，仅2003年到2013年10年间，澳大利亚TKA导航技术的使用率由2.4%上升到23.8%。目前用于UKA手术的导航系统主要分为三类，一种是胫骨组件对线导航系统，比如Acrobot系统、Sytker公司的Knee navigation系统；另一种是除了对线功能还有软组织平衡功能的导航系统，比如BrainLab公司的Vector vision系统；还有一种就是具有上述功能的机器人系统，比如Mako公司开发的智慧关节机器人系统等。

2. 使用导航技术有什么好处？

使用导航技术主要目的是帮助外科医生实现更好的截骨。一些专家认为，应用导航技术，外科医生很容易实现自己预设的UKA手术目标。有一些研究者认为，结合不断出现的新技术，可以进一步提高胫骨假体置入的精确度。一项回顾性研究显示，应用改良导航技术，在冠状面和矢状面上，总的截骨误差分别为1.7°和1.4°。使用导航不但可以提高外科医生胫骨组件的置入精确度，还可以缩短外科医生的学习曲线。有研究显示，使用便携式导航系统可以使不够熟练的外科医生的假体置入精确度超过有经验的外科医生。一项单中心回顾性研究显示，使用导航技术，微创UKA可以达到术前预想的对线效果。有专家对比使用计算机导航技术和不使用计算机导航技术的UKA，并得出结论：使用导航技术可以增加假体对线精确程度[14]。

3. UKA使用计算机导航技术的主要争议是什么?

UKA 使用导航技术的主要争议在于实现更好对线的同时，导航技术是否可以带来更好的临床效果。合理的对线对 UKA 手术非常重要，过度外翻会造成对侧间室的磨损，过度内翻可造成胫骨组件和聚乙烯组件松动 [15]。有研究显示 70% 的 UKA 手术无法实现中立对线。由于导航技术可以显著改善 UKA 手术的对线情况，所以很多专家认为导航技术有可能提高 UKA 手术的临床结果。一项前瞻性研究观察计算机导航 UKA 术后平均随访 9 年的结果（7.4~10.8 年），导航组显示出更好的冠状面对线、更少的放射学异常值和更好的 VAS 和 WOMAC 评分，但两组 10 年假体生存率相似 [16]。

导航技术的应用是否能改善 UKA 的临床效果仍然不确定。一些研究显示，即便关节假体实现更精确的置入，但对比不使用导航技术的手术，临床结果仍无法得到改善。最新发表的一篇系统综述表明，使用导航 UKA 组，影像学表现更佳，但是与不使用导航 UKA 组在临床结果、关节功能、并发症的发生率等方面并没有差异 [17]。

另外，有研究显示使用导航系统需要更多的手术时间，平均每台手术比非导航手术多 8 min，使患者面临更多的风险。而且使用导航系统需要更高的医疗支出。在没有足够证据证明导航技术对患者有更多收益之前，在 UKA 手术中使用导航系统仍然是一个有争议的问题。

第四节　个性化单髁关节置换

1. 个性化截骨技术是否优于传统手术技术?

UKA 手术的成功极大依赖于术者的经验。研究表明，大手术量的中心有较好的手术结果。为了提高手术经验较少或年手术量较少的医生的截骨精确程度，新的截骨技术正在受到越来越多的关注。个性化截骨（patient-specific instrumentation，PSI）技术也称为 Individualized Custom 技术，目前在临床中也有应用。目前 PSI 技术在 UKA 手术中的用途主要是进行辅助截骨。使用 PSI 技术首先要对行 UKA 患者在术前对受累膝关节进行 CT 扫描。通过 PSI 系统，可以使用计算机生成适合患者使用的截骨工具，并使用 3D 打印技术将其打印出来。通常使用 PSI 手术都使用微创切口。对于缺乏手术经验的医生，使用 PSI 技术可以实现更高的收益，Jones 等 [18] 对比了 34 名没有 UKA 经验的医生使用 PSI 技术和 4 名经验丰富的医生应用传统方法分别对胫骨截骨的对照研究，发现在 PSI 截骨设备的帮助下，没有经验的医生也可达到相当于经验丰富的医生的截骨精确程度。

PSI 技术是否可以帮助经验丰富的医生实现更精确的截骨存在争议。Kalache 等 [19] 在一项小样本的试验中对比 PSI 技术和传统 UKA 技术，结果表明 PSI 技术和传统 UKA 技术冠状面对线没有显著差异。Kerens 等 [20] 认为 PSI 技术可以帮助 UKA 准确截骨，避免二次截骨和假体位置的角度偏差。

有一些专家对 PSI 技术的使用存在质疑。Leenders 等 [21] 随访了 122 患者 129 膝共 24 个月，发现 6 例（4.9%）出现术后不良事件，其中 4 例（3.3%）出现胫骨骨折，说明 PSI 技术仍需要改进以减少胫骨骨折的发生率。Alvand 等 [22] 前瞻性地对比研究了使用PSI的 UKA 手术和传统 UKA 手术共 43 例，发现使用 PSI 组后倾角偏大，精确度更差，而且 PSI 组存在更多不必要的胫骨截骨。两组在对线和术后 KOS 评分上没有明显差别。Flury 等 [23] 观察了 155 例连续的 PSI-UKA 手术，平均随访 55 个月，中期随访结果显示 PSI-UKA 手术在生存率和临床效果上并不优于传统 UKA。

PSI 技术对于 UKA 技术的推广和普及可能有一定的促进作用，对学习阶段的医生以及手术量较少的中心使用 PSI 技术可能会有助于实现较好的胫骨截骨。然而对于手术量较大的中心，使用 PSI 技术的收益有限。PSI 技术还存在优化和提升的空间。PSI 技术长期和大样本量的观察现在还非常少，其长期影响仍是未知的。

第五节　双间室关节置换

1. 双间室关节置换是什么？效果如何？

关节炎通常影响内侧（或外侧）和髌股间室，传统上常采用全膝关节置换（TKA）治疗这些病例。对于膝关节活动度尚可、畸形小、韧带稳定的双髁（双间室）关节疾病患者，组合式双间室置换是一个治疗手段。另一类双髁置换，是分期置换，即单髁置换或髌股置换术后若干年，出现进展性关节炎且局限在未置换的一个间室，后期再加做另一个单间室置换，这也是组合式双间室置换。

双间室关节置换，可以是内、外侧双单髁置换，也可以是分别对股骨滑车和内侧单髁进行独立置换。后者需要调整各组件相对于股骨远端的解剖、力线、尺寸，以适应不同的解剖差异。当进行双间室置换时，股骨滑车假体和单髁股骨假体之间的空隙会因假体大小而存异。不过，边缘突出可能导致髌骨假体卡顿或撞击，影响临床结果。另外，假体力线不良、位置不正、股骨滑车假体大小不当或关节面不平滑，均可影响髌骨轨迹而影响临床效果。

组合式双间室置换，保留了交叉韧带和外侧间室，据报道术后正常生物力学更佳。最近有一些关于组合式双间室置换术的报告结果。Heyse 等[24]报告 9 例患者行内侧 UKA+PFA，年龄为 64±5 岁，3 例手术是分期进行的，UKA 和 PFA 间隔平均 5 年。平均随访 12±5 年（4~17 年），没有翻修，虽然有 1 例患者发生外侧间室关节炎进展，但无症状。膝关节 KSS 评分从术前 39±24 提高至 92±10（P=0.007），膝关节功能评分从术前 30±9 提高至 83±18（P=0.002），在最后一次随访时，平均关节活动度从 107° 增加至 121°（P=0.04），所有患者均满意或非常满意。Kamath 等[25]报道 29 例组合式双间室置换，随访平均 31 个月，结果平均关节活动度从 122° 提高到 133°（P<0.001）。所有功能评分均有统计学显著改善。术后没有髌骨不稳、假体松动或对侧间室关节炎进展的并发症。其中有 1 名因膝关节不稳翻修为全膝关节置换术。Goh 等[26]对照研究 26 例双间室置换和 22 例 TKA 的结果，随访 10 年，两组的总体情况均有改善，两组之间临床评分无显著差异。双间室置换组有一名因假体周围骨折进行 TKA 翻修手术。Parratte 等[27]报道 77 膝内侧 UKA+PFA 组合式双间室置换，平均随访 12 年，疼痛、功能和膝关节分数都有很大的改善。有 6 例发生外侧间室无症状骨关节炎进展，但没有因关节炎进展而翻修的病例。国内朱晨团队也开展了大量内、外侧双间室关节置换，早期临床效果满意（图 10-4）。

因此，恰当地选择双髁关节炎的患者，组合式双间室置换术也能获得不错的结果，但手术技术要求高，目前应用尚不普遍。

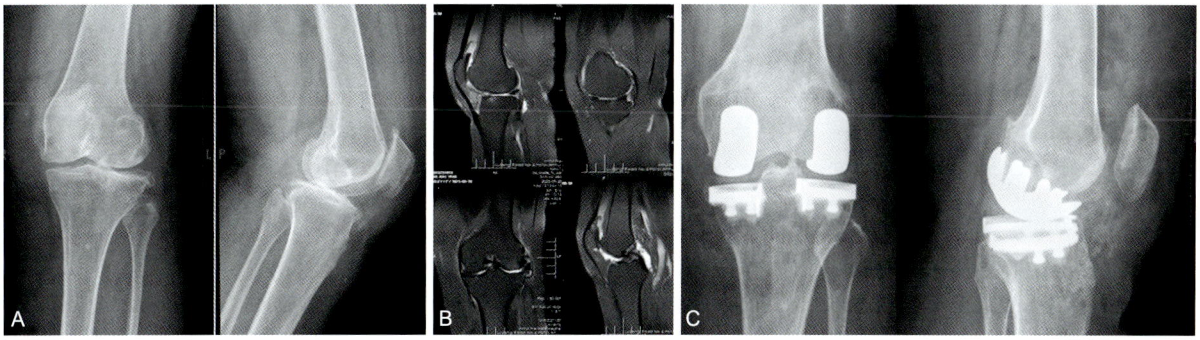

图 10-4　双间室关节置换术。患者女性，53 岁，左膝关节内外双间室关节置换。A. 术前正侧位片；B. 术前 MRI，左膝内外侧间室软骨损伤，交叉韧带及侧副韧带结构完整；C. 术后正侧位片

第六节 总结

机器人、导航技术及 PSI 技术的使用可以缩短 UKA 技术的学习曲线，帮助手术经验较少的中心实现更精确的假体植入。然而对于熟练的外科医生和手术量较大的中心，无论使用计算机辅助技术 UKA，还是机器人辅助 UKA，均收益有限。在康复、手术团队都具备相应条件的情况下，微创 UKA 也可以获得精确的假体植入并使患者减少住院时间，实现更快的康复。组合式双间室置换，也为关节炎治疗提供了不同的思路，但需要进一步研究探索。

参考文献

[1] Berend K R, Lombardi A J, Mallory T H, et al. Early failure of minimally invasive unicompartmentalknee arthroplasty is associated with obesity[J]. Clin Orthop Relat Res, 2005, 440: 60-66.

[2] Cobb J, Henckel J, Gomes P, et al. Hands-on robotic unicompartmental knee replacement: a prospective, randomised controlled study of the acrobot system[J]. J Bone Joint Surg Br, 2006, 88(2): 188-197.

[3] Bell S W, Anthony I, Jones B, et al. Improved accuracy of component positioning with robotic-assisted unicompartmental knee arthroplasty: data from a prospective, randomized controlled study[J]. J Bone Joint Surg Am, 2016, 98(8): 627-635.

[4] Bush A N, Ziemba-Davis M, Deckard E R, et al. An experienced surgeon can meet or exceed robotic accuracy in manual unicompartmental knee arthroplasty[J]. J Bone Joint Surg Am, 2019, 101(16): 1479-1484.

[5] Citak M, Suero E M, Citak M, et al. Unicompartmental knee arthroplasty: is robotic technology more accurate than conventional technique?[J]. Knee, 2013, 20(4): 268-271.

[6] Gaudiani M A, Samuel L T, Diana J N, et al. 5-year survivorship and outcomes of robotic-arm-assisted medial unicompartmental knee arthroplasty[J]. Appl Bionics Biomech, 2022, 2022: 8995358.

[7] Pearle A D, van der List J P, Lee L, et al. Survivorship and patient satisfaction of robotic-assisted medial unicompartmental knee arthroplasty at a minimum two-year follow-up[J]. Knee, 2017, 24(2): 419-428.

[8] Kleeblad L J, Borus T A, Coon T M, et al. Midterm survivorship and patient satisfaction of robotic-arm-assisted medial unicompartmental knee arthroplasty: a multicenter study[J]. J Arthroplasty, 2018, 33(6): 1719-1726.

[9] Gaudiani M A, Samuel L T, Kamath A F, et al. Robotic-assisted versus manual unicompartmental knee arthroplasty: contemporary systematic review and meta-analysis of early functional outcomes[J]. J Knee Surg, 2021, 34(10): 1048-1056.

[10] Lin J, Yan S, Ye Z, et al. A systematic review of MAKO-assisted unicompartmental knee arthroplasty[J]. Int J Med Robot, 2020, 16(5): 1-7.

[11] Mergenthaler G, Batailler C, Lording T, et al. Is robotic-assisted unicompartmental knee arthroplasty a safe procedure? A case control study[J]. Knee Surg Sports TraumatolArthrosc, 2021, 29(3): 931-938.

[12] Keene G, Simpson D, Kalairajah Y. Limb alignment in computer-assisted minimally-invasive unicompartmental knee replacement[J]. J Bone Joint Surg Br, 2006, 88(1): 44-48.

[13] Ponzio D Y, Lonner J H. Preoperative mapping in unicompartmental knee arthroplasty using computed tomography scans is associated with radiation exposure and carries high cost[J]. J Arthroplasty, 2015, 30(6): 964-967.

[14] Zhang Z, Zhu W, Zhu L, et al. Superior alignment but no difference in clinical outcome after minimally invasive computer-assisted unicompartmental knee arthroplasty (MICA-UKA)[J]. Knee Surg Sports TraumatolArthrosc, 2016, 24(11): 3419-3424.

[15] Hernigou P, Deschamps G. Alignment influences wear in the knee after medial unicompartmental arthroplasty[J]. Clin Orthop Relat Res, 2004(423): 161-165.

[16] Song E K, N M, Lee S H, et al. Comparison of outcome and survival after unicompartmental knee arthroplasty between navigation and conventional techniques with an average 9-year follow-up[J]. J Arthroplasty, 2016, 31(2): 395-400.

[17] Xu K, Chen Q, Yan Q, et al. Comparison of computer-assisted navigated technology and conventional technology in unicompartmental knee arthroplasty: a meta-analysis[J]. J OrthopSurg Res, 2022, 17(1): 123.

[18] Jones G G, Logishetty K, Clarke S, et al. Do patient-specific instruments (PSI) for UKA allow non-expert surgeons to achieve the same saw cut accuracy as expert surgeons?[J]. Arch Orthop Trauma Surg, 2018, 138(11): 1601-1608.

[19] Kalache H, Muller J H, Saffarini M, et al. Patient-specific instrumentation does not improve tibial component coronal alignment for medial UKA compared to conventional instrumentation[J]. J Exp Orthop, 2020, 7(1): 42.

[20] Kerens B, Leenders A M, Schotanus M, et al. Patient-specific instrumentation in Oxford unicompartmental knee arthroplasty is reliable and accurate except for the tibial rotation[J]. Knee Surg Sports TraumatolArthrosc, 2018, 26(6): 1823-1830.

[21] Leenders A M, Kort N P, Koenraadt K, et al. Patient-specific instruments do not show advantage over conventional instruments in unicompartmental knee arthroplasty at 2 year follow-up: a prospective, two-centre, randomised, double-blind, controlled trial[J]. Knee Surg Sports TraumatolArthrosc, 2022, 30(3): 918-927.

[22] Alvand A, Khan T, Jenkins C, et al. The impact of patient-specific instrumentation on unicompartmental knee arthroplasty: a prospective randomised controlled study[J]. Knee Surg Sports TraumatolArthrosc, 2018, 26(6): 1662-1670.

[23] Flury A, Hasler J, Dimitriou D, et al. Midterm clinical and radiographic outcomes of 115 consecutive patient-specific unicompartmental knee arthroplasties[J]. Knee, 2019, 26(4): 889-896.

[24] Heyse T J, Khefacha A, Cartier P. UKA in combination with PFR at average 12-year follow-up[J]. Arch Orthop Trauma Surg, 2010, 130(10): 1227-1230.

[25] Kamath A F, Levack A, John T, et al. Minimum two-year outcomes of modular bicompartmental knee arthroplasty[J]. J Arthroplasty, 2014, 29(1): 75-79.

[26] Goh J, Chen J Y, Yeo N, et al. Ten year outcomes for the prospective randomised trial comparing unlinked, modular bicompartmental knee arthroplasty and total knee arthroplasty[J]. Knee, 2020, 27(6): 1914-1922.

[27] Parratte S, Pauly V, Aubaniac J M, et al. Survival of bicompartmental knee arthroplasty at 5 to 23 years[J]. Clin Orthop Relat Res, 2010, 468(1): 64-72.